青年医师临床思维提升丛书 · 总主编 申传安

妇科疑难病例

FUKE YINAN BINGLI

▶ 主 编 黄胡信 朱 兰

北京科学技术出版社

图书在版编目（CIP）数据

妇科疑难病例 / 黄胡信，朱兰主编. -- 北京：北京科学技术出版社，2025. -- ISBN 978-7-5714-4297-2

Ⅰ. R711

中国国家版本馆 CIP 数据核字第 2024SS6659 号

责任编辑：张　田
责任印制：李　茗
封面设计：龙　岩
版式设计：崔刚工作室
出 版 人：曾庆宇
出版发行：北京科学技术出版社
社　　址：北京西直门南大街 16 号
邮政编码：100035
电　　话：0086-10-66135495（总编室）
　　　　　0086-10-66113227（发行部）
网　　址：www.bkydw.cn
印　　刷：雅迪云印（天津）科技有限公司
开　　本：787 mm×1092 mm　1/16
字　　数：518 千字
印　　张：18.5
版　　次：2025 年 4 月第 1 版
印　　次：2025 年 4 月第 1 次印刷
ISBN 978-7-5714-4297-2

定　　价：179.00 元

编者名单

主　编　黄胡信　朱　兰

副主编　薛　翔　冯力民　罗喜平　仝佳丽

编　者　（以姓氏笔画为序）

丁寒笑（首都医科大学附属北京天坛医院）

王倩男（首都医科大学附属北京天坛医院）

王海艳（西安交通大学第二附属医院）

毛　会（西安交通大学第二附属医院）

公丕军（西安交通大学第二附属医院）

文　斌（广东省妇幼保健院）

尹　婕（北京协和医院）

白　莉（西安交通大学第二附属医院）

仝佳丽（北京协和医院）

冯力民（首都医科大学附属北京天坛医院）

边　茜（首都医科大学附属北京天坛医院）

朱　兰（北京协和医院）

孙小丽（广东省妇幼保健院）

李智敏（广东省妇幼保健院）

余　凡（广东省妇幼保健院）

张　奇（首都医科大学附属北京天坛医院）

张生澎（首都医科大学附属北京天坛医院）

张露平（首都医科大学附属北京天坛医院）

罗喜平（广东省妇幼保健院）

赵　薇（首都医科大学附属北京天坛医院）

胡立静（首都医科大学附属北京天坛医院）

胡惠英（北京协和医院）

贾柠伊（首都医科大学附属北京天坛医院）

黄胡信（西悉尼大学国家辅助医学研究院）

焦雨青（首都医科大学附属北京天坛医院）

谢　晶（首都医科大学附属北京天坛医院）

廖柯鑫（首都医科大学附属北京天坛医院）

薛　翔（西安交通大学第二附属医院）

序

近年来，随着光学、电子、超声等现代科技的进步以及宫腹腔镜的广泛应用，妇科理论与技术得到了快速的发展。然而，对于临床医师而言，有关临床思维的培养和罕见妇科疑难病例的系列报道甚少！

现在，我隆重和欣喜地向大家推荐由黄胡信教授和朱兰教授牵头主编的《妇科疑难病例》！该书分为 5 个部分。

第一至第四部分共介绍了 46 例妇科罕见且典型的疑难病例，其中涉及妇科良性疾病、妇科肿瘤、先天性发育异常和感染及创伤性疾病等。病例来自北京协和医院、首都医科大学附属北京天坛医院、西安交通大学第二附属医院、广东省妇幼保健院等 4 所三级甲等医院。首先对每个病例进行简明介绍，然后由多位专家围绕疾病的定义、分类、原因、临床表现、影像学所见、常见治疗方法等深入分析，集思广益，进行有深度、有广度的讨论和评论，总结出规范的诊疗流程和临床路径，提出诊治的难点，供广大医师借鉴、学习专家的临床思维和宝贵经验。

第五部分是妇科名家谈临床思维。医学要传承，学生要成长，而培养良好的临床思维是成长的助推剂，是成功的基石。临床医师在诊治疾病的过程中，利用所获得的有关疾病的感性资料，结合自己的知识和经验，用一定的思维方法来分析疾病的各个方面，最后达到正确诊治疾病的目标。正确诊治疾病是临床医师的责任和目的，可见临床思维对临床医师多么重要！书中收录了黄胡信、冯力民、罗喜平、薛翔和仝佳丽等资深教授对临床思维的感悟，可使读者开卷受益。

本书文笔流畅，版式设计新颖，内容植根于临床，实用性强，是当前国内妇科学诊治理论与实践方面的一部佳作，适合妇科各级临床医师、妇幼保健工作者、青春期及小儿妇科医师和硕博研究生阅读学习。期待集全国之力，从收集"意想不到"的病例开始，逐步搭建妇科疑难复杂病例会诊平台，收集大数据，组建专家组，推进疑难复杂疾病的早诊早治、转诊会诊，形成国内妇科疑难复杂疾病的治疗国标、共识和指南。

感谢黄胡信教授和朱兰教授策划、出版此书的创意和构思！

感谢参与编写此书的全体妇科专家们所有的付出和努力！

感谢北京科学技术出版社的同志们的帮助！

夏恩兰

2024 年 2 月 29 日

前　言

妇科临床诊疗理念和技术在不断地进步发展。本书收集的妇科疑难病例是临床上罕见却典型的病例,罕见是因为起病隐匿、临床表现特殊、首诊易漏诊和误诊;典型是因为对每个病例进行综合诊断治疗,都能总结出规范的诊疗流程和路径,提出宝贵的临床经验供广大医师借鉴学习。每个案例都由国内知名专家及其团队深入分析病例内涵、集思广益,进行有深度、有广度的讨论和评论。希望本书可提高妇科各级医师的诊疗水平,为疑难疾病治疗提供良好的参考。这也是本书的出发点,从收集"意想不到"的病例开始,逐步搭建妇科疑难复杂病例会诊平台,收集大数据,组建专家组,推进疑难复杂疾病的早诊早治、转诊会诊,形成国内治疗共识和指南。

从本书收集的病例,我们可以反思以下几点。

(1)临床实践中,早期的误诊、漏诊并不少。

(2)患者及其家属有时不愿意接受我们的治疗方案。

(3)先天性发育异常和恶性肿瘤很常见,术后的长期管理很重要,包括心理和情感支持治疗。

(4)面对先天性发育异常的患者,有时无法彻底改变她们已经发育异常的结局,只能改善她们的症状。

(5)很多病例的难点在于需要多学科联合会诊。

专家的临床思维因他们的工作环境、患者的治疗意愿而有所不同。您可能对书中点评专家的诊治方案有不同的看法,但我们的初衷是通过本书分享我们诊疗这些病例的临床思维和经验。点滴经验凝聚成光,指引我们的从医之路,如果能够从这本书中有所收获、有所感悟,也是我们出书的意义所在。

2024 年 4 月

目 录

第三部分　先天性发育异常

第四部分　感染及创伤性疾病

第五部分　妇科名家谈临床思维

第一部分

妇科良性疾病

病例1 青少年型囊性子宫腺肌瘤

【病历摘要】

患者,21岁,主因"子宫腺肌病病灶切除术后1年,腹痛伴阴道不规则出血1个月"入院。

1. **现病史** 12岁初潮,周期欠规律;13岁因"功能失调性子宫出血"输血治疗(红细胞2 U),予口服短效避孕药治疗好转,月经周期30天,经期7~8天,量中,无痛经。2012年7月无明显诱因出现剧烈腹痛伴持续阴道流血,腹痛VAS 10分,需哌替啶、曲马朵镇痛,阴道大量出血后腹痛稍有缓解,持续阴道流血2个月,量时多时少。2012年9月当地医院急诊开腹探查:术中见盆腔散在多发子宫内膜异位症(EM)结节,子宫左侧壁有直径约5 cm的血肿,子宫前后壁及左侧壁菲薄、几近破裂,打开血肿见大量陈旧血块及污秽组织,血肿与宫腔相通(0.3~0.5 cm)。术中冰冻:部分血肿壁及污秽组织——良性(待石蜡)。缝合血肿与宫腔"通口",关闭血肿腔,电灼盆腔EM病灶。术后病理符合子宫腺肌病(自述)。术后促性腺激素释放激素类似物(GnRHa)治疗4个疗程(末次2012年12月22日)。2013年3月20日至2013年8月共行经5次,均无痛经,月经量不多。2013年8月28日(21岁)再次剧烈痛经,VAS 10分,需哌替啶、曲马朵镇痛,伴大量暗红色阴道出血,为正常月经量的4~6倍。否认消化道症状、泌尿系症状,否认性交痛、慢性盆腔疼痛(CPP)和发热。2013年9月2日当地医院查血红蛋白(Hb)72 g/L,阴道出血进一步增多,口服云南白药止血无效,予输血治疗(红细胞4 U),去氧孕烯炔雌醇片(妈富隆)递减法止血(3片qd起始),2013年9月10日血止。患者为进一步诊治来我院,门诊超声提示子宫肌层内囊性占位约7 cm;MRI符合子宫腺肌病表现;CA125 57.7 U/ml。现为行手术入院。患者目前口服妈富隆1片,qd,今晨9:00再次出现腹痛伴阴道出血,多于月经经量,无发热。口服布洛芬镇痛。大小便正常,体重无明显改变。

2. **既往史** 否认高血压、冠心病、糖尿病等慢性病史,否认肝炎、结核、伤寒、疟疾等传染病史。15岁诊断霍奇金淋巴瘤,放疗化疗后已愈,已停药5年。两次输血史。青霉素皮试阳性。

月经婚育史:初潮12岁,月经周期30天,经期7~8天,末次月经2013年8月28日。未婚有性生活史,G_0P_0。

3. **入院查体** 生命体征平稳,心肺听诊无异常。

妇科查体:外阴(-);阴道流暗红色血,量多;宫颈光滑;宫体如孕8周,质中,活动差;双附件区增厚。

4. **辅助检查** 2013年9月10日我院超声:子宫大小5.8 cm×7.2 cm×4.8 cm,内膜厚0.5 cm,左侧壁及后壁肌层内可见无回声,7.0 cm×5.0 cm×3.4 cm,形态不规则,与内膜紧邻,部分似位于宫腔内,其内可见密集分隔及光点;CDFI未见血流信号。右卵巢2.4 cm×1.3 cm,左卵巢2.1 cm×1.7 cm,右卵巢内侧见无回声,3.5 cm×1.3 cm,内充满均匀光点,并见少许分隔;左卵巢外上方可见无回声,3.4 cm×2.1 cm,形态欠规则,壁光滑。结合病史考虑:内膜异位病灶;右附件区囊性占位,巧克力囊肿不除外(图 1-1)。

2013 年 9 月 12 日我院超声:双肾、输尿管、膀胱未见异常。

2013 年 9 月 12 日我院 MRI:子宫结合带增厚,与肌层分界欠清,子宫多发异常信号,增强扫描不均匀强化,符合子宫腺肌病表现,左附件 2.6 cm×2.8 cm 囊肿,盆腔积液(图 1-2)。

2013 年 9 月 13 日我院肿瘤标志物:CA125 57.7 U/ml;CA199 13.9 U/ml。

5. 诊断　子宫腺肌病;囊性子宫腺肌

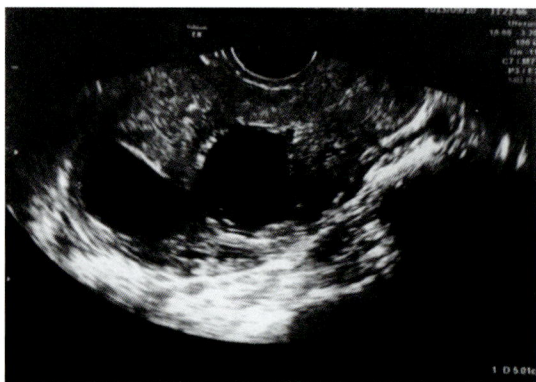

图 1-1　子宫病灶超声影像

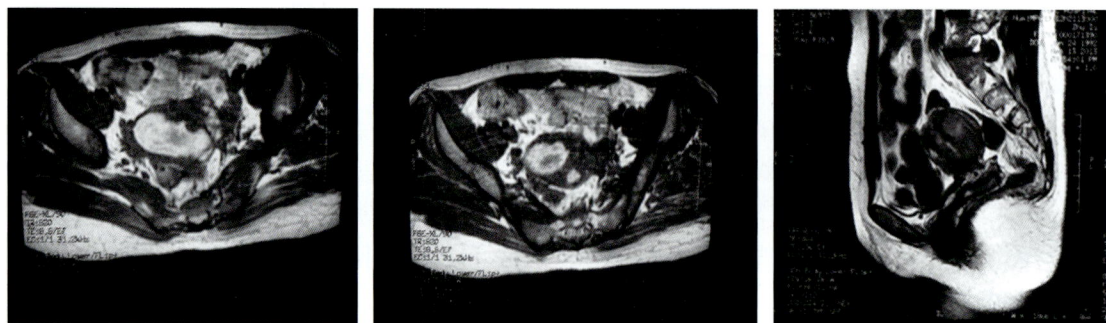

图 1-2　病灶 MRI 影像表现

瘤? 梗阻性生殖道畸形? 双侧卵巢囊肿。

6. 诊治经过　患者入院后完善术前准备,于 2013 年 9 月 29 日行开腹探查＋子宫囊性腺肌瘤切除＋粘连分解术(图 1-3)。术中见子宫体均匀增大如孕 10 周大小,后壁与直肠前壁广泛粘连。左前壁近宫底部表面可及肌层内囊肿,直径约 5 cm,下极达子宫下段及膀胱腹膜反折处。囊肿下极近膀胱腹膜反折处可见局部薄弱处,其表面肌层厚约 0.1 cm。双侧输卵管粘连于直肠及乙状结肠,伞端好。双侧卵巢粘连于盆壁,右侧与结肠粘连,均未见囊肿。于子宫左前侧壁最薄弱处切开子宫肌层,分离进入囊肿,内见陈旧性液体,继续切开进入宫腔。完全暴露囊腔后见囊壁增厚约 0.5 cm,质硬,腺肌病样改变,囊腔与子宫之间已经相通,通道位于子宫左侧壁。沿囊肿周围将增厚的囊壁完全切除,可吸收线间断缝合两层。手术顺利,术毕宫腔填塞碘仿纱条。2013 年 9 月 30 日行 GnRHa(抑那通)1 支治疗,术后第 5 天碘仿纱条脱落。术后第 9 天伤口拆线愈合好。病理回报:(子宫腺肌病)子宫腺肌瘤;(宫腔)子宫内膜、腺体呈不规则增殖期改变,间质蜕膜样变。如期出院,诊断考虑青少年型囊性子宫腺肌瘤。门诊定期随诊,术后 2 个月复查超声:子宫附件未见明显异常。术后予 GnRHa 治疗 6 针,此后持续口服妈富隆至术后 2 年停药,停药后,2016 年 5 月因宫内妊娠胚胎停育行清宫术。

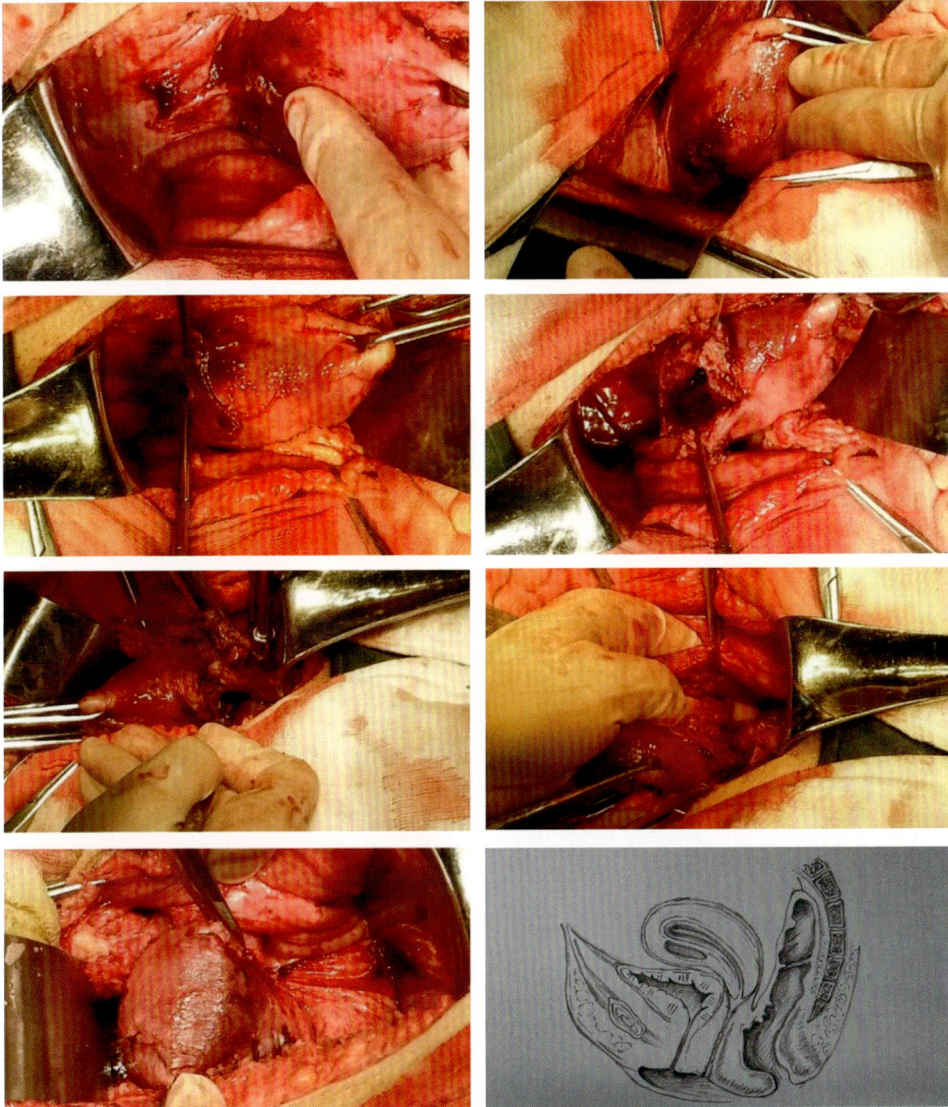

图 1-3　术中情况

【病例讨论与分析】

刨根问底——临床思维演练

△ 囊性子宫腺肌瘤的定义？

△ 青少年型囊性子宫腺肌瘤的诊断标准？

△ 囊性子宫腺肌瘤的临床表现、查体和辅助检查情况？

△ 青少年型囊性子宫腺肌瘤的鉴别诊断？

医师 A：子宫腺肌病是妇科常见疾病，好发于 30～50 岁女性，其特点为异位内膜组织侵入子宫肌层形成弥漫性或局限性病灶，病灶偶可见直径≤5 mm 的微小囊腔，但当存在较大的充满异位内膜组织和血性液体的囊腔时，称为囊性子宫腺肌病、子宫腺肌病囊肿或囊性子宫腺肌瘤。1990 年，Parulekar 报道了第 1 例囊性子宫腺肌病，至今陆续有相关报道。该人群往往以药物难以控制的严重痛经为主要表现，临床易误诊为女性梗阻性生殖道畸形、子宫肌瘤变性，误诊、延误治疗可严重影响青少年及青年女性的生活质量和生育能力。近年来，该疾病的发病率不断增加且发病年轻化，在囊性子宫腺肌病中发病年龄≤30 岁的女性占 65%～75%。

医师 B：临床表现常伴有进行性加重、难以忍受的痛经（VAS 10 分），月经量增多、经期延长、慢性盆腔痛及不孕等，少部分患者无症状。

妇科检查：子宫常均匀增大呈球形；经期子宫增大，质地变软，压痛明显，经期后子宫缩小，呈现周期性改变。

影像学检查：①B 超提示子宫肌层或邻近位置有低回声或无回声占位；②MRI 显示与子宫肌层邻近的一个囊腔，在 T1 加权像表现为高信号，T2 加权像表现为中高信号，其边缘为低信号，有时甚至可见病灶内有气液平面；③子宫输卵管碘油造影显示宫腔与双侧输卵管形态正常，由于该病患者多数为无性生活的青少年女性，该法应用受限。MRI 不仅能反映肿物的特征信号，明确肿块的位置大小，还可鉴别复杂子宫畸形，是该病的最佳诊断方式。

医师 C：根据该病的发病年龄，将该病分为青少年型及成年型。2010 年，Takeuchi 等指出青少年型囊性子宫腺肌瘤（juvenile cystic adenomyoma，JCA）的诊断标准：①年龄≤30 岁；②囊肿直径≥1 cm，囊腔独立于宫腔并且周围被覆增生的平滑肌组织；③早期出现严重的痛经。与之相对的成年型诊断标准较模糊，Kriplani 等指出成年型囊性子宫腺肌瘤发病年龄大于 30 岁，症状似典型子宫腺肌病，多有子宫手术创伤史。现有的分类标准尚存不足，并不能很好地反映疾病全貌。近年欧洲学者 Acien 觉得 JCA 可能是子宫附腔（accessory and cavitated uterine masses，ACUM）的一种特殊类型。鉴别点主要在圆韧带下方这个特殊解剖部位。关于 ACUM 的相关内容参见子宫附腔病例章节，此处不再赘述。

医师 D：囊性子宫腺肌瘤需与以下疾病鉴别诊断。

（1）子宫肌瘤囊性变：临床多无痛经，血 CA125 一般不升高；MRI 在透明样变性时显示 T1、T2 低信号，红色变性时显示 T1、T2 不规则高信号。囊腔大小不等，其间有结缔组织相隔，数个小囊腔也可融合成大囊腔。超声表现为子宫肌瘤囊性变，边界清楚，周边可见环状彩色血流信号，而囊性子宫腺肌病边界不清，周边彩色血流信号不明显或呈星点状。

（2）女性梗阻性生殖道畸形：如 Robert 子宫、残角子宫等。前者是一种罕见的子宫畸形，表现为有一隔将宫腔分为不对称的两部分，其中一侧宫腔是与另一侧宫腔和宫颈不相通的盲腔，月经初潮后导致盲腔积血，盲腔内压力增大引起周期性腹痛；残角子宫为一侧副中肾管发育不全形成，与正常宫腔不相通，若内膜有周期性出血，则出现严重痛经。子宫输卵管造影（HSG）常提示一侧宫腔或者输卵管形态异常，有时 B 超、MRI 提示合并泌尿系畸形。盆腔 MRI 在判断子宫畸形方面有明显的优势，对于特殊病例的鉴别诊断帮助很大。

【专家点评】

病例中关键点出现在哪里？

青少年型囊性子宫腺肌瘤的早期诊断、早期治疗和改善预后关键点如下。

该病的治疗原则是彻底切除病灶、促进生育、预防复发。治疗方式可根据发病年龄、生育要求、病灶位置和大小以及症状等个体化选择。

(1)可供选择的药物有非甾体抗炎药、米非司酮、口服避孕药、GnRHa 等,可暂时控制或缓解症状,停药后易复发,甚至症状加重。大部分病例使用药物治疗效果不佳,最终仍需要手术治疗。

(2)手术治疗是囊性子宫腺肌瘤最为有效的治疗方式。手术方式主要包括子宫病灶切除术与子宫全切术。对于年轻患者或有生育要求的患者,病灶去除术是首选的治疗方式。该病与典型子宫腺肌病的最大区别在于病灶与子宫肌层之间分界较清晰,能完整切除病灶,术后不仅症状明显得到缓解,还能保留大部分正常的子宫组织。而对于年老、无生育要求、可疑恶变或合并其他疾病的患者可选择子宫全切术。

(3)预后和随访:该病总体预后好,术后症状明显缓解,长期随访者均暂未复发。有部分学者认为该病为子宫腺肌病的一种特殊类型,术后可能存在残留异位内膜,故提倡术后药物预防。但文献中大部分病例术后未用药物预防,且预后也较令人满意,因此,药物对预防该病复发是否有临床意义尚不能明确,有待进一步研究。

青少年型囊性子宫腺肌瘤是子宫腺肌病的罕见类型,严重影响该群体的生活质量及生育能力,早期识别、正确诊断和及时手术是治疗该病的关键环节,临床医师应对此提高警惕。

(朱　兰　胡惠英)

参 考 文 献

[1] 刘秀,刘海元,史宏晖,等.囊性子宫腺肌病的研究和诊治进展[J].生殖医学杂志,2015,24(10):4.

[2] Takeuchi H,Kitade M,Kikuchi I,et al. Diagnosis,laparoscopic management,and histopathologic findings of juvenile cystic adenomyoma:a review of nine cases. Sterility,2010,94(3):862-868.

[3] Acién P,Fernández A. Acién MI,et al. New cases of accessory and cavitated uterine masses(ACUM):A significant cause of severe dysmenorrhea and recurrent pelvic pain in young women. J Human Reproduction,2012,27(3):683-694.

[4] Acien P,Acien M. Accessory and cavitated uterine mass versus juvenile cystic adenomyoma. F S Rep,2021,2(3):357-358.

病例 2　子宫动静脉瘘

【病历摘要】

患者,20 岁,主因"发现子宫动静脉瘘 1 年"入院。

1. 现病史　患者未婚,G_1P_0,平素月经规律,月经周期 30 天,经期 6～7 天,量中,轻微痛经,末次月经(LMP)2022 年 1 月(二次栓塞术后)。2021 年 6 月 8 日因计划外妊娠于孕 50 余天行药物流产,服用米索前列醇后阴道大量出血,当日行清宫术,手术顺利。2021 年 6 月 27 日术后 20 天首次月经来潮,月经性质同术前。2021 年 8 月 6 日因停经 30 余天就诊外院,hCG 221 mIU/ml,超声提示:子宫底肌层内不均质回声区,子宫底肌层内动静脉瘘形成。患者除停经外无不适主诉。2021 年 8 月 17 外院行双侧子宫动脉造影及栓塞术。2021 年 8 月底复查 hCG 128 mIU/ml。患者 2021 年 9 月、10 月、11 月、12 月月经规律,5～7/28～31 天,量中。2021 年 12 月 17 日月经干净 2 天后出现异常阴道出血,表现为突发突止,1～2 片卫生巾/天。2022 年 1 月阴道出血量增大,2～3 片卫生巾/天,Hb 116 g/L,外院超声提示:子宫底肌层管样无回声,3.6 cm×2.4 cm,考虑子宫动静脉瘘,予催产素＋止血治疗后阴道出血停止 2 天,后再次出现异常阴道出血,似月经,量大,色鲜红。2022 年 1 月 13 日妇科门诊就诊,我院超声提示子宫底肌层内见无回声,3.9 cm×3.7 cm×2.4 cm,花色血流信号,频谱高速低阻状态,符合动静脉瘘表现(图 2-1)。门诊建议放射科就诊行子宫动静脉造影,评估是否可以再次行栓塞术。2022 年 1 月 14 日放射科门诊就诊后考虑行子宫动脉造影＋栓塞术。2022 年 1 月 18 日入院行子宫动脉栓塞术,术中造影显示双侧子宫动脉增粗,可见双侧子宫动脉、右侧卵巢动-静脉多发小动静脉瘘形成。手术顺利,术后住院期间有间断少量阴道出血,1 片卫生巾/天。2022 年 1 月 24 日栓塞后超声提示:宫底肌层内见无回声,整体范围约 2.9 cm×3.1 cm×2.0 cm,CDFI 内充满花色血流信号,频谱呈高速后阻表现,符合动静脉瘘表现,见图 2-2。2022 年 1 月 27 日栓塞术后第 9 天出院返家后阴道出血增多,出血模式为突发突止,2～3 片卫

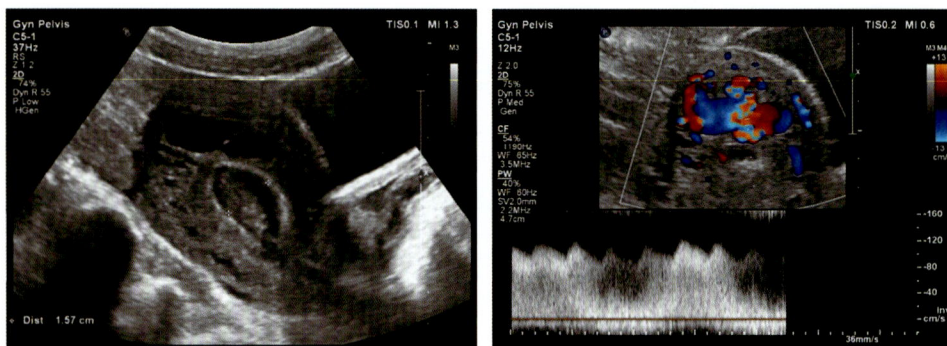

图 2-1　我院超声影像表现(2022 年 1 月 13 日二次栓塞术前)

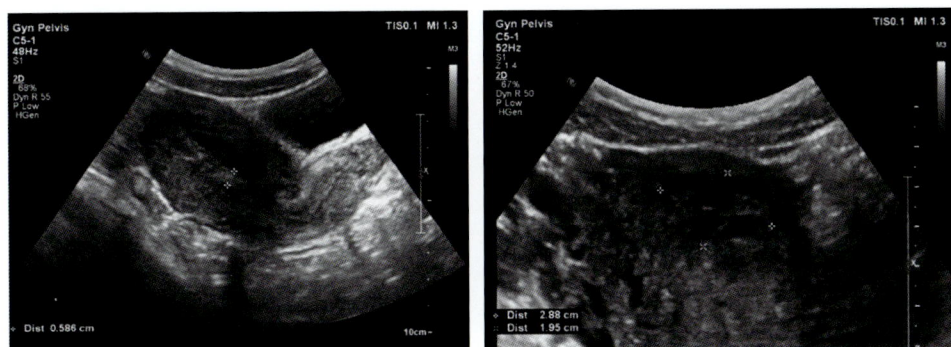

图 2-2　我院超声影像表现(2022 年 1 月 24 日二次栓塞术后)

生巾/天。2022 年 2 月 22 日出血量再次增多,出现头晕乏力,Hb 113 g/L,催产素＋止血药治疗后出血缓解。用药近 1 周后停止流血,后再次出现阴道出血,量由少至多,出血模式仍为突发突止。2022 年 3 月 7 日开始口服屈螺酮炔雌醇片(优思悦)1 片 qd,2022 年 4 月 5 日外院调整优思悦为 1 片 q8h,2022 年 4 月 9 日外院调整优思悦为 1 片 q12h。患者于 2022 年 3 月起至 2022 年 7 月行 GnRHa 注射共 5 针(末次注射时间为 2022 年 7 月 20 日),期间于 2022 年 4 月 5 日出现阴道大出血一次,Hb 65 g/L,予以对症止血治疗后出血缓解,于第二针注射前再次出现少量突发突止暗黑色出血,后未见异常出血,至 2022 年 7 月底出现阴道浅红色透明分泌物,后至今未见异常出血。近期复查血常规提示 Hb 恢复正常。患者术后定期复查超声,超声均提示子宫底肌层无回声,CDFI 可见花色血流信号,频谱呈高速低阻表现,符合动静脉瘘征象,肌层病灶缓慢缩小后又增大:1.3 cm×1.2 cm(4 月 5 日)→1 cm×0.5 cm(4 月 30 日)→0.8 cm×0.3 cm(5 月 21 日)→0.9 cm×0.6 cm(6 月 20 日)→1.3 cm×1.8 cm(7 月 20 日)。目前患者否认阴道出血、腹痛、发热等不适,为行手术治疗收入院。

2. 既往史　2022 年 4 月输血治疗,自诉输注全血 300 ml,否认输血后不良反应或过敏反应,余无特殊。未婚有性生活史,G_1P_0,药物流产 1 次,未避孕。

3. 入院查体　生命体征平稳,腹软,中下腹轻压痛,心肺听诊无异常。妇科查体:外阴(一);阴道通畅;宫颈光滑、居中;子宫常大前位、质中、活动可、轻压痛;双附件未扪及包块或压痛。

4. 辅助检查

2022 年 4 月 5 日外院妇科超声:子宫大小 5.8 cm×5.0 cm×4.9 cm,宫腔线分离,宽约 4 mm,另于子宫底肌层内探及丰富五彩镶嵌血流信号团,范围 1.3 cm×1.2 cm,血管团与右侧宫旁血管可见一交通支,交通支宽约 2.9 mm,可探及动静脉混杂频谱。超声提示:子宫底血流信号团,考虑动静脉瘘(多处),子宫底血流信号团与右侧宫旁血管异常交通支,考虑动静脉瘘。

2022 年 7 月 20 日外院妇科超声:子宫大小 3.8 cm×3.4 cm×2.1 cm,内膜厚约 0.2 cm,肌层回声欠均,宫底回声不均,范围 1.3 cm×1.8 cm×1.3 cm,蜂窝状,可见迂曲走行的血管样结构,较宽处 0.35 cm,可见花色血流信号,PSV 121.26 cm/s,RI 0.38。

2021 年 12 月 8 日增强 CT:动脉期子宫壁及宫旁多发迂曲增粗血管影,右侧为著,部分呈瘤样扩张,大小 1.9 cm×1.8 cm,邻近黏膜面,动脉期双侧卵巢静脉显影,右侧卵巢静脉增粗。CTA 示:子宫动静脉瘘并局部血管瘤样扩张(图 2-3)。

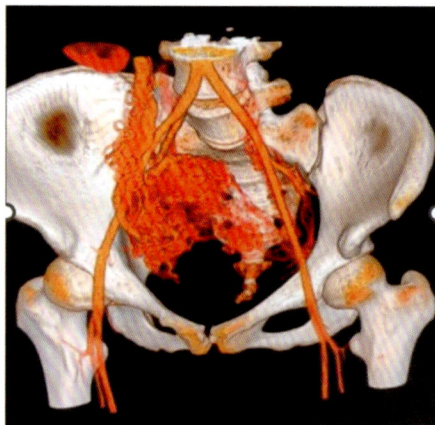

图 2-3　CTA 示子宫动静脉瘘并局部血管瘤样扩张

2022 年 4 月 11 日增强 CT：子宫动脉栓塞术后，与前片（2021 年 12 月 8 日）对照，目前动脉期子宫壁及宫旁见少量迂曲、略增粗血管影，右侧为著，较宽处约 5 mm；动脉期双侧卵巢静脉显影，右侧卵巢静脉略增粗。影像学诊断：子宫动静脉瘘并局部瘤样扩张较前明显好转，请结合临床。

2022 年 8 月 2 日盆腔常规＋增强 MRI：子宫底见条片状异常信号，等 T1 长 T2，DWI 低信号，增强扫描呈低信号。

5. 诊断　子宫动静脉瘘；2 次子宫动脉栓塞术后；异常子宫出血；清宫术史。

6. 诊治经过　患者于 2022 年 8 月 15 日至 2022 年 8 月 22 日在我院住院治疗。患者入院后排除手术禁忌证，于 2022 年 8 月 17 日在全麻下行腹腔镜下子宫动静脉瘘病灶切除术＋子宫修补术＋宫腔镜检查，术中腹腔镜下见子宫右侧宫角处轻微外凸（图 2-4），考虑为子宫动静脉瘘病灶，切开后见暗红色病灶组织（图 2-5），顺利切除并缝合子宫（图 2-6），术中超声探查未见原先异常花色血流信号。宫腔镜下见宫腔粘连严重，暂未予处理，拟二次手术。手术顺利，术后予以补液、抗感染治疗，现患者术后恢复可，伤口拆线见愈合情况好，予以出院。术后病理：（子宫局部病灶可疑动静脉瘘组织）平滑肌组织中见多灶脉管，部分破碎。

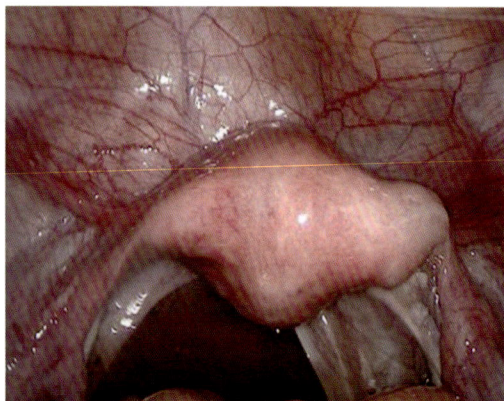

图 2-4　右侧宫角处轻微外凸

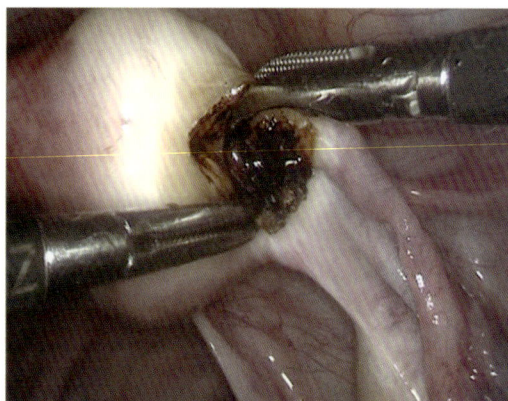

图 2-5　腹腔镜下病灶切开

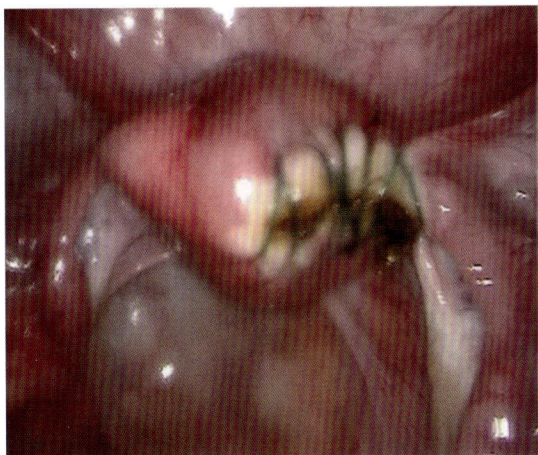

图 2-6　病灶切除后缝合

【病例讨论与分析】

刨根问底——临床思维演练

△ 什么是子宫动静脉瘘? 具体的分类和原因有哪些?

△ 子宫动静脉瘘的临床表现有哪些?

△ 子宫动静脉瘘的影像学表现有哪些?

△ 子宫动静脉瘘常见的治疗方法有哪些?

医师 A:子宫动静脉瘘是指子宫动静脉之间未经毛细血管网发生的异常交通,分为先天性子宫动静脉瘘和获得性子宫动静脉瘘。先天性子宫动静脉瘘多是由胚胎期原始的血管结构发育异常所致,极为罕见。获得性子宫动静脉瘘主要与创伤(包括手术、分娩、各种流产、刮宫)、感染及肿瘤等因素有关,其病理改变主要为创伤的动脉分支与肌层静脉之间存在多个小的动静脉瘘,或出现动静脉血管瘤。流产性手术后因高雌激素状态,易导致血管生成和血管供应异常。

医师 B:子宫动静脉瘘的典型临床表现为"开关式"阴道出血:突然发生、突然停止,出血量多时可出现休克,危及生命。阴道出血具有反复性,可与月经周期相关,也可表现为不规则出血,或分娩及操作中出血。文献报道,约 30% 的患者需要输血治疗。可有局部疼痛、性交痛,局部搏动性肿块可触及震颤、闻及连续性杂音。北京协和医院曾报道一组(15 例)患者均以阴道大出血急诊入院,其中 11 例表现为反复突发性阴道大量出血,5 例患者出现失血性休克。

医师 C:子宫动静脉瘘的辅助检查如下。

(1)B 超:可以作为子宫动静脉瘘的筛查与诊断方法。普通灰阶 B 超可发现子宫肌层内多发的管状无回声区,似海绵状结构,但是特异性不高。而彩色多普勒超声可发现病变部位花色血流信号,频谱高速低阻状态(图 2-7)。可通过彩色多普勒血流参数评估病变程度,当病变较

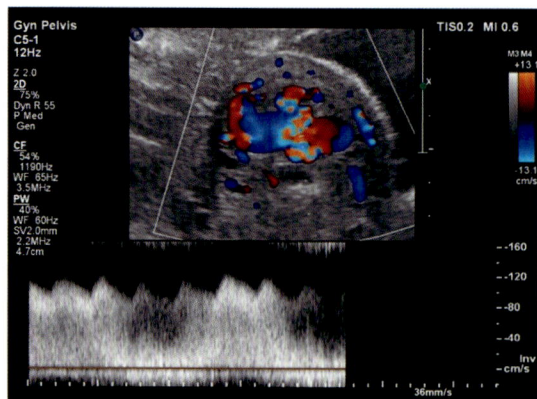

图 2-7　子宫动静脉瘘的超声影像表现

小，收缩期峰值 PSV<40 cm/s，可以考虑期待治疗；当病变相对较大，PSV 为 40～60 cm/s，需要医学干预；而当病变较大，PSV>60 cm/s，则要考虑栓塞或手术。新近研究表明，三维彩色多普勒超声甚至可以显示其供血的血管和血流。

　　(2)血管造影：目前是诊断子宫动静脉瘘的"金标准"，术中可同时进行治疗。造影可见患侧髂总动脉和髂内动脉均比健侧粗，且多迂曲，造影剂积聚在病变部位呈血管团，且不经过毛细血管期，直接进入静脉期，静脉期提前出现。当动脉内造影剂开始消退时，病变部位积聚更为明显，可见向四面分散、增粗的静脉，并可出现向对侧静脉分流的侧支循环(图 2-8)。在发生动静脉瘘破裂时，还可见造影剂溢出血管外。

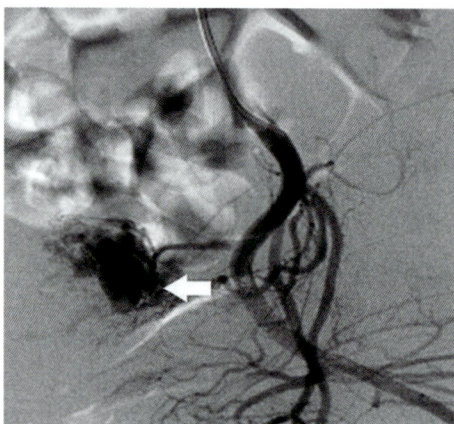

图 2-8　子宫动静脉瘘的血管造影表现

　　医师 D：动静脉瘘的治疗可以选择药物治疗、子宫动脉栓塞或手术治疗。药物治疗主要包括马来酸麦角新碱、达那唑、GnRHa、氨甲蝶呤、孕酮或衍生物等。子宫动脉栓塞被认为是治疗动静脉瘘可靠而安全的方法，成功率为 71%～93%，再次栓塞率为 32%，间隔时间越短失败率越高。手术治疗首选子宫切除术，而对有生育需求的女性来说，保留生育功能的手术则包括子宫动脉结扎术、子宫楔形切除术、宫腔镜下病变切除术。

【专家点评】

病例中关键点出现在哪里？

1. 子宫动静脉瘘处理中各种治疗方法如何选择

子宫动静脉瘘发病突然，不可行诊刮术治疗其引起的阴道大出血。传统的药物治疗往往无法短期内奏效；物理压迫可起到紧急止血的作用，Foley 导尿管球囊压迫止血法简便、安全、行之有效。子宫动静脉瘘的初始治疗至关重要，子宫动脉栓塞术已成为首选的保守治疗方法。介入治疗后，由于侧支循环的建立，子宫动静脉瘘会有复发，这种情况下，可再次栓塞治疗。国内外文献报道，患者远期成功率为 79%～90%，且对患者的月经及妊娠无明显不良影响，是治疗子宫动静脉瘘出血安全有效的保守治疗方法，应作为年轻并有保留生育功能要求的子宫动静脉瘘患者的首选治疗方法。

药物治疗作为控制大出血后的后续治疗，可防止动静脉瘘复发，是子宫动脉栓塞术后有益的补充治疗。也有报道，应用 GnRHa 治疗 6 个月，子宫动静脉瘘的体积可明显缩小；连续口服雌孕激素制剂 1 年后动静脉瘘消失。

子宫切除术是治疗子宫动静脉瘘致大出血的有效手段，主要适用于没有生育要求、随访条件差或栓塞失败的患者。对于有生育要求的年轻女性，保守治疗失败的患者可以考虑保留生育功能的局部病灶切除手术。

2. 子宫动静脉瘘患者的诊疗路径（图 2-9）

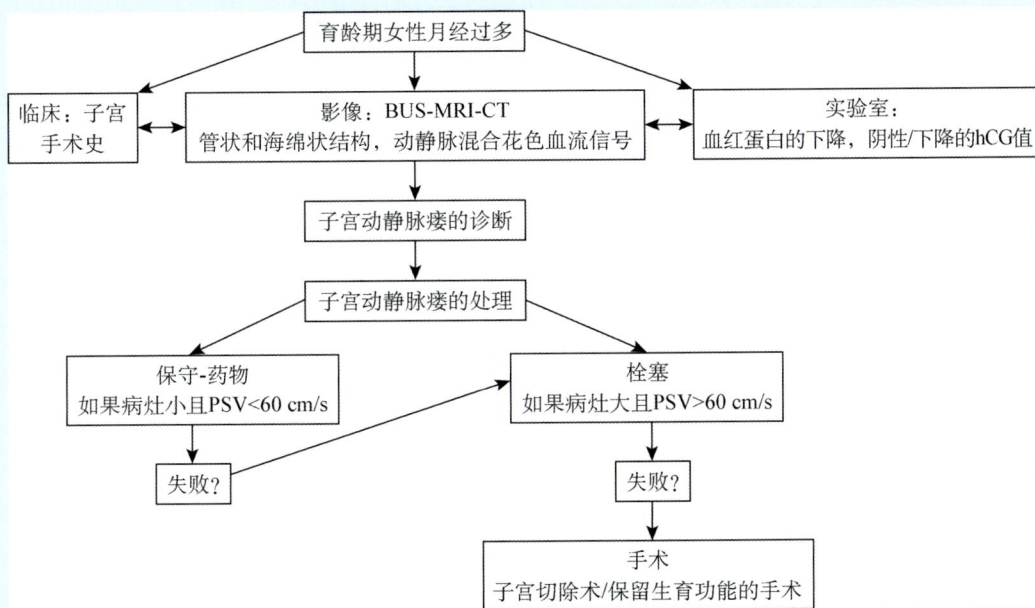

图 2-9　子宫动静脉瘘患者的诊疗路径

（朱　兰　胡惠英）

参 考 文 献

［1］　Masood L,Khan ZA,Ahmad MS,et al. Saving The Uterus：Our Experience In Uterine Artery Emboliza-tion For Acquired Uterine Vascular Abnormalities. J Ayub Med Coll Abbottabad,2022,34(Suppl 1)(4)：S913-S918.

［2］　Rosen A,Chan WV,Matelski J,et al. Medical treatment of uterine arteriovenous malformation：a system-atic review and meta-analysis. Fertil Steril,2021,116(4)：1107-1116.

病例 3 剖宫产后宫颈肌瘤变性

【病历摘要】

患者,34 岁,因"发现子宫肿物 4 年,剖宫产后发热 10 天"入院。

1. 现病史 患者于 2011 年发现宫颈肌瘤,直径约 4 cm,2014 年 12 月本次妊娠前肌瘤增大至 8 cm,妊娠足月时增大至 15 cm。2015 年 8 月 3 日因"宫颈巨大肌瘤、臀位"行剖宫产术,术中出血不多。产后第 6 天(8 月 9 日)开始发热,于下午 2～3 点及凌晨 2～3 点达高峰,最高达 39.8 ℃,无咳嗽、咳痰,无腹痛、腹胀,无乳房胀痛及硬结等症状,术后 10 天恶露基本干净,阴道分泌物无异味。经对症降温处理,体温可下降至 38 ℃左右,外院先后予头孢曲松、哌拉西林抗感染,仍反复发热,产后第 17 天转入我院。起病以来,精神、睡眠、食欲可,大小便正常。产后 10 天停止母乳喂养。

2. 既往史 平素体健,否认高血压、冠心病、糖尿病等慢性病史,否认肝炎、结核、伤寒、疟疾等传染病史,否认重大外伤及输血史。否认食物、药物过敏史。预防接种史不详。

月经婚育史:初潮 13 岁,月经周期 30 天,经期 7 天,末次月经 2014 年 12 月 12 日。$G_2P_2A_0$,第一胎于 2011 年足月顺产。

3. 入院查体 体温 36.0 ℃,下腹部可见剖宫产手术切口。阴道少量淡黄色分泌物,无异味。宫颈管膨大,宫口扩张 4 cm,可见一肿物稍突出宫颈外口,表面可见粗大扩张毛细血管,内诊肿物上达脐下一横指,填满盆腔将子宫压至左侧,直径约 15 cm。子宫前位,如孕 8 周大小,被肿物挤至左侧,质中,无压痛。双侧附件区未扪及异常。

4. 辅助检查 8 月 22 日盆腔 MRI 示子宫下段占位,考虑为巨大子宫肌瘤红色变性坏死、囊性变化(大小 15.9 cm×11.2 cm×12.9 cm),宫腔内少量积血(图 3-1)。

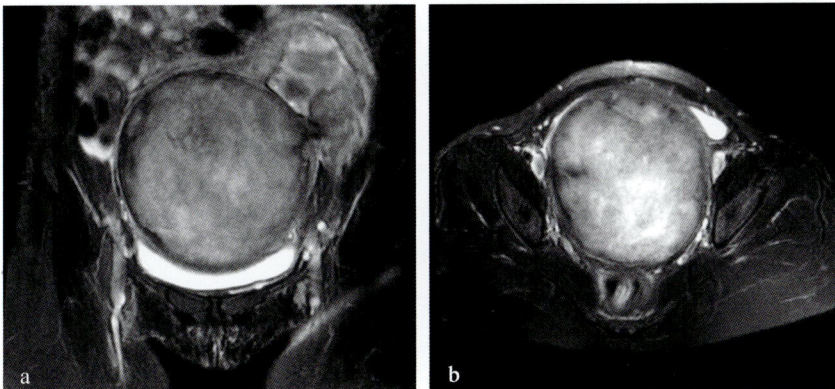

图 3-1 MRI 图片
a～c. 冠状位、横断位、矢状位 MRI;d. 增强 MRI 冠状位

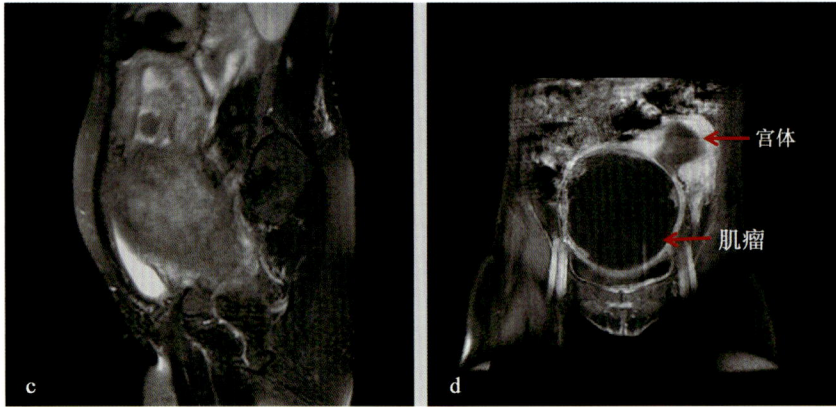

图 3-1　（续）

胸片：①双肺纹理增多、模糊；②右侧前肋膈角变钝，考虑局部胸膜粘连增厚？

实验室检查：白细胞（WBC）15.63×10⁹/L；中性粒细胞计数 13.71×10⁹/L；血红蛋白 95 g/L，降钙素原（PCT）0.1 ng/ml；尿白细胞 22.44 个/μl，细菌（＋）；CA125 107.7 U/ml。肝肾功能、血糖等生化指标正常。宫颈分泌物淋球菌、沙眼衣原体、脲原体，宫颈细菌培养均阴性。呼吸道病原体检测、抗核抗体谱检测、外斐反应、肥达反应均阴性。

5. 诊断　①子宫颈平滑肌瘤变性；②产褥期感染。

6. 诊治经过　考虑肌瘤红色变性坏死合并感染，予美洛培南及奥硝唑二联抗感染后，热峰逐渐下降，入院第 8 天停用抗生素，入院第 10 天体温完全降至正常。入院第 12 天患者诉阴道有组织脱出，妇科检查见阴道内大量灰白色组织物。遂当日（9 月 1 日）在气管插管全麻下行"经阴道部分子宫肌瘤切除术"。用阴道拉钩暴露见变性坏死肌瘤样肿物，用手可触及宫颈边缘，肌瘤蒂部位于宫颈前壁及右侧壁、后壁，切除阴道内宫口处大部分变性肌瘤组织，重约 240 g，其余大部分仍位于宫颈管，无法切除，强行切除可能发生大出血，向患者家属告知，终止手术。术后予阴道碘伏冲洗。5 天后再次出现阴道口组织物脱出，同法切除肌瘤组织约 120 g。病理均提示：（子宫颈）符合平滑肌瘤伴红色变性，局部退变坏死。期间患者未再出现发热，复查血常规白细胞及中性粒细胞正常范围，予出院。出院前妇科检查：宫口扩张，见灰白色肌瘤样组织堵塞，但无明显组织物脱出。

2015 年 11 月至 2016 年 2 月，予 GnRHa 共治疗 4 次，2016 年 3 月复查盆腔 MRI：原所示宫颈巨大变性肌瘤缩小至 6.8 cm×6.6 cm×5.5 cm。2016 年 3 月 21 日在气管插管全麻下行"膀胱镜检查＋双侧输尿管逆行插管＋腹腔镜下宫颈肌瘤剔除术＋双侧输卵管结扎术"（图 3-2）。术中见：子宫偏向左侧，无增大，子宫瘢痕切口处右侧向膀胱及阔韧带方向凸出一肿物，肿物后壁可见血管怒张。予剔除宫颈肌瘤，肿瘤约 6 cm×8 cm×7 cm，肿物蒂部位于宫颈管内膜处，剔除肌瘤后宫颈管内膜破裂，予缝合。术后第 1 天体温最高 38.8 ℃，经抗感染治疗后，于术后第 7 天痊愈出院。

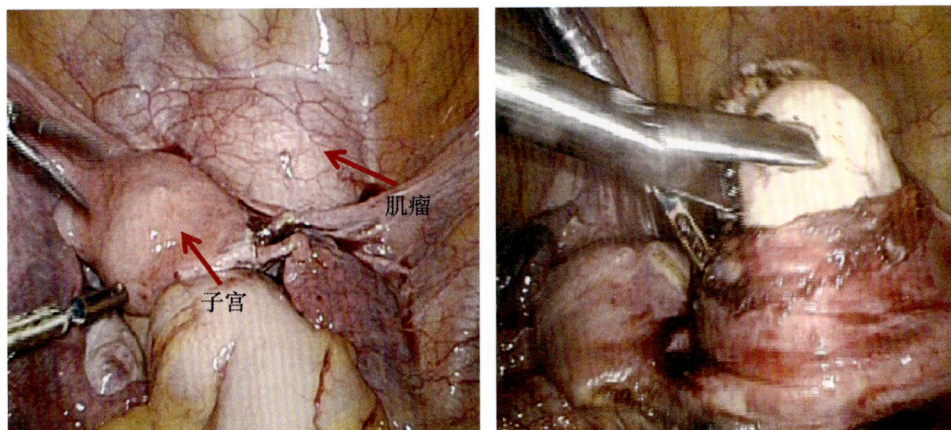

图 3-2　腹腔镜下宫颈肌瘤剔除术术中图片

【病例讨论与分析】

刨根问底——临床思维演练

△宫颈肌瘤的临床表现有哪些？如何识别？

△宫颈肌瘤临床处理有何特殊性？

△妊娠期及产褥期肌瘤会发生什么变化，如何处理？

医师 A：宫颈肌瘤来源于子宫颈间质内肌组织或血管肌组织，临床较少见，文献报道约占子宫肌瘤的 1%，多为单发。宫颈肌瘤从解剖学分类属于特殊部位肌瘤，即 FIGO 子宫肌瘤分类中的 8 型肌瘤。肌瘤较小时一般无临床表现，不易发现，当宫颈肌瘤较大时，可出现异常阴道流血、盆腔包块及压迫症状（如尿频、排尿困难、腹胀、肛门坠胀感等），但以上临床表现并不具有特异性。当妇科检查发现宫颈难以暴露或宫颈变形（如呈月牙形、颈管增粗、不倒翁形时），需要警惕宫颈肌瘤的存在。B 超可以准确发现肿物，有研究报道，B 超对宫颈肌瘤的总体确诊率为 70%～84.6%。但对于巨大宫颈肌瘤，B 超有时难以发现其组织来源，确诊率低。MRI 具有良好的组织分辨率，可以较好地辨认组织边界、肿瘤来源。

有文献将宫颈肌瘤以阴道穹窿为界，分为宫颈阴道部肌瘤与宫颈阴道上部肌瘤。宫颈阴道部肌瘤多位于阴道内，一般早期即出现临床症状，经阴道切除相对容易。而宫颈阴道上部及峡部基本位于盆腔腹膜外，前面有膀胱腹膜反折，后方有子宫直肠陷凹后腹膜覆盖，可生长较大，且无临床症状。如宫颈肌瘤向阴道上部生长或起于阴道上部或峡部，随着肌瘤增大，可造成子宫血管及输尿管的压迫与移位，增加手术难度和并发症的发生。本例宫颈肌瘤蒂部位于宫颈阴道上部峡部，压迫输尿管。肌瘤在妊娠期增大，产后变性坏死，因肌瘤大，且靠近内膜，因此产褥期向宫颈管脱出坏死，出现反复高热。

医师 B：宫颈肌瘤特殊性如下。①解剖位置的特殊性：前唇宫颈肌瘤压迫膀胱、后唇宫颈肌瘤压迫直肠,肌瘤向宫颈两侧生长;肌瘤邻近子宫动脉和输尿管,手术容易造成周围脏器损伤。②术野暴露困难:宫颈肌瘤位于盆腔深部或阴道内,无论是经腹腔镜、经腹,还是经阴道,手术视野暴露不如宫体肌瘤,缝合操作有难度。③宫颈肌层无收缩性:术中需要牢固缝合瘤腔止血,否则容易出现血肿、感染。因此,我们的经验是临床一旦发现宫颈肌瘤,要提高重视,直径小于 3 cm 的肌瘤定期复查,大于 3 cm 的肌瘤建议手术,避免宫颈肌瘤继续长大而增加手术难度和手术并发症。具体手术方式取决于肌瘤大小、患者年龄、有无生育要求等。对于无生育要求的女性,较大(如直径＞10 cm)的宫颈肌瘤,可考虑行全子宫切除术;而对于有生育要求的女性或直径＜10 cm 的单发的宫颈肌瘤,可以行肌瘤剔除术。两种手术方式均需要根据个体化情况,选择腹腔镜或开腹手术(部分宫颈阴道部肌瘤可选择阴式手术)。尤其是巨大宫颈肌瘤因肌瘤体积较大,腹腔镜暴露困难,子宫活动度差,操作受限,手术难度及并发症发生风险较高,术者应根据自身技术能力、器械条件、患者及家属意愿等综合评估手术方式,切勿盲目追求微创,导致有创甚至巨创。此外,宫颈肌瘤因与输尿管关系密切,巨大宫颈肌瘤可能导致输尿管移位,术中损伤输尿管风险较高。可术前行输尿管支架插管,以利于术中辨认并避免输尿管损伤。

医师 C:2017 年的多中心调查数据显示,2.68％的中国女性在妊娠期合并子宫肌瘤。妊娠对子宫肌瘤的影响主要表现为妊娠期肌瘤快速增大,难产率、剖宫产率和早产率增加,以及肌瘤内血液循环障碍,容易引起子宫肌瘤变性等。妊娠期肌瘤性疼痛综合征是妊娠合并子宫肌瘤最常见的并发症,包括肌瘤红色变性、无菌性坏死、恶变及出血梗死。子宫肌瘤红色变性,首选保守治疗,包括卧床休息、补液及一般支持治疗,应用抗生素预防感染,有宫缩者予宫缩抑制剂,必要时予镇静剂、镇痛药。当出现以下情况,需要考虑手术治疗:①肌瘤短期增长迅速,高度怀疑恶变者;②肌瘤红色变性,经保守治疗无效;③浆膜下子宫肌瘤发生蒂扭转、继发感染等,经保守治疗无效;④肌瘤压迫邻近器官,出现严重症状。妊娠合并子宫肌瘤的分娩方式,应根据肌瘤大小、部位及母儿情况而定。如子宫肌瘤位于子宫下段、子宫颈等位置,影响自然分娩进程,应行剖宫产术。关于剖宫产术中是否行子宫肌瘤剔除术的问题,目前尚存争议,应根据肌瘤大小、部位、孕妇的情况、术者的技术熟练程度、医院的输血急救条件等而定。对于肌瘤直径＞8 cm、多发性肌瘤、不易暴露的肌瘤(如子宫下段、子宫颈肌瘤、黏膜下肌瘤)以及靠近子宫动静脉、输卵管间质部的大肌瘤应谨慎对待。本例巨大宫颈肌瘤,若在剖宫产同时剔除肌瘤,手术困难,术后瘤腔缝合止血困难,且因宫颈难以收缩,缝合创面难以止血,因此选择剖宫产术中不同时剔除肌瘤,较为明智。

产后黏膜下肌瘤的排出主要是由组织学上肌瘤梗死、玻璃样变或坏死导致。妊娠期肌瘤生长速度超过其血供时出现红色变性,而产后子宫血流快速减少也会导致肌瘤变性。产后子宫收缩和宫颈的软化可能导致肌瘤组织的自然排出,此类肌瘤多位于宫颈或子宫下段,且体积较大,通常表现为发热、阴道流血、阴道分泌物异味、阴道组织脱出感。此时处理原则为控制感染的同时去除病灶。首选经阴道肌瘤组织切除术,若肌瘤蒂部较宽,切除后蒂部出血,则需要同时行腹腔镜或开腹手术。本例患者产后初始发热时肌瘤组织并未脱出至阴道,此后随着产后子宫复旧,肌瘤组织逐渐排出到阴道内。考虑当时剖宫产后短期内二次手术创伤大,且需要开腹手术,而经过抗感染治疗后体温恢复正常,因此进行创伤小的经阴道肌瘤组织切除术,后续通过 GnRHa 缩小肌瘤,以创造腹腔镜下肌瘤剔除的手术机会,减少手术创伤。

【专家点评】

病例中关键点出现在哪里？

本例患者处理的关键点在于手术时机的选择及术中如何避免子宫切除。若入院后尽快行肌瘤剔除术去除病灶,可从源头解决发热问题,但手术难度大、风险大,需要开腹手术,且因瘤腔大而深、产褥期盆腔组织充血等易导致缝合止血困难,可能面临二次手术或子宫切除术。此时,若尝试抗感染治疗有效,产后肌瘤逐渐缩小,可延迟手术时间,创造微创手术机会。在抗感染治疗过程中,肌瘤脱出至宫颈口外,此时通过经阴道子宫肌瘤切除术减少了肌瘤负荷。后续 GnRHa 治疗进一步缩小肌瘤,顺利赢得微创手术机会,达到满意的治疗效果。若尝试抗感染治疗 72 小时,体温无改善,则需要果断手术去除肌瘤病灶,挽救患者生命。

为了避免出现术中因出血多或组织结构无法辨别,而不得不行子宫切除术,术者在围手术期的处理如下:①术前通过阅读 MRI 片,详细评估肌瘤位置,及肌瘤与周围组织的解剖关系;②术前留置输尿管导管,减少输尿管损伤;③术中利用姚氏举宫器举宫,有助于暴露视野,将子宫举到相反方向,有利于手术操作;④切开肌瘤表面组织时深达肌瘤表面,便可沿正确间隙剥离;⑤尽量在瘤腔内贴紧肌瘤,边分离肌瘤边电凝止血,效果好且不易伤及邻近器官。

本例患者在宫颈肌瘤早期未予重视,待肌瘤生长巨大,经历妊娠/产后、肌瘤变性感染后再处理非常棘手,提示临床医师需要重视宫颈肌瘤的早期处理,并且充分告知患者早期处理的目的和必要性。

（罗喜平　孙小丽）

参 考 文 献

[1] 何善阳,姚书忠,张彩,等.腹腔镜宫颈肌瘤剔除术的临床研究[J].广东医学,2011,32(11):1460-1463.

[2] 李智敏,曾俐琴,文斌,等.巨大宫颈肌瘤临床特点分析[J].中国计划生育和妇产科,2020,12(11):41-44.

[3] 子宫肌瘤的诊治中国专家共识专家组.子宫肌瘤的诊治中国专家共识[J].中华妇产科杂志,2017,52(12):793-800.

[4] Zhao R,Wang X,Zou L,et al. Adverse obstetric outcomes in pregnant women with uterine fibroids in China:A multicenter survey involving 112,403 deliveries[J]. PLoS One,2017;12:e187821.

[5] Zhang J,Zou B,Wang K. Spontaneous expulsion of a huge cervical leiomyoma from the vagina after cesarean:A case report with literature review[J]. Medicine(Baltimore),2018,97(33):e11766.

病例4 宫腔镜下胚物残留取出术中合并TURP综合征

【病历摘要】

患者,36岁,主因"流产后胚物残留1年,阴道淋漓出血3个月"入院。

1. 现病史 患者月经初潮14岁,平素月经规律,月经周期28～30天,经期4～5天,量中,无痛经。末次月经:2021年12月23日。2021年3月于外院因妊娠20周自然流产后胎盘娩出困难同时阴道出血较多,在超声监护下行产后刮宫术,清出大部分胎盘及胎膜组织后,阴道出血明显减少,术毕超声提示子宫底偏右侧可见4.5 cm×3.5 cm等回声团,局部肌层菲薄,较薄处0.1 cm,宫腔中下段可见厚约0.2 cm不均匀回声带,再次钳夹宫腔内组织时子宫壁随之明显移动,仅钳夹出少量组织,同时复查盆腔MRI考虑胎盘植入,给予患者口服米非司酮后,定期观察患者血hCG下降趋势及阴道出血情况,决定择期处理。患者2021年5月复查血hCG降至正常,于外院第一次行超声监护下宫腔镜胚物取出术,宫腔镜下见子宫前壁及右侧壁至右侧宫角部完全被残留组织物占据(5 cm×6 cm),质韧,部分糟脆,与子宫肌层分界不清,考虑胎盘植入,宫底肌层菲薄,切除3～4 cm的组织后,创面渗血较明显,出血量约1000 ml,立即停止手术,Folly球囊压迫止血,同时给予输血治疗(2 IU悬浮红细胞+400 ml血浆),术后给予雌孕激素治疗。2021年8月外院第二次行超声监护下宫腔镜检查术,术中见宫颈管形态正常,宫腔狭小呈窄桶状,宫腔前后壁、两侧壁内聚,均可见致密粘连带,双侧输卵管开口未见,所见符合宫腔粘连(重度),分离粘连后宫腔容积明显扩大,同时于右侧宫角处粘连带后可见灰黄色胚物残留组织,质地糟脆,切除过程中,超声提示右侧宫角处肌层仅0.8 cm,停止操作;术后给予芬吗通(2/10 mg)治疗3个月,期间有少量月经来潮,月经量较之前明显减少。患者于2022年1月到我院就诊,复查阴道超声提示:右宫底团块状回声(1 cm×1 cm),紧邻内膜,未见明显血流信号,距离浆膜层0.5 cm,胎盘植入可能性大。患者为进一步治疗,门诊以"胚物残留,胎盘植入? 宫腔粘连?"收入院。自患病以来,患者精神可,饮食及睡眠好,大小便正常,体力如前,体重无明显变化。

2. 既往史 否认高血压史、冠心病史,否认糖尿病史、精神病史,否认肝炎史、疟疾史、结核史,否认外伤史,否认过敏史,预防接种史不详。输血2次,2021年3月输血1次具体不详,2021年5月输血1次(2 IU悬浮红细胞+400 ml血浆)。

月经婚育史:初潮14岁,月经周期28～30天,经期4～5天,末次月经2021年12月23日。已婚,G_4P_0,人流3次,中期妊娠自然流产1次,目前有强烈的生育愿望。

3. 入院查体 体温36.3 ℃,脉搏78次/分,呼吸18次/分,血压110/70 mmHg,身高160 cm,体重58 kg,心肺未及异常,腹软、无压痛及反跳痛。

妇科检查:阴道畅,穹窿空虚,宫颈光滑、无举痛及摇摆痛,子宫前位、正常大小、质中、活动可、无压痛,双附件区未及异常。

4. 辅助检查

hCG(2022 年 1 月 24 日)<1.2 mIU/ml。

经阴道超声(2022 年 1 月 26 日)示子宫前位,大小形态基本正常,被膜连续光滑,右宫底团块状回声(1.0 cm×1.0 cm),未见明显血流信号,距离浆膜层 0.5 cm,子宫肌层胎盘植入可能。超声初步诊断:胚物残留,胎盘植入可能。

5. 诊断　胚物残留;宫腔粘连。

6. 诊治经过　入院诊断为胚物残留、宫腔粘连,术前与患者及家属充分沟通并签字后,于 2022 年 2 月 10 日在气管插管静脉全麻下、超声监护下行宫腔粘连松解术＋胚物取出术,器械:HEOS 冷刀系统;膨宫液:5％葡萄糖;压力:100 mmHg。手术开始时间为 14:30,镜下见宫颈管正常,宫腔右侧壁及宫底部致密粘连,右宫角封闭,粘连范围 1/3～2/3,月经量减少,宫腔中度粘连(AFS 8 分),内膜薄,左侧输卵管开口可见,右侧输卵管开口未见。HEOS 冷刀分离右侧壁至右侧宫角粘连后,暴露残留胚物组织,呈灰黄色,2 cm×2 cm,取物钳夹出胚物组织后,右侧输卵管开口可见。手术 30 分钟,15:00 葡萄糖灌流液用量 6000 ml,测末梢血糖显示"High"(>30 mmol/L),考虑 TURP 综合征(trans-urethral resection of prostate syndrome,经尿道前列腺电切术综合征),立即停止手术,宫腔镜下右侧宫角深处仍有约 0.5 cm 残留胚物组织。

本例 TURP 综合征抢救过程如下。

(1)立即停止手术,密切观察患者的生命体征及麻醉监护平台的各项指标变化。

(2)利尿。给予呋塞米 10 mg 入壶,10 分钟后重复 1 次。

(3)配置 3％氯化钠备用。方法:10％ 氯化钠注射液 10 ml×3 支,加入 0.9％生理盐水 100 ml。

(4)高血糖对症治疗。胰岛素静脉输液泵缓慢泵入(6 IU＋20 ml 0.9％生理盐水)。

(5)桡动脉置管行动态血气分析监测。主要参数结果见表 4-1。

(6)脑水肿治疗。甘露醇 125 ml 快速静滴。

患者抢救成功后,立即更换为单极电切将剩余的胚物组织切除,术毕,患者清醒后安返病房,术后给予心电监护未见明显异常,术后 4 小时再次复查,血钠 139.4 mmol/L,血糖 3.66 mmol/L。术后病理(2022 年 2 月 11 日):(胚物)为变形坏死组织,可见含铁血黄素沉积,多灶钙化,少许平滑肌组织,极少许鳞状上皮样细胞。术后给予戊酸雌二醇(4 mg)口服 60 天,第 50 天开始同时口服地屈孕酮(10 mg)。出院诊断:胚物残留,宫腔粘连(中度)。停药后月经来潮,基本恢复正常,于 2022 年 4 月 14 日行宫腔镜二次探查术,宫腔镜下见宫腔形态正常,未见粘连及异常占位性病变,子宫内膜中等厚度,双侧输卵管开口可见。月经第 10 天复查阴道超声:子宫大小基本正常,子宫内膜厚约 0.7 cm,宫腔内未见异常回声,双附件未见异常。

表 4-1　动态血气分析的监测

次数	时间	血钠 （mmol/L）	血糖 （mmol/L）	血钾 （mmol/L）	HCT（%）	血浆渗透压 （mmol/L）
第 1 次	15：03	123	33	3.3	30	279.4
第 2 次	15：13	127	26	3.1	34.8	280.7
第 3 次	15：33	132	18.3	3.0	37.2	283.0
第 4 次	15：55	135	13.9	3.1	38.9	283.4
第 5 次	16：18	136	10.7	3.2	39.2	283.7

注：HCT—红细胞压积。

【病例讨论与分析】

刨根问底——临床思维演练

△ 什么是胚物残留，临床上对于胚物残留的诊治思路如何？

△ 什么是 TURP 综合征，有什么高危因素？如何进行早期的识别及预防，发现后应如何进行积极处理？

医师 A：胚物残留（retained products of conception，RPOC）是指在分娩或终止妊娠后残留在子宫腔内的胚胎或胎盘组织，是一种与妊娠相关的并发症。近期阴道出血时间较长，易发生感染、贫血、月经改变、下腹痛。远期可能会导致宫腔粘连或继发不孕。RPOC 的诊断需要依据病史、临床表现、实验室检查以及影像学结果进行综合分析。通常患者具有妊娠病史，血hCG 升高或者已降至正常，超声提示宫腔内有不均质回声，伴或不伴血流信号，可以初步诊断。

根据超声下胚物残留团块的回声特征及是否伴有血流信号，Gutenberg 教授将 RPOC 分为 0～3 型。0 型：宫腔内高回声团，无血流信号；1 型：宫腔内不均质回声团，伴有少量或无血流信号；2 型：伴有丰富血流信号的宫腔内回声团，局限于宫腔内；3 型：伴有丰富血流信号的宫腔内回声团，且有肌层浸润。这个分型有利于临床医师预测宫腔镜胚物取出过程中发生出血及相关并发症的风险，分级越高手术风险越大。

医师 B：RPOC 的治疗方案需要根据患者出血的严重程度、宫内感染的存在以及超声下胚物残留的特征来综合决定。包括期待治疗、药物治疗和手术干预。

期待治疗适用于阴道出血不多，宫腔内团块回声较小（直径＜2.0 cm）且无血流信号的患者（Gutenberg 0 型）。期待治疗时残留物的完全排出率为 47%～81%。药物治疗适合胚物残留时间及阴道出血时间较短（≤14 天），超声下宫腔内回声较小（≤2.5 cm）且血 hCG 水平较低（＜400 IU/L）的患者；不适合阴道出血多于月经量，存在感染风险且有药物治疗禁忌证，没有随访条件的患者。可以使用的药物包括子宫收缩剂（缩宫素）、前列腺素类药物（米索前列醇）以及孕激素拮抗剂（米非司酮）。部分中医中药，如益母草颗粒、五加生化胶囊或自制汤药也具有活血化瘀、增强子宫收缩而促进残留物排出的作用。药物治疗期间需要定期监测患者的临床症状,如阴道出血、腹痛及药物的不良反应等,同时监测超声下宫腔团块的大小及血 hCG 下降情况。在药物治疗前,要与患者进行充分的沟通,告知治疗期间有大出血、失血性休克、继发感染、治疗失败、再次手术的可能。药物治疗失败后应该选择手术治疗。

医师 C:胚物残留的手术治疗有两种方式:清宫术及宫腔镜下胚物残留取出术。清宫术是过去最常采用的方法,然而盲目的清宫可能会潜在地损伤子宫内膜的基底层,有子宫穿孔、术后残留及宫腔粘连的风险。如果患者同时合并子宫畸形的话,这些风险会明显增加。目前宫腔镜直视下取出残留的胚物组织是一线手术方法,在宫腔镜手术过程中还提供了识别和治疗其他病理和子宫异常的机会,甚至有时这些病理和子宫异常就是流产或是 RPOC 的潜在原因。

医师 D:TURP 综合征首先在经尿道前列腺电切术中报道,因此而得名,是宫腔镜致死性并发症之一,是由于宫腔镜手术中吸收大量的非电解质灌流液所引起的以体液超负荷、稀释性低钠血症为核心病理生理改变的临床综合征。患者首先表现为心率缓慢和血压升高,进而出现血压下降以及神经系统症状。根据血清钠离子的浓度,将低钠血症分为以下 3 种:轻度 $130\sim135$ mmol/L;中度 $120\sim129$ mmol/L;重度 <120 mmol/L。通常在血钠浓度低于 125 mmol/L 时出现症状。最常见的症状是头痛、恶心、呕吐和虚弱。如果液体进一步吸收,血液渗透压的降低可产生渗透梯度,使水进入细胞内及间质,导致脑水肿和颅内压升高。由此引起的脑水肿可伴有脑部刺激症状,如烦躁、恐惧、意识模糊、虚弱、恶心、呕吐、视觉障碍、失明和头痛。血钠进一步下降到 120 mmol/L 以下可能导致精神错乱、嗜睡、癫痫、昏迷、心律失常、心动过缓和呼吸停止,甚至脑疝和死亡。

影响灌流介质吸收的相关因素主要包括膨宫压力大小、血管床的破坏程度、手术侵入子宫肌层的深度、手术时间等。膨宫压力设定应低于使灌流液大量经输卵管通过所需的压力或低于人体平均动脉压,适宜的膨宫压力为 $80\sim100$ mmHg。手术时间应尽量控制在 60 分钟以内。因此,宫腔镜手术中限制手术时间,控制膨宫液的压力对于预防 TURP 综合征至关重要。但术中很容易由于麻醉(尤其是在静脉全麻情况下)掩盖患者症状而延误诊断。因此,加强术中液体平衡及生化指标的监测对于预测及预防 TURP 综合征的发生尤为重要。欧洲妇科内镜学会(European Society of Gynecological Endoscopy,ESGE)对于宫腔镜术中膨宫介质的用量做出了明确规定:在健康女性使用低渗膨宫液时,最大负欠量为 1000 ml,膨宫液为等渗溶液时,最大负欠量为 2500 ml,达到此极限时应立即停止手术;对于患有心血管、肾脏或其他疾病的老年人和妇女,应考虑降低负欠量的阈值,建议低渗膨宫液的上限为 750 ml,等渗膨宫液的上限为 1500 ml。术前应与麻醉师及巡回护士进行充分的沟通,手术结束时也应就术中膨宫液的用量及负欠量进行沟通,以指导患者的术后监护。

成人平均血容量的估算方法为:EBV=体重×70 ml/kg。用 HCT_0 表示患者术前的红细胞压积,HCT_1 表示患者术后的红细胞压积,ΔV 表示增加的血容量,那么灌流液的吸收量的计算公式如下:

$$\Delta V = EBV \frac{HCT_0 - HCT_1}{HCT_0}$$

该患者术前的红细胞压积为 38%,发现 TURP 综合征后立即检测的红细胞压积为 30%,可以计算出该患者在半小时内灌流液的吸收量为 1213 ml。

医师 E：手术医师应该在宫腔镜手术过程中时刻保持警惕，认识到与全身吸收液体膨宫介质相关的心血管和神经系统症状，以便及时识别和治疗。对于轻度的 TURP 综合征往往通过限制膨宫液的入量以及利尿剂的使用即可得到缓解。对于中重度的 TURP 综合征的管理需要多学科的参与，包括麻醉师、妇科医师和 ICU 医师，因为这部分患者可能出现进行性左心衰、肺水肿及脑水肿的征象。

TURP 综合征的治疗主要针对高血容量性低钠血症、急性左心衰、肺水肿、脑水肿及水电解质紊乱的问题。具体方案如下。①立即停止手术，避免更多膨宫液的吸收，进行抢救；②对患者进行特护，包括生命体征的监测，心电图监护，水电解质及出入量的监测，必要时进行动态血气分析监测；③治疗低钠血症：立即肌内注射呋塞米 10～20 mg 进行利尿，根据病情决定是否需要输 3% 高渗氯化钠溶液或 0.9% 生理盐水；④肺水肿的治疗：给予吸氧的同时需要对患者的氧合指标进行严格的监护，在利尿剂治疗后患者的肺水肿以及低氧血症会得到明显的缓解；⑤脑水肿的治疗：使用甘露醇快速静滴以缓解颅内高压的症状，同时使用类固醇皮质激素（如地塞米松）可起到稳定细胞膜、减少毛细血管通透性、减轻脑水肿的作用；⑥急性左心衰的治疗：除使用利尿剂之外，还可使用增强心肌收缩力的药物；⑦纠正水电解质紊乱，如果膨宫液为 5% 的葡萄糖，还需要针对高血糖进行对症处理。

【专家点评】

病例中关键点出现在哪里？

1. 宫腔镜下胚物残留取出术的手术时机及手术方式如何选择

为了最大限度地减少手术的风险，建议对症状不明显的患者，尽可能选择在任何类型的妊娠结束后的 4 周以后手术。一方面，在此期间，残留的胚物组织有自然脱落的可能性；另一方面能够避免由于妊娠刚结束增大的子宫和宫颈扩张而导致的子宫穿孔、感染和 TURP 综合征的风险。手术前需要根据患者的病史、目前的临床表现及超声下胚物残留的回声特征对患者进行分型，以便预测手术的风险。对于 Gutenberg 0～1 型的 RPOC 患者，即 hCG 水平为阴性或低水平时（<80 mIU/ml），可以在门诊完成宫腔镜手术；对于 Gutenberg 2～3 型的 RPOC 患者，尽量选择住院宫腔镜手术，尤其是 3 型患者或植入性胎盘残留的情况，手术出血风险较高，术中可能需要能量器械进行及时止血，必要时术前可选择子宫动脉栓塞术来预防出血。操作过程中可使用宫腔镜的冷刀器械反复分离和钳夹，使滋养细胞残留物与子宫肌层分离；如果残留物牢固地附着在子宫壁上，可使用剪刀或电切进行去除。操作过程须谨慎，尽量避免伤及周围的内膜组织，保护患者的生育能力。

2. TURP 综合征救治过程中低钠血症诊治过程中的要点

在抢救 TURP 综合征患者时，低钠血症急性期切忌快速补充，以每小时提高 1～2 mOsm/L 渗透压的速度即可，24 小时内血浆渗透压的增高不能超过 12 mOsm/L，在纠正低钠血症时要动态监测血电解质和排尿量，3% 氯化钠溶液静滴速度不能超过 50～100 ml/h，可以选择输液泵缓慢泵入，一般先给总量的 1/3 或 1/2，使细胞外液的渗透压升高，细胞内的水分向细胞外转移，细胞功能恢复，然后根据神志、精神状况、血压、心肺功能及血钠水平，酌情输入剩余的高渗盐水,症状消失后可停止输注。通常补至能够维持血钠在轻度低钠血症水平(130 mmol/L)即可。快速补充过多的高渗性氯化钠溶液或者补充至血钠水平正常或过高,会使神经胶质细胞萎缩导致轴突损伤。快速变化的渗透压差可能导致神经细胞的损伤诱导细胞凋亡和细胞间紧密连接被破坏,从而导致血脑屏障受损,炎症介质进入中枢神经系统,导致脱髓鞘综合征。

3. 宫腔镜单极电切手术中快速预测 TURP 综合征的方法

我国宫腔镜单极电切系统主要使用 5% 葡萄糖灌流液作为膨宫介质,在临床实践中发现 TURP 患者常伴血糖的显著升高,有学者指出,如果以 5% 葡萄糖为灌流液,血钠水平的降低程度和血糖升高的水平密切相关。临床研究表明,末梢血糖与静脉血糖具有良好的相关性,血钠下降与静脉血糖上升具有明显的负相关性,因此可以使用简单快速的末梢血糖测定技术来预测 TURP 综合征的发生。结果表明,当末梢血糖超过 15.1 mmol/L 时,或当静脉血糖超过 13.05 mmol/L 时,应高度警惕 TURP 综合征的发生。

4. TURP 综合征的认识误区

在我国,宫腔镜单极电切系统主要使用 5% 葡萄糖灌流液作为膨宫介质,属于非电解质溶液,若在短时间内大量灌流液进入血液循环容易引起以体液超负荷、稀释性低钠血症为核心病理生理改变的 TURP 综合征。而宫腔镜双极电切系统主要使用 0.9% 生理盐水作为膨宫介质,这种等渗溶液降低了血浆低渗透压和低钠血症的风险,的确在 ESGE 关于膨宫介质的指南中对于生理盐水作为膨宫介质的负欠量最大阈值比非电解质溶液要高,这使人们认为双极更为安全,其实不然,这仍然不能消除生理盐水作为膨宫介质引起充血性心力衰竭和肺水肿的风险。由于双极宫腔镜电切手术中使用生理盐水作为膨宫介质时,很少出现低钠血症,无法通过血钠来评估患者出现 TURP 综合征的风险,临床中可以动态监测患者的血气分析,综合患者 pH、钾离子浓度、氯离子浓度和碳酸氢盐等指标进行判断。

有文献报道,在宫腔镜双极电切手术中,一氧化碳产生并进入患者血液循环引起患者碳氧血红蛋白水平严重升高,并伴有心电图异常。这可能因严重的高碳氧血红蛋白水平损害终末器官的氧输送,从而导致心肌缺血,进一步出现心电图的异常表现。因此,在宫腔镜双极电切手术过程中,应该密切监护膨宫介质负欠量、心电图以及血清电解质的变化,以便早期发现异常,及时救治。

(张露平　冯力民)

参 考 文 献

[1] 中华医学会计划生育学分会.不全流产保守治疗专家共识[J].中华生殖与避孕杂志,2019,39(5):345-348.

[2] 冯力民,夏恩兰.宫腔镜电切术中应用 5% 葡萄糖灌流液的安全性研究[J].中华妇产科杂志,1996,31(5):302-304.

[3] L Alonso Pacheco,D Timmons,M Saad Naguib,et al. Hysteroscopic management of retained products of conception:A single center observational study. Facts Views Vis Obgyn,2019,11(3):217-222.

[4] Munros J,Gracia M,Nonell R,et al. Delayed hysteroscopic removal of retained products of conception is

associated with spontaneous expulsion. SRL Reprod Med Gynecol,2017,3:24-28.

[5] Neilson JP,Gyte GM,Hickey M,et al. Medical treatments for incomplete miscarriage. Cochrane Database Syst Rev,2013,(3):CD007223.

[6] Cohen SB,Kalter-Ferber A,Weisz BS,et al. Hysteroscopy may be the method of choice for management of residual trophoblastic tissue. J Am Assoc Gynecol Laparosc,2001,8:199-202.

[7] Philp Hepp,Tobias Juttner,Tabja Fehm,et al. Rapid correction of severe hyponatremia after hysteroscopic surgery-a case report. Bmc Anesthesiology,2015,15(1):1-5.

[8] Umranikar S,Clark TJ,Saridogan E,et al. British society for gynaecological endoscopy/European society for gynaecological endoscopy guideline development group for management of fluid distension media in operative hysteroscopy. BSGE/ESGE guideline on management of fluid distension media in operative hysteroscopy. Gynecol Surg,2016,13:289-303.

[9] Munros J,Gracia M,Nonell R,et al. Delayed hysteroscopic removal of retained products of conception is associated with spontaneous expulsion. SRL Reprod Med Gynecol,2017,3:24-28.

[10] Marques K,Looney C,Hayslip C,et al. Modern management of hypervascular placental polypoid mass following spontaneous abortion:A case report and literature review. Am J Obstet Gynecol,2011,205:9-11.

[11] Maćek KJ,Blaganje M,Šuster NK,et al. Office hysteroscopy in removing retained products of conception-A highly successful approach with minimal complications. J Obstet Gynaecol,2020,40:1122-1126.

[12] Ortner G,Nagele U,Herrmann TRW,et al. Irrigation fluid absorption during transurethral bipolar and laser prostate surgery:a systematic review. World J Uro,2022,40(3):697-708.

[13] Fitzgerald JJ,Davitt JM,Frank SR,et al. Critically High Carboxyhemoglobin Level following Extensive Hysteroscopic Myomectomy. J Minim Invasive Gynecol,2020,27(2):548-550.

病例 5　宫底Ⅲ型大肌瘤

【病历摘要】

患者,26 岁,主因"月经量增多 5 年"入院。

1. **现病史**　患者既往月经规律,月经周期 35～40 天,经期 10 天。5 年前开始出现月经量增多,较前一倍余,伴有经期延长,于外院行超声检查提示子宫肌瘤,直径约 5 cm,行阴式子宫肌瘤剔除术,术后病理提示子宫平滑肌瘤,术后经量稍减少,定期复查。3 年前于外院行开腹子宫肌瘤剔除术,术后病理提示多发性子宫肌瘤,密切随诊。1 年余前即 2019 年 1 月复查超声提示最大肌瘤位于子宫前壁,大小约 6.9 cm×5.0 cm,2019 年 4 月复查超声提示子宫多发肌瘤,部分压迫子宫内膜,宫腔形态扭曲,其一位于前壁(6.9 cm×4.1 cm×4.7 cm)。自 7 月开始予醋酸戈舍瑞林4针,2019 年9月复查超声(图 5-1)提示子宫多发肌瘤,大者位于前

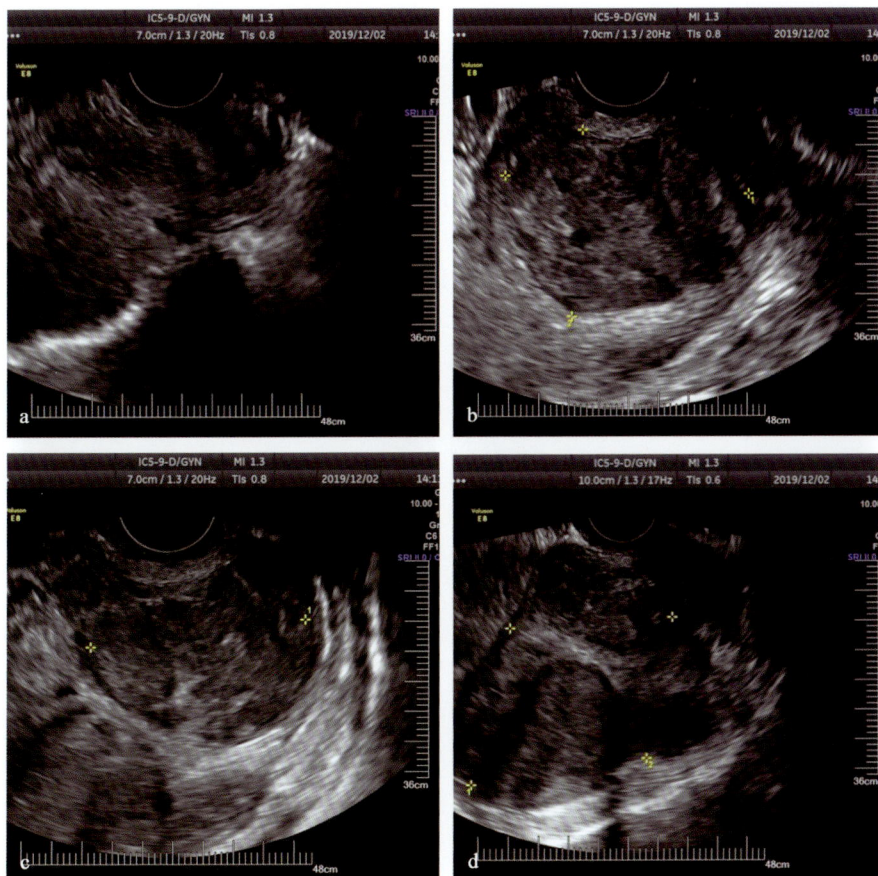

图 5-1　2019 年 9 月超声下的肌瘤位置
a. 宫颈;b. 子宫纵切面;c. 子宫横切面;d. 肌瘤长轴;e. 肌瘤短轴

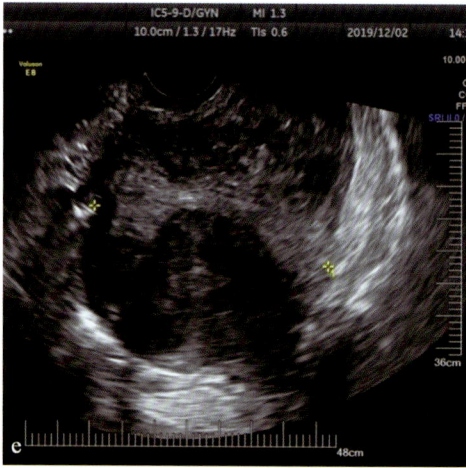

图 5-1　（续）

壁（6.1 cm×4.5 cm×5.9 cm），宫腔线显示不清。于我院就诊。

2019 年 12 月于我院行宫腔镜下子宫肌瘤电切术，术中见右后壁近宫角处一内凸肌瘤，直径约 1.5 cm，电切约 90% 的瘤体，宫底后壁见一直径约 3 cm 的内凸肌瘤，电切约 80% 的瘤体，超声下可见子宫下段前壁一直径约 6.5 cm 肌瘤，于宫颈前壁内口上方开窗电切约 20% 的瘤体，术毕子宫腔内放入宫安康 1 支。术后月经量仍多，且伴有头晕。继续定期复查，同时予抗贫血治疗。

2020 年 5 月复查超声见图 5-2。

于 2020 年 6 月 4 日再次入我院行宫腔镜下子宫肌瘤电切术，术中见右后壁Ⅱ型肌瘤，直径 4 cm，左前壁Ⅱ型肌瘤，直径 8 cm，切除前壁肌瘤 2/3、后壁肌瘤 1/3，手术顺利，术后病理提示子宫平滑肌瘤，术后分别注射贝依 2 针。此次术后月经于 2020 年 6 月 22 日来潮，术后月经量无明显改变，无明显痛经，偶有腹胀，于 2020 年 7 月复查超声（图 5-3）。

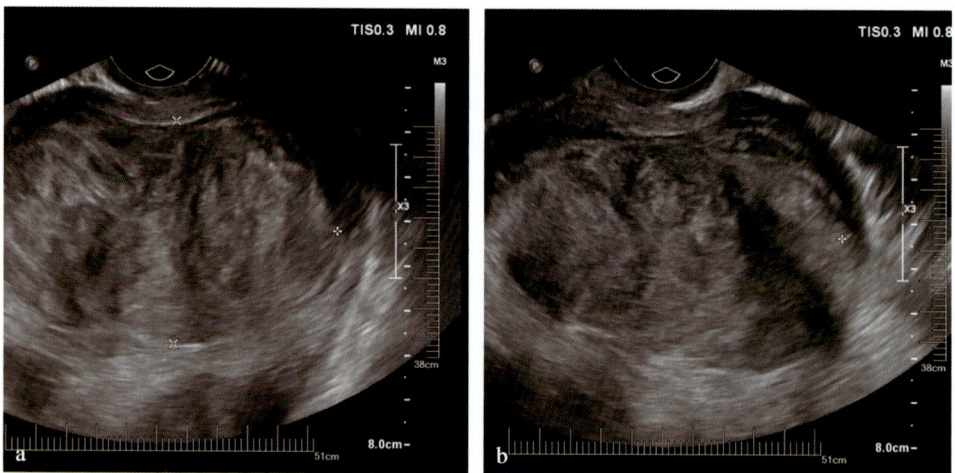

图 5-2　2020 年 5 月超声检查所示

a. 子宫纵切；b. 子宫横切；c. 后壁两个肌瘤测量图；d. 前壁肌瘤血彩图；e. 前壁肌瘤长轴；f. 前壁肌瘤短轴；g、h. 后壁肌瘤测量图；i～l、n、o. 测量肌瘤大小图；m. 测量内膜图

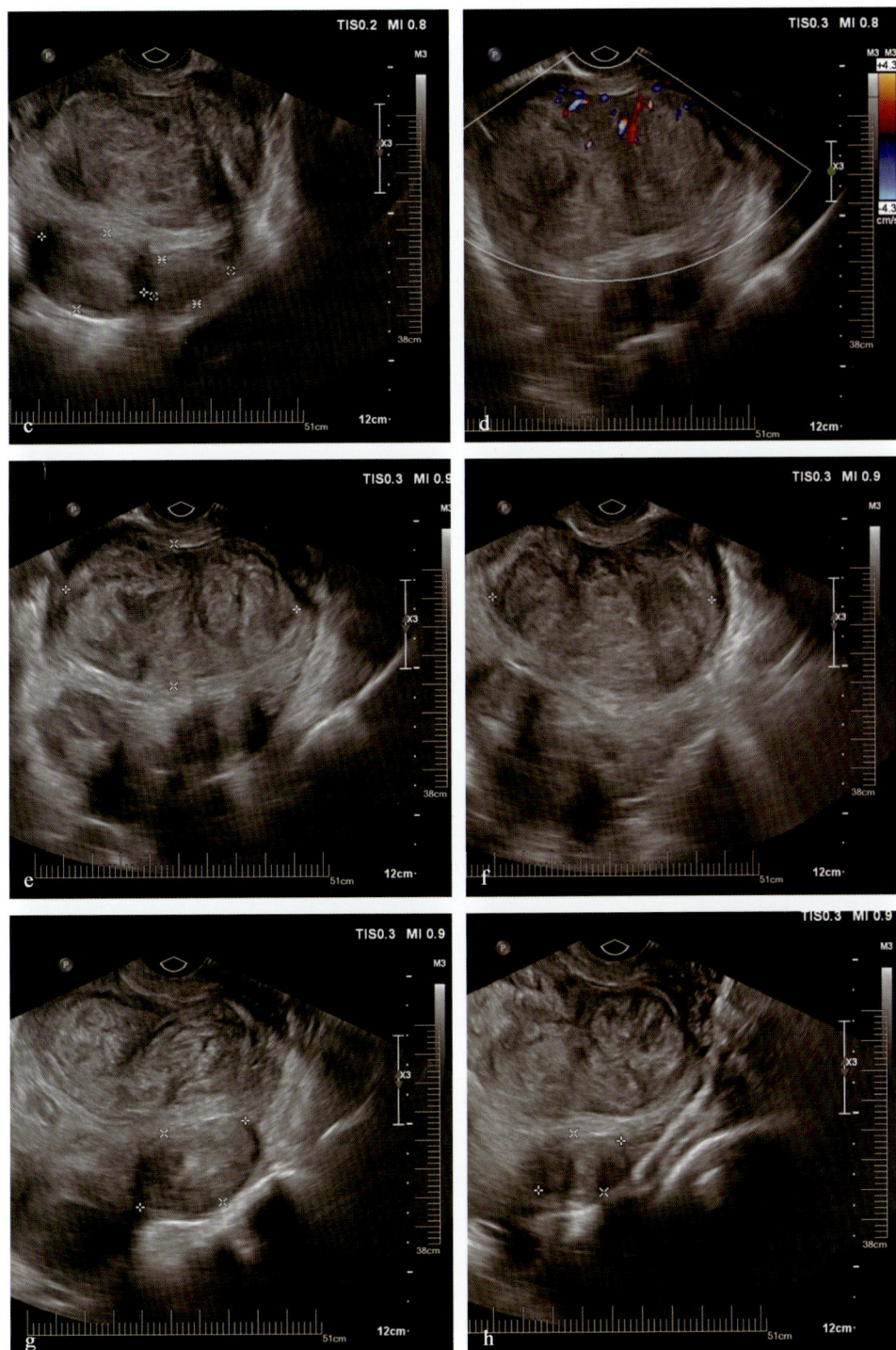

图 5-2　（续）

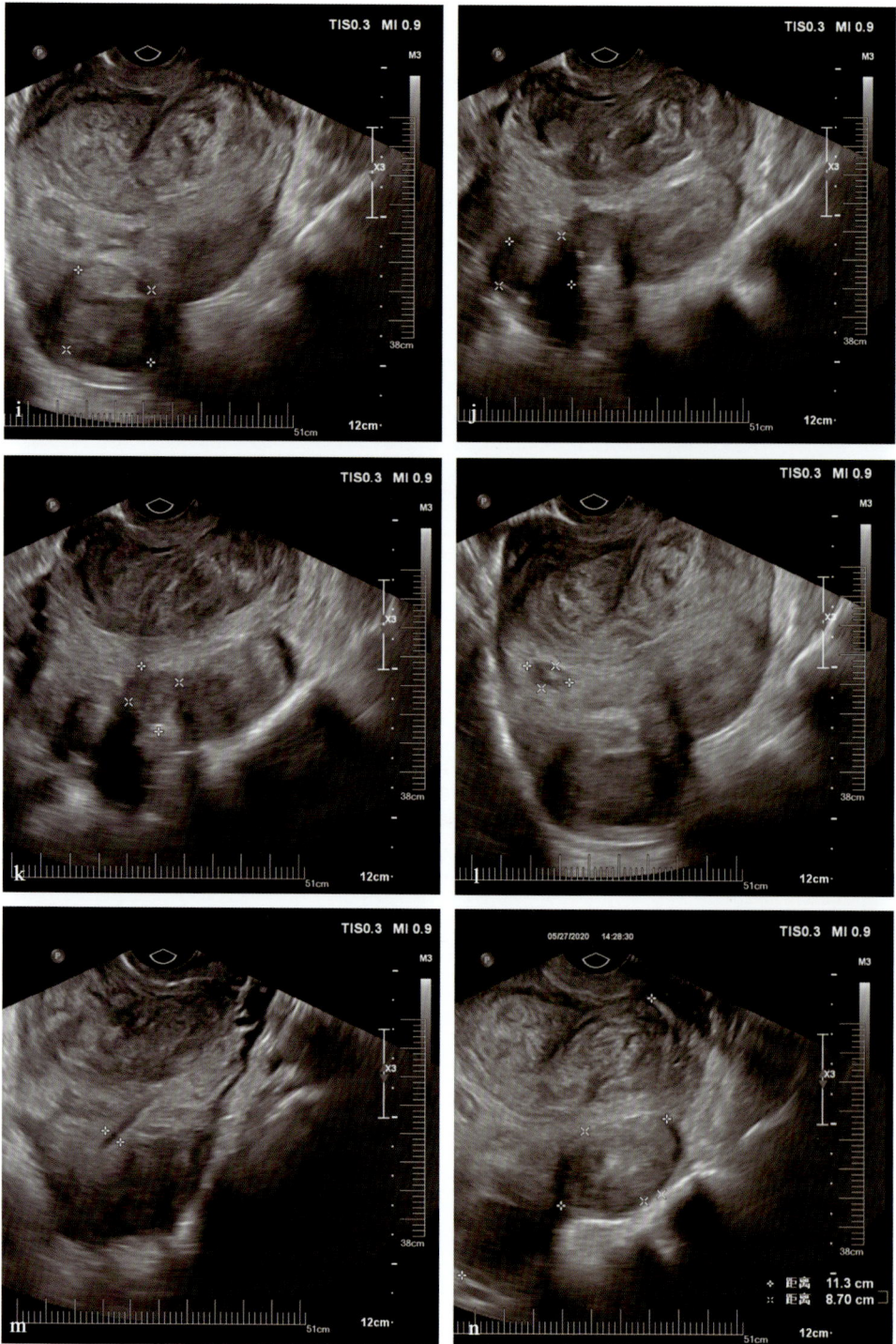

图 5-2 （续）

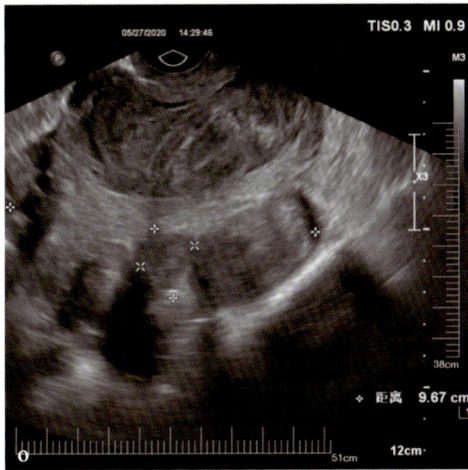

图 5-2 （续）

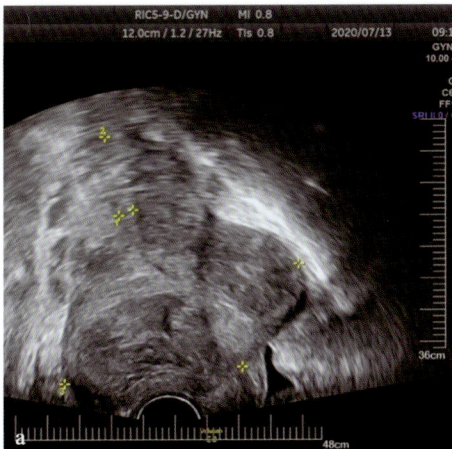

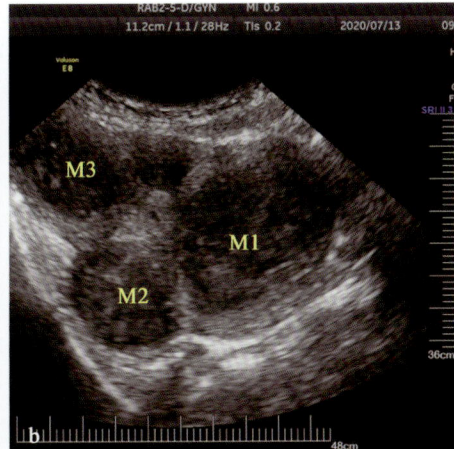

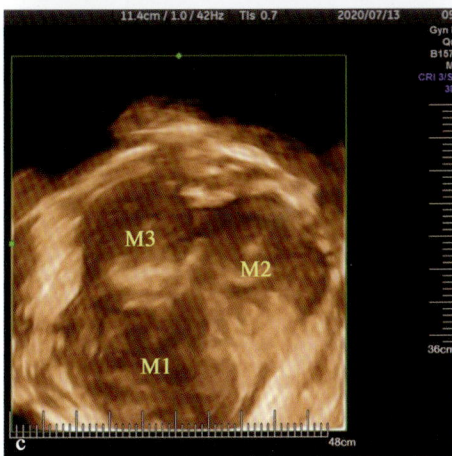

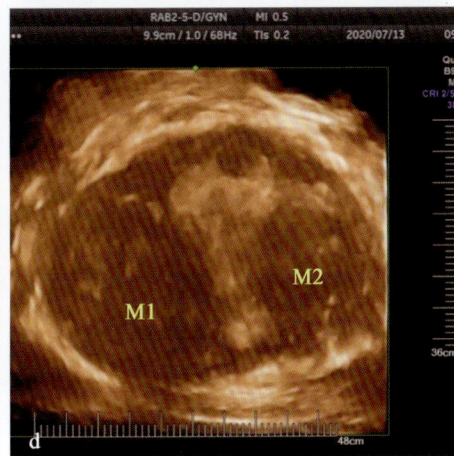

图 5-3 2020 年 7 月超声所示
a、b. 术后复查可见 3 个肌瘤；c、d. 四维超声下的 3 个肌瘤

于 2020 年 7 月 15 日再次以"子宫多发平滑肌瘤"收入院。

2. 既往史　2015 年 10 月因贫血输血 1 次，无输血反应，否认高血压、冠心病史，否认糖尿病、脑血管病史，否认肝炎、疟疾、结核史，否认外伤史，否认过敏史，预防接种史不详。

月经婚育史：初潮 15 岁，月经周期 35～40 天，经期 10 天，末次月经 2022 年 6 月 22 日，G_0，22 岁结婚，未避孕未孕 5 年，爱人体健，精液检查正常，夫妻关系和睦。

3. 入院查体　贫血面容，生命体征平稳，心肺听诊无异常。妇科检查：外阴已婚型，阴道通畅，穹窿空虚，宫颈光滑，无举痛及摇摆痛，子宫呈后位，如孕 10 周大小，凹凸不平，质地中等，活动可，无压痛，双附件区未及异常。三合诊同上。

4. 辅助检查

血常规（2020 年 7 月 13 日）：血红蛋白 96 g/L，红细胞压积 31%。

经阴道超声＋经腹部超声检查（2020 年 7 月 13 日）结果如下。

子宫：呈前位，宫体大小 10.3 cm×7.5 cm×10.0 cm，左前壁下段见 5.7 cm×5.7 cm×4.9 cm 低回声结节（FIGO Ⅱ 型），距左前壁浆膜层约 0.47 cm，后壁见 3.9 cm×4.1 cm×3.3 cm 低回声结节（FIGO Ⅴ 型），右后壁见约 3.5 cm×3.2 cm 低回声结节（FIGO Ⅲ～Ⅴ型），前壁见 2.0 cm×1.9 cm 低回声结节（FIGO Ⅳ 型），可见血流信号。

宫腔：内膜厚约 0.5 cm，回声均匀。

宫颈：大小形态正常，回声均匀。

左卵巢：2.6 cm×2.0 cm，大小形态正常，内部结构清晰。

右卵巢：2.4 cm×1.7 cm，大小形态正常，内部结构清晰。

双附件区未见明显异常回声肿块。

盆腔未见明显积液。

5. 诊断　①子宫多发性平滑肌瘤；②轻度贫血。

6. 诊治经过　患者入院后诊断为子宫多发性平滑肌瘤，经与患者及家属谈话签字，于 2020 年 7 月 16 日在静脉全身麻醉下行宫腔镜下子宫肌瘤电切术，麻醉成功后取截石位，常规消毒铺巾，宫腔深度约 9 cm，依次扩张宫口由 4 号至 10 号扩宫器。超声监护下置镜见：子宫形状不清，左前壁黏膜下肌瘤 1 个突入宫腔，直径约 5 cm，突出部分小于 50%，考虑Ⅱ型黏膜下肌瘤，双侧输卵管开口未见，内膜中等厚度。超声提示子宫后壁有一直径约 5 cm 的Ⅲ型黏膜下肌瘤，宫底部有一直径约 4 cm 的Ⅲ型黏膜下肌瘤，子宫壁间可见直径约 1.6 cm、2 cm 的多发肌瘤结节（考虑壁间肌瘤）。在 B 超监护下单极电切子宫左前壁Ⅱ型子宫肌瘤瘤体数刀，肌瘤血运丰富，予垂体后叶素 6 U＋20 ml 生理盐水宫颈注射，完整切除该肌瘤。随后单极电切宫底部Ⅲ型子宫肌瘤数刀，完整切除。单极划开开窗子宫后壁Ⅲ型黏膜下肌瘤，完整切除。手术顺利，切除肌瘤全部送病理。

术前宫腔镜下所见如图 5-4。

术后所见如图 5-5。

术后复查超声（2020 年 9 月 16 日）见图 5-6。

患者于 2020 年 10 月 16 日月经来潮，经量较前稍有减少，经期缩短为 7 天，痛经好转，术后 4 个月余返院复查，于 2020 年 11 月 26 日行宫腔镜下宫腔粘连松解术，术中置镜见：右侧宫角膜性粘连，子宫四壁平整，未见明显突起，子宫内膜不厚，双侧输卵管开口可见，所见符合宫腔粘连，行宫腔粘连松解术。手术顺利，患者无不适后出院。

术中所见见图 5-7。

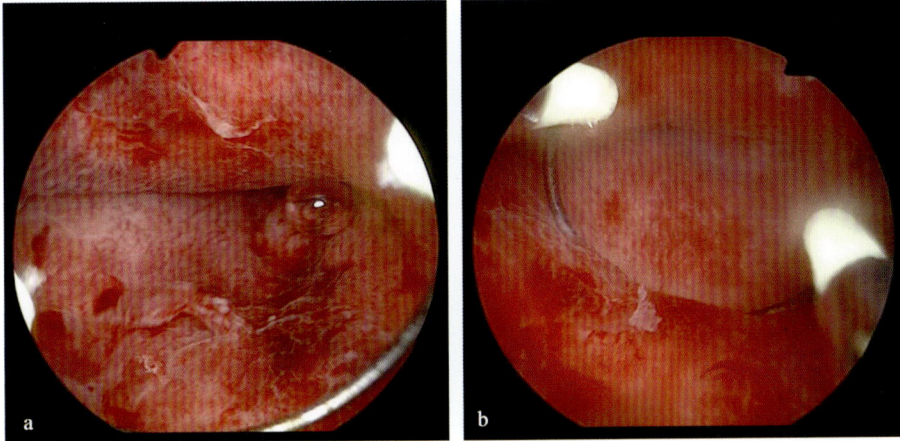

图 5-4　在我院第 3 次行宫腔镜手术前
a. 术前双侧宫角不可见；b. 术前电切环轻触探查肌瘤位置

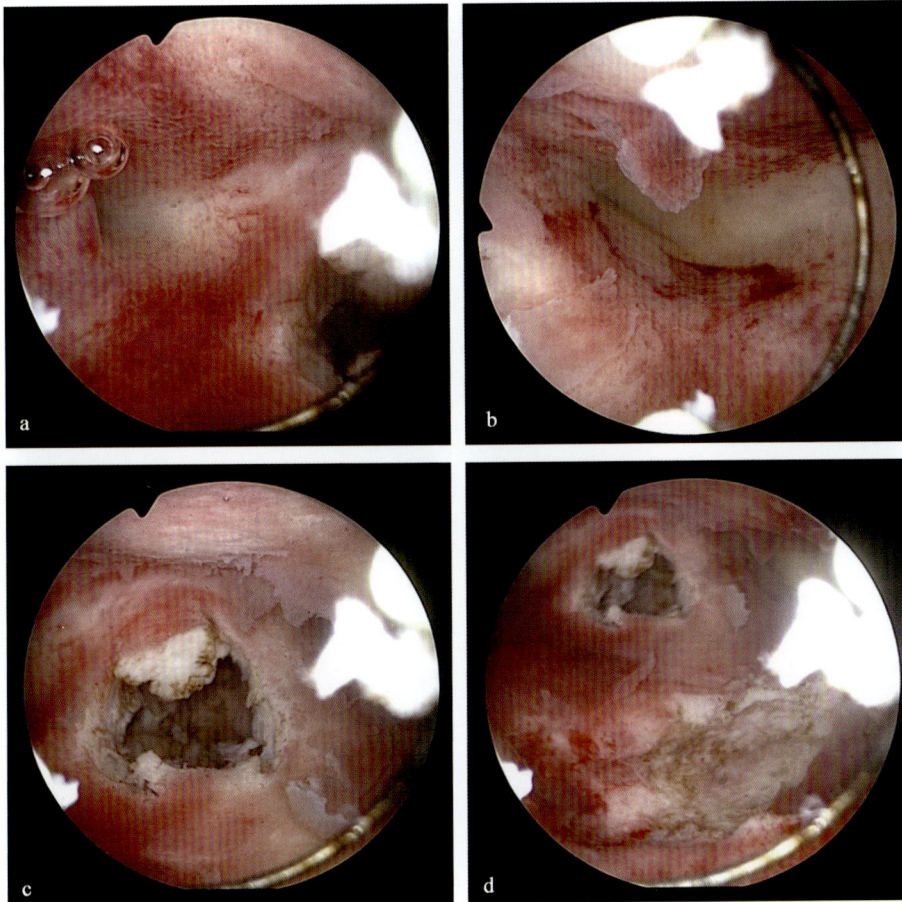

图 5-5　术后宫腔图像
a. 右侧宫角；b. 左侧宫角；c. 宫底部肌瘤病灶处；d. 子宫后壁肌瘤病灶处；e. 左前壁肌瘤病灶处

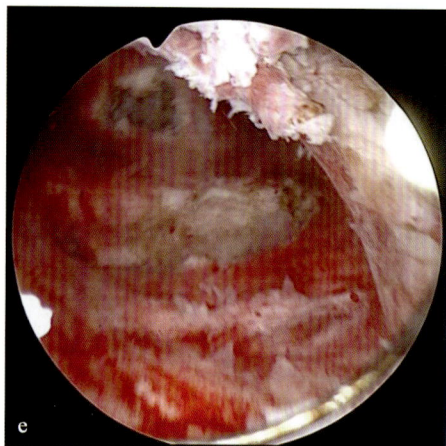

图 5-5 （续）

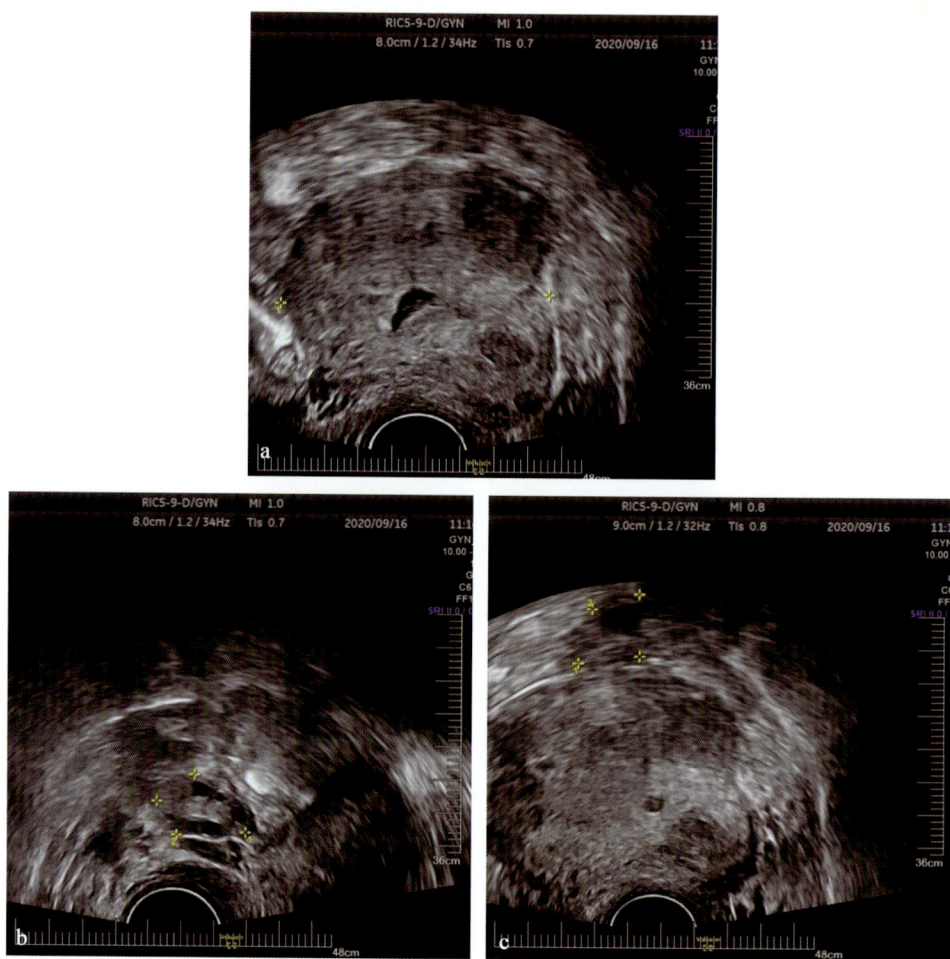

图 5-6 术后超声复查所见

a. 子宫横切面；b. 卵巢；c. 卵巢

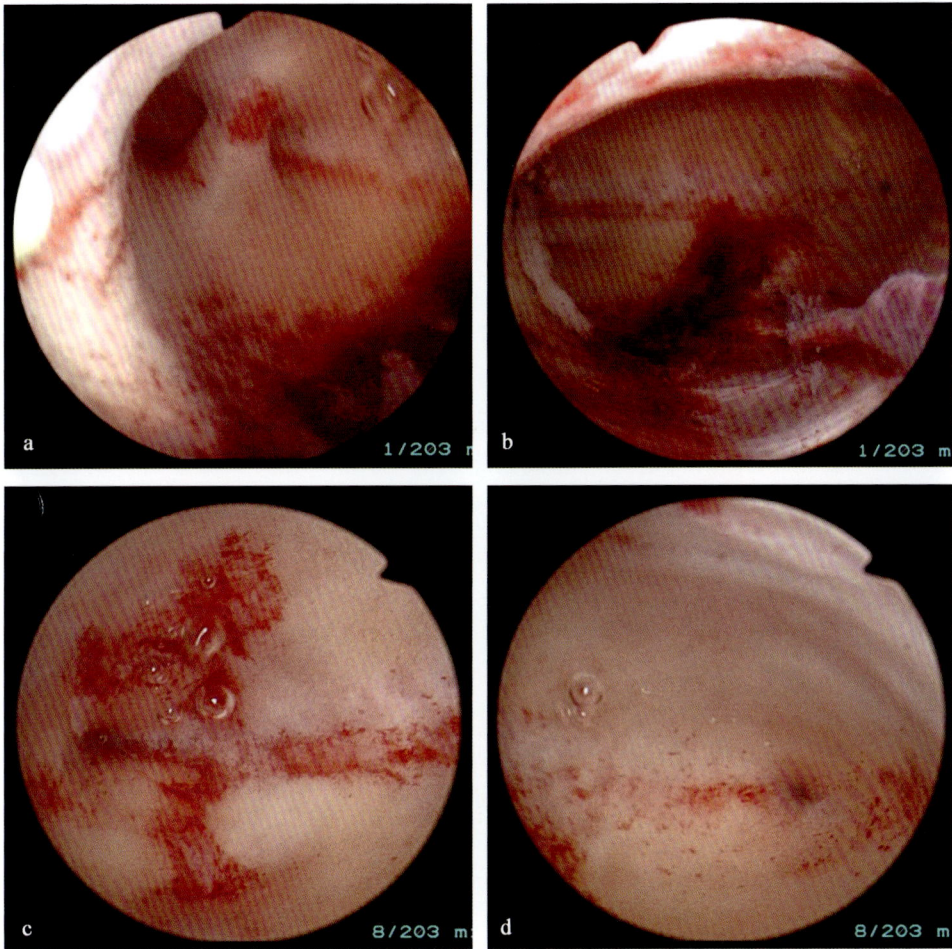

图 5-7　在我院第 3 次手术后再次探查
a. 右侧宫角粘连带；b. 宫腔内全貌；c. 右侧宫角输卵管开口；d. 左侧宫角输卵管开口

　　患者于 2021 年 2 月 13 日于北医三院行试管胚胎移植，2021 年 11 月 2 日顺利产下一女，体健。

【病例讨论与分析】

刨根问底——临床思维演练

△ 什么是子宫肌瘤？子宫肌瘤的分类标准是什么？

△ 什么样的子宫肌瘤需要治疗？如何治疗？

△ 子宫肌瘤对生育能力有哪些影响？如何减少影响？

△ 若妊娠合并子宫肌瘤，结局如何？

　　医师A：子宫肌瘤是子宫肌层的良性肿瘤，是全世界女性最常见的良性肿瘤。

　　早在1993年，Wamsteker就根据肌瘤所在的部位粗略地将子宫肌瘤分为肌壁间肌瘤、浆膜下肌瘤和黏膜下肌瘤，而2011年国际妇产科联盟（FIGO）分级则更为细致，明确地区分出肌瘤所在的部位，即0～8型，0型肌瘤为完全位于宫腔内，带蒂根部与宫体相连，1型要求肌瘤的50%及以下位于肌壁内，而2型则要求50%以上的肌瘤位于肌壁内。至于3型子宫肌瘤，则要求肌瘤完全位于宫腔外但紧靠子宫内膜。4型病变是完全位于子宫肌层内的壁间平滑肌瘤，没有延伸到子宫内膜表面或浆膜。浆膜下（5～7型）肌瘤代表黏膜下肌瘤的镜像，5型为壁内肌瘤部分超过50%；6为壁内肌瘤部分占50%或更少，7型通过茎附着于浆膜上。而8型则源于肌瘤，但完全与子宫肌层无关，包括宫颈病变、存在于圆韧带或阔韧带中但不直接附着于子宫的肌瘤，以及其他所谓的"寄生"性病变。

　　医师B：一般来说，无症状患者无须治疗，有症状患者主要表现为不规则阴道出血，不孕，对于2型及以下黏膜下肌瘤，可通过宫腔镜去除肌瘤，而对于浆膜下肌瘤则必须通过腹腔镜或开腹手术去除。

　　采取何种治疗方式取决于患者的治疗目的，子宫内膜去除术可解决患者的不规则出血问题，但无法解决较大肌瘤的压迫等问题，同时也失去了生育功能；子宫切除术可完全治愈位于子宫上的肌瘤，避免复发，但同时患者也失去了生育功能；药物治疗适用于想要保留生育功能或不愿进行侵入性操作的患者，药物治疗包括：口服避孕药、孕激素、左炔诺孕酮宫内节育系统（LNG-IUS）、GnRH、选择性孕激素受体调节剂（SPRM）、选择性雌激素受体调节剂、芳香化酶抑制剂（AI）。由于子宫肌瘤常见症状为不规则出血，患者可能患有不同程度的缺铁性贫血，从而表现出头晕、乏力等贫血症状，补铁治疗可缓解相关症状。磁共振引导聚焦射频消融术（MRgFUS），也被称为高强度聚焦超声（HIFU），与子宫肌瘤切除术和子宫动脉栓塞术相比，MRgFUS术后再干预率更高，且成功妊娠的概率很有限，虽然是一项新技术，但仍需要更长期的观察。

　　医师C：根据肌瘤的大小、数量及部位来判断，如若影响宫腔正常形态，则胚胎难以种植，或者会增加早期流产的可能性。有文献报道，患有黏膜下肌瘤的女性生育能力下降，切除可能会有益处。浆膜下肌瘤并不会影响生育结果，切除也不会带来好处。壁内肌瘤可能会降低生育能力，但相关的治疗结果尚不清楚。

　　医师D：目前来说，妊娠和子宫肌瘤的具体关系尚未完全清晰，子宫肌瘤在孕期的增长并非呈线性上升。根据肌瘤的部位、大小和数量，一部分人群是能够自然妊娠并且顺利生产的，但同时肌瘤也可能造成孕妇的自然流产、前置胎盘、早产、剖宫产、产后出血、胎盘早剥。一项针对20 000多名孕妇的荟萃分析指出，平滑肌瘤的存在与自然流产风险增加无关。然而，Coutinho认为此研究仅纳入了在早孕期的后期和中孕期的早期确诊子宫肌瘤的患者，因此可能遗漏了更多有关早产的信息。中国的一项多中心研究通过对112 403名患有和未患有子宫肌瘤孕妇的妊娠结局进行回顾性横断面研究，发现患有子宫肌瘤的孕妇剖宫产、臀先露和产后出血的风险增加。总之，孕期发现子宫肌瘤，应尽量保胎治疗，如若子宫肌瘤继续增大，或伴有症状，则需要考虑是否手术治疗。

【专家点评】

病例中关键点出现在哪里?

1. 宫腔镜术后二次处理的时间点

该例患者分别于 2015 年和 2017 年在外院行 2 次子宫肌瘤剔除术,治疗效果均不理想,后于我院 1 年内共行 4 次宫腔镜手术(3 次子宫肌瘤电切术,1 次宫腔粘连松解术)。我院第 1 次电切术和第 2 次电切术间隔半年,第 2 次电切术和第 3 次电切术间隔 1 月余,直至第 4 次手术探查,宫腔形态已大致恢复,由此可见,子宫肌瘤的手术治疗要"趁胜追击",并且对于有生育要求的女性应在宫腔形态恢复后尽早受孕。和腹部操作史后腹腔粘连一样,宫腔操作后也会形成宫腔粘连,子宫肌瘤去除术后也如此,因此二次探查是必需的。目前关于二次探查的推荐时间各有不一,1~2 周,4~6 周,6 周,1~4 个月,目前我院粘连松解术后二次探查时间遵循在 6 周以后,即宫腔镜手术后第二次正常月经来潮干净后。至于大型子宫肌瘤电切术后如何处理,则根据患者术后症状及术后复查超声情况具体判断。

2. 对于有生育要求的女性,子宫肌瘤切除术后要尽快受孕

回顾该患者的整个病程,前期两次子宫肌瘤切除时间间隔较久,子宫肌瘤复发严重,症状未缓解,无法受孕。大型子宫肌瘤的去除很难一劳永逸,必须有计划地开展手术和追踪随访,尤其是对于有生育要求的妇女,宫腔环境的细心维护至关重要,该例患者在我院开展第 4 次宫腔镜手术后,宫腔形态大致恢复正常,也几乎没有粘连带,具有受孕的基本条件,在子宫肌瘤复发影响宫腔形态之前,"乘胜追击"完成了胚胎移植,在宫腔镜术后不到一年内顺利生产,可见术后尽快受孕的重要性。对于这类有生育要求的女性,子宫肌瘤电切术就是一次难得又容易错过的机会。

（冯力民　廖柯鑫）

参 考 文 献

[1] Wamsteker K,Emanuel MH,de Kruif JH. Transcervical hysteroscopic resection of submucous fibroids for abnormal uterine bleeding:results regarding the degree of intramural extension. Obstet Gynecol,1993,82(5):736-740.

[2] Munro MG,Critchley HO,Fraser IS. The FIGO classification of causes of abnormal uterine bleeding in the reproductive years. Fertil Steril,2011,95(7):2204-2208.

[3] Sohn GS. Current medical treatment of uterine fibroids. Obstet Gynecol Sci,2018,61(2):192-201.

[4] Giuliani E,As-Sanie S,Marsh EE. Epidemiology and management of uterine fibroids. Int J Gynaecol Obstet,2020,149(1):3-9.

[5] Sandberg EM. Reintervention risk and quality of life outcomes after uterine-sparing interventions for fibroids:a systematic review and meta-analysis. Fertil Steril,2018,109(4):698-707.

[6] Pritts EA,Parker WH,Olive DL. Fibroids and infertility:an updated systematic review of the evidence.

Fertil Steril,2009,91(4):1215-1223.

[7] Coutinho LM. Uterine Fibroids and Pregnancy:How Do They Affect Each Other? Reprod Sci,2022,29 (8):2145-2151.

[8] Zhao R. Adverse obstetric outcomes in pregnant women with uterine fibroids in China:A multicenter survey involving 112,403 deliveries. PLoS One,2017,12(11):e0187821.

[9] Sundermann AC. Leiomyomas in Pregnancy and Spontaneous Abortion:A Systematic Review and Meta-analysis. Obstet Gynecol,2017,130(5):1065-1072.

[10] Di Spiezio Sardo A. Prevention of intrauterine post-surgical adhesions in hysteroscopy. A systematic review. Eur J Obstet Gynecol Reprod Biol,2016,203:182-192.

[11] Capmas P. Intrauterine adhesions:What is the pregnancy rate after hysteroscopic management? J Gynecol Obstet Hum Reprod,2020,49(7):101797.

[12] Sebbag L. Early Second-Look Hysteroscopy:Prevention and Treatment of Intrauterine Post-surgical Adhesions. Front Surg,2019,6:50.

[13] Kimber-Trojnar Z. Management of concomitant cervical insufficiency and intrauterine adhesions. Ann Transl Med,2020,8(8):526.

病例 6　盆腔神经鞘瘤

【病历摘要】

患者,18 岁,主因"发现盆腔肿物 1 月余"于 2022 年 11 月 11 日入院。

1. **现病史**　患者于 1 月余前因左下肢疼痛到当地某中医医院就诊,行腰椎 CT 发现腰椎间盘突出、骶前肿块(最大横截面大小约 7.8 cm×5.4 cm),无腹痛、腹胀等不适,之后患者到当地某附属医院行盆腔 CT 检查,CT 示盆腔占位,神经源性肿瘤可能性大(范围约 46 mm×64 mm)。为求进一步诊疗,患者至多家医院就诊,均建议完善检查后行多学科联合治疗,今为求手术来诊,门诊以"盆腔肿物"收入院。自患病以来,患者精神可,饮食及睡眠好,大小便正常,月经无变化,体力如前,体重无明显变化。

2. **既往史**　否认高血压、冠心病史,否认糖尿病、脑血管病、精神病史,否认肝炎、疟疾、结核史,否认手术、外伤、输血史,否认过敏史,预防接种史不详。

个人史:生于原籍,来北京 1 月余,现居北京市丰台区,无疫区、疫情、疫水接触史,无牧区、矿山、高氟区、低硫区居住史,无化学物质、放射性物质、有毒物质接触史,无吸毒史,无吸烟、饮酒史。

月经婚育史:月经初潮 13 岁,月经周期 30 天,经期 5～6 天,量中,无痛经,末次月经 2022 年 10 月 24 日,有性生活史 1 年。

家族史:父母体健,有一弟弟身体健康,否认家族性遗传病史。

3. **入院查体**　体温 36.7 ℃,脉搏 66 次/分,呼吸 18 次/分,血压 107/65 mmHg,身高 165 cm,体重 59 kg,体重指数 21.7;一般情况可,心肺未及异常,腹软,无压痛,肝脾肋下未及,脊柱四肢无畸形,双下肢无浮肿。

妇科检查:外阴已婚型,阴道畅,穹窿空虚,宫颈光滑,无举痛,无摇摆痛。子宫中位,正常大小,质中,活动可,无压痛。双附件区未见明显异常。

4. **辅助检查**　(2022 年 9 月 24 日,当地某中医医院)腰椎 CT 示 L4/5、L5/S1 椎间盘突出,骶前肿块(最大横截面大小约 7.8 cm×5.4 cm),建议进一步检查。

(2022 年 9 月 26 日,当地某附属医院)盆腔 CT 动态增强扫描示骶前可见团片状软组织密度影,边界较清,范围约 46 mm×64 mm,呈轻度不均匀强化,邻近骨质未见明显破坏,邻近左侧骶前孔增大,可见病变伸入。子宫形态可,双侧附件区未见明显异常。提示:盆腔占位,神经源性肿瘤可能性大,请结合临床综合诊断,盆腔少量积液。

(2022 年 9 月 28 日,北京某医院)骶尾部 MRI 平扫+增强示骶前占位,考虑神经源性肿瘤可能性大(图 6-1～图 6-3);左侧骶孔扩大;L4/5 及 L5/S1 椎间盘变性、突出。

(2022 年 10 月 12 日,本院)经阴道+经腹部超声检查示盆腔左侧骶骨前方可见范围约 6.4 cm×6.9 cm×5.0 cm 的混合回声肿块,边界清,形态不规则,内回声不均匀,该肿块与骶管处神经相连续,CDFI 可探及数支条状血流信号。PSV 43 cm/s,EDV 11 cm/s,PI 1.47,RI

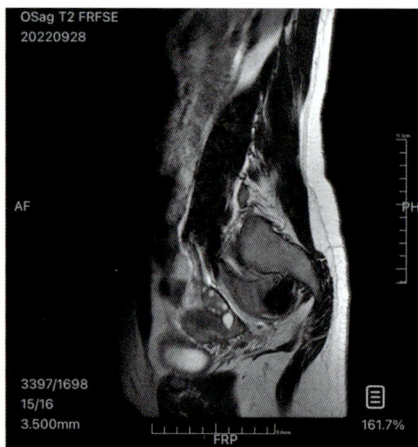

图 6-1 椎管内肿物矢状位

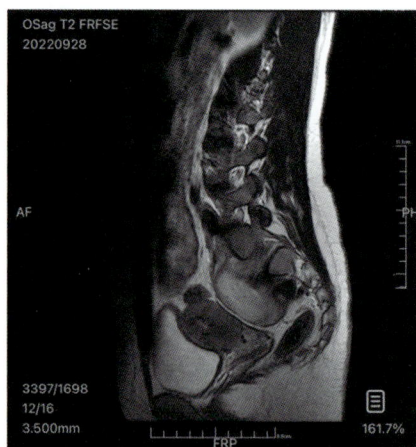

图 6-2 盆腔后腹膜肿物

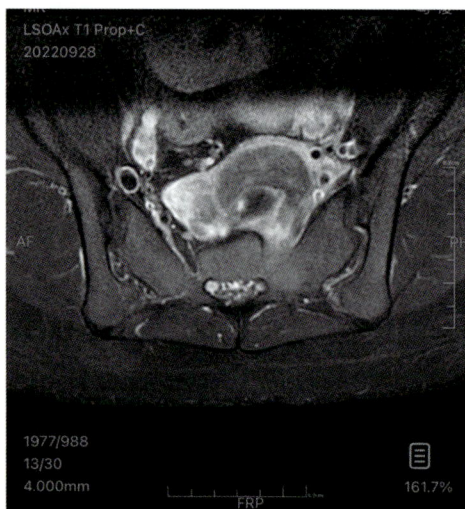

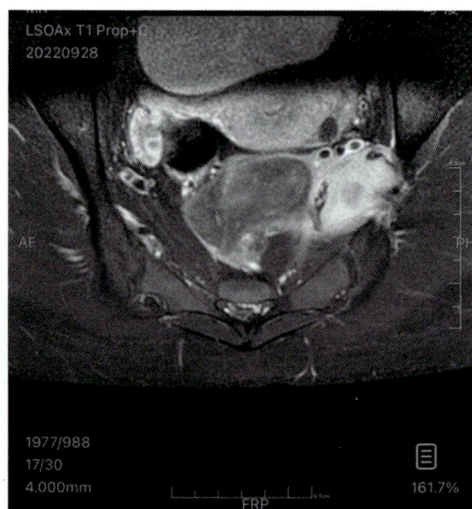

图 6-3 腹膜后肿物冠状位图

0.73。子宫前倾位,宫体大小 4.5 cm×4.6 cm×3.6 cm,大小形态正常,被膜连续光滑,实质回声均匀。宫腔双层内膜厚约 1.1 cm,回声均匀。宫颈大小形态正常,回声均匀。左卵巢大小形态正常,内部结构清晰。右卵巢大小形态正常,内部结构清晰。双附件区未见明显异常回声肿块。子宫直肠窝可见厚径 2.0 cm 游离无回声区。报告诊断:盆腔少量积液,盆腔腹膜后实性肿块,考虑神经源性肿瘤。

(2022 年 10 月 13 日)肿瘤标志物:AFP 1.66 ng/ml,CEA 1.05 ng/ml,CA125 26.49 U/ml,CA199 12.55 U/ml,HE4 60.62 pmol/L,ROMA 11.7%。

5. 初步诊断 ①盆腔肿物(神经源性肿瘤?);②骶骨椎管内占位;③腰椎间盘突出(L4/5、L5/S1)。

6. 诊治经过 患者骶尾、腰部 MRI 提示有骶管内肿瘤,与盆腔后腹膜肿物相交通,与神经外科医师讨论后,拟神经外科、妇科同台协作手术,定于 2022 年 11 月 15 日在全麻下行后正中入路显微镜下骶骨椎管内外肿物切除术(由神经外科医师先行手术)＋腹腔镜下腹膜后肿物切除术(由妇科医师手术)。

先行显微镜下骶骨椎管内外肿物切除术:患者俯卧位,常规消毒铺巾。取腰骶后正中直切口,锐性分离软组织,牵开器牵开,充分暴露 S1～2 棘突椎板。探查左侧第一骶后孔区,咬骨钳扩大咬除部分骨质,见骶后孔区扩张,内见占位,有包膜,膜下切除占位,色灰白,质硬韧,血供丰富,与骨质界限清晰。占位自骶后孔向前下方生长,最终分块部分切除占位,周围神经结构保护满意。

再行腹腔镜下腹膜后肿物切除术:转换成膀胱截石位,常规消毒铺巾,置腹腔镜见:子宫前位,正常大,表面光滑,双侧卵巢、输卵管未见明显异常,盆腔左侧、子宫后方腹膜外可见一肿物向腹腔内突出,大小约 7 cm×6 cm,包膜完整,不活动,上界至骶岬左侧,下界至直肠子宫陷凹下段,外界至左髂内动脉内侧,内界至直肠左侧壁,根蒂部在骶岬下方。所见符合盆腔腹膜后肿物(神经源性肿瘤)(图 6-4)。决定行腹腔镜下腹膜后肿物切除术。超声刀切开肿物表面腹膜直至肿物包膜表面(图 6-5),沿包膜钝性、锐性联合分离肿物与包膜间隙,剥离肿物,剥离过程中,肿物破裂,见灰黄色囊实性内容物,血运丰富,在骶骨前方、根蒂部切断肿物。生理盐水冲洗干净瘤腔(图 6-6),双极电凝止血,1-0 可吸收缝线间断缝合后腹膜。手术顺利,生理盐水冲洗清理腹腔,清点纱布、器械无误,直肠窝放置引流管 1 根。放气拔镜,缝合穿刺孔处皮肤及引流管处皮肤。

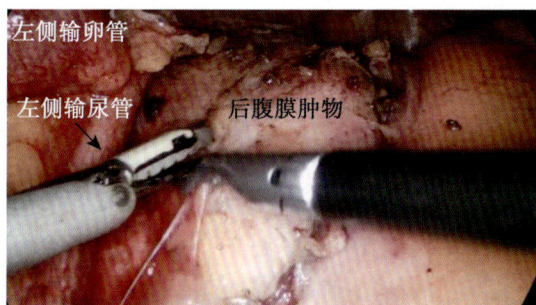

图 6-4　术中图像(一)

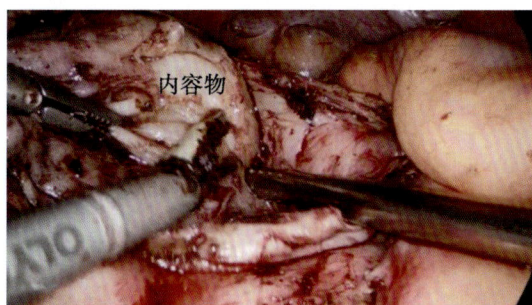

图 6-5　术中图像(二)

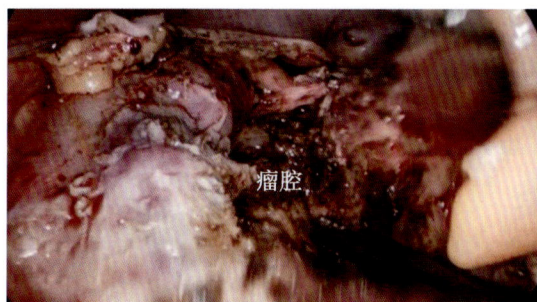

图 6-6　术毕

术中血压、脉搏平稳,麻醉满意。出血约 400 ml,尿量 1400 ml,色清,术毕安返病房。

术后 2 周恢复良好出院,术后 1 个月电话随访,患者的下肢疼痛感明显好转,其余无不适主诉。

【病例讨论与分析】

刨根问底——临床思维演练

△ 什么是神经鞘瘤?
△ 神经鞘瘤的影像学检查有哪些?
△ 神经鞘瘤的病理特点有哪些?
△ 神经鞘瘤的鉴别诊断有哪些?
△ 神经鞘瘤的治疗有哪些?

医师 A: 神经鞘瘤来源于神经外胚层的 Schwann 细胞和中胚层的神经内膜,可发生于任何有 Schwann 神经细胞膜的部位,好发于脑和脊髓,腹膜后发生率低,占腹膜后肿瘤的 0.5%~1.2%。神经鞘瘤大多为良性,偶有恶变,是一种孤立、有包膜的肿瘤。外周神经鞘肿瘤(peripheral nerve sheath tumors,PNST)分为良性神经鞘瘤、良性神经纤维瘤及恶性神经鞘膜瘤,绝大多数(约 90%)为良性。良性外周神经鞘肿瘤最好发于颈部,盆腔良性外周神经鞘肿瘤偶见报道。神经鞘瘤和神经纤维瘤均好发于 20~50 岁人群,男女比例相近,临床表现为缓慢生长的无痛性肿块。

盆腔腹膜后神经鞘瘤可能来源于骶神经和下腹下神经丛。起病隐匿,临床无特异性症状体征,随着肿瘤增大,压迫或侵及周围脏器及组织时可能出现疼痛、腹痛、腹胀及相应的梗阻或压迫症状。大多无神经功能障碍,当发生在盆腔腹膜后时,首诊常在妇科而不是外科。由于肿瘤部位深在,妇科双合诊和三合诊仅能触及盆腔肿物,而不能分辨肿物的来源,尤其是当患者肥胖、肿物体积大时常常被误诊为阔韧带肌瘤、附件实性肿物,临床误诊率高,有的是因无关症状行影像学检查偶然发现。

医师 B: 盆腔腹膜后肿瘤 B 超提示为低回声团块,回声均匀,边界清或囊实性,无明显血流。肿瘤体积大时 B 超也很难确定肿瘤的来源。肿瘤早期的影像学表现多呈低回声实性,随着肿瘤的逐渐生长,肿瘤中心缺血坏死、液化和囊性变时,就表现为不均质或囊性区域。MRI 由于有很好的软组织分辨率,结合多平面成像,有利于显示肿瘤内部的囊变及其与邻近器官的关系。但 CT 对于钙化更敏感,肿块边缘线条状的钙化有助于良性神经鞘瘤的诊断。

盆腔良性神经鞘瘤的影像学表现具有一定特征性:典型者表现为骶前体积较大的、边界清晰的不均质肿块;可引起骶骨的吸收硬化,但不会侵犯邻近脏器;中央大片囊变或环状强化提示神经鞘瘤可能。中央囊变与边缘线条状钙化对盆腔良性神经鞘瘤的诊断有一定提示作用,CT 与 MRI 联合使用有助于该病的诊断。

医师 C: 盆腔腹膜后神经鞘瘤,临床罕见,有时易误诊为卵巢肿瘤,其确诊靠病理组织学,多数呈良性。组织学上神经鞘瘤需要与腹膜后其他良、恶性肿瘤进行鉴别。良性外周神经鞘肿瘤的病理特点：神经鞘瘤与神经纤维瘤均起源于神经鞘细胞。神经鞘瘤有包膜，神经鞘瘤的细胞架构分为 Antoni A 区和 Antoni B 区。Antoni A 区由密集的梭形细胞构成，细胞核排列为栅栏或旋涡状，富含的层粘连蛋白使细胞紧密相连；Antoni B 区细胞纤细、稀疏，细胞之间空隙由嗜碱性的黏蛋白充填，同时该区含有载脂组织细胞、淋巴细胞和透明样变的小血管。Antoni A 区一般为富血供区，Antoni B 区容易坏死囊变。因此，Antoni A 区和 Antoni B 区在肿瘤中分布的位置、方式以及比例决定了肿瘤的密度和（或）信号、强化特点，具体到每个肿瘤中有所不同。肿瘤中心可出现囊变、钙化、出血和玻璃样变，神经纤维从肿瘤边缘走行。神经纤维瘤缺乏包膜，缺乏明显的 Antoni A 和 Antoni B 分区，神经纤维从瘤内穿行。免疫组化：S-100、Vimentin、CD56 强阳性，其中 S-100 是确诊神经鞘瘤最可靠的指标。SMA、CD34、CD117 阴性可以排除。

医师 D：盆腔神经鞘瘤的鉴别诊断。盆腔良性神经鞘瘤常与发生在此的软组织肉瘤（如脂肪肉瘤、平滑肌肉瘤及恶性纤维组织细胞瘤）相混淆，但是良性神经鞘瘤边缘光整，有包膜样结构，可鉴别。Nakashima 等总结了 25 例腹膜后肿瘤，发现不规则边缘与恶性肿瘤密切相关。另外，软组织肉瘤常侵犯周围器官，伴远处转移。完全囊变的良性神经鞘瘤容易与腹膜后的囊肿、淋巴管瘤和脓肿混淆。当良性神经鞘瘤几乎为完全实性时，还需要与淋巴瘤鉴别，后者多呈结节融合状。

医师 E：手术切除是治疗盆腔腹膜后神经鞘瘤的首选治疗方法。神经鞘瘤包膜完整，边界清晰，较少浸润周边直肠或其他器官。腹腔镜手术难度有时甚至低于低位直肠癌手术，通常游离直肠骶前间隙后即可推开直肠，术中保护直肠并不困难。有文献认为，由于腹膜后间隙解剖关系复杂，瘤体常与盆壁、大血管或盆底组织粘连相对固定，再加上盆底毛细血管丰富，术中出血及损伤机会较大。Aekerman 等提出神经鞘瘤的肉眼形态分类，将其分为 3 型：Ⅰ型和Ⅱ型肿瘤分别呈外生性和膨胀性生长，包膜表面的神经纤维未进入肿瘤内；Ⅲ型肿瘤呈橄榄状，神经纤维进入肿瘤内。Ⅰ型和Ⅱ型肿瘤行肿瘤包膜内切除可减少神经功能障碍；Ⅲ型肿瘤若累及重要神经，术后可出现神经功能障碍。腹膜后良性神经鞘瘤多包膜完整，较少浸润周围组织，术中直视下逐步分离肿瘤和处理受累的脏器和大血管，可将肿瘤从包膜内完整剥除。即使肿瘤巨大包绕周围血管，因其不侵犯血管壁，多能完全切除肿瘤而不切除受累血管，但需要注意避免损伤腹部大血管及其分支，否则易出现难以控制的腹腔大出血。基于术前 CT、MRI 的准确定位，分析肿瘤与盆腔内主要血管的关系，在腹腔镜下可获得更好的视野，推开直肠后切开盆底腹膜，由于发现的肿瘤体积不小，易发现肿瘤轮廓，手术入路准确，沿肿瘤包膜游离时用超声刀电凝档，出血少，如遇较粗血管可用可吸收血管夹夹闭。手术多能完整切除肿瘤。但要注意，因为肿瘤来源于神经组织，故手术中需要避免损伤重要的神经。而且术后因为不涉及肠道及吻合口问题，恢复快，术后 1～2 天可进食，1 周内出院。如果术中创面干净，可不常规放置引流管。腔镜游离结束后冲洗腹腔，取标本可从脐部 Trocar 孔或右下腹 12 mmTrocar 孔放入取物袋，将标本取出，达到微创效果。

【专家点评】

病例中关键点出现在哪里？

腹膜后肿瘤的治疗以手术切除为主。由于盆腔腹膜后有输尿管、髂内外动静脉、子宫动脉及分支，闭孔内有闭孔神经、丰富的静脉丛和淋巴管，且有交感和副交感神经构成的下腹下神经丛等，解剖复杂，被妇科医师称之为"狼窝"。如果神经鞘瘤压迫或浸润周围组织会导致髂血管、神经、输尿管等局部解剖变异，手术难度增加。处理不当会：损伤髂血管导致严重失血危及生命；损伤输尿管影响肾功能；损伤周围神经组织导致支配的肢体或脏器出现功能障碍。因此，盆腔腹膜后肿瘤切除术对妇科、泌尿科、普外科医师来说，具有极大的挑战性，无论开腹手术还是腹腔镜手术都比较有难度。

1994 年，Targarona 等完成首例腹腔镜下腹膜后肿瘤切除术。随着腹腔镜技术的逐步成熟，国内外陆续有腹腔镜下切除腹膜后肿瘤的报道。腹腔镜手术视野暴露好，解剖更清晰，能够近距离探查肿瘤与周围血管及重要组织脏器的毗邻关系，超声刀在大血管周围分离、切割、止血不会对其产生热损伤，可更加可靠地完成对血管、组织结构的精细解剖，创伤小，术后恢复快，手术并发症少，更安全。

腹腔镜手术并没有绝对禁忌证，但并非所有的盆腔腹膜后肿瘤都可以行腹腔镜手术切除，如何选择术式取决于术前的影像学检查，尽管 CT 或 MRI 诊断率不高，但可以初步了解肿瘤的大小、位置、来源、性质是否为囊性、有无完整包膜、血流是否丰富、肿瘤与邻近脏器的关系，判断能否完整切除肿瘤。如果术前能够明确肿瘤来自腹膜后，肿瘤直径＞6 cm，基底很广、血液供应丰富、恶性可能性大，与重要脏器或大血管粘连紧密，选择开腹手术更明智。恶性肿瘤应争取完整切除，评估切缘及切除的彻底性，降低复发的风险，术后根据病理组织学类型决定进一步的辅助治疗。如果肿瘤边界清楚，周围血管、器官无明显受侵，考虑良性肿瘤可能性大，可以选择腹腔镜手术。术前做好充分的准备：术前髂内动脉栓塞避免术中大出血；膀胱镜下放置输尿管支架保护输尿管。正确选择患者的手术体位及 Trocar 孔位置，术中处理肿瘤与周围组织结构的关系时应小心谨慎，避免操之过急，积极止血，使术野解剖清晰，易于辨认。大多数神经鞘瘤能完整切除根治，极少数与周围组织粘连紧密不能完整切除，也可行包膜内切除术。术后复发率为 5％～10％。神经鞘瘤表面多有神经纤维通过，应避免切除过多，防止术后出现神经功能损伤。

遗憾的是，腹膜后肿瘤大多是术中偶然发现，是否需要中转开腹需要根据术中肿瘤的体积、位置、与周围组织的关系、是否适宜显露及操作、术前是否有充分的准备、术中病理报告肿瘤的组织类型等情况来决定。如果肿瘤直径＞10 cm、病理提示恶性，有破裂、播散风险；有周围脏器损伤和出血的风险；或需行血管重建等难以在腹腔镜下完成操作时应及时考虑中转开腹手术。关键是术者必须熟悉腹膜后解剖，且具备熟练的腹腔镜手术和开腹腹膜后手术操作的技能和经验。如果具备一个包括外科医师和泌尿科医师且合作良好的团队，手术则更加安全。

　　腹膜后神经鞘瘤往往合并椎管内神经鞘瘤，当患者出现压迫症状的时候应该考虑手术治疗，手术方案需要和神经外科医师共同商量，可考虑一次完成手术，治疗一般可由神经外科医师在患者俯卧位完成椎管内肿瘤切除手术，然后由妇科医师或外科医师协同泌尿科、血管科医师来完成腹膜后肿物切除手术。神经鞘瘤往往有完整包膜，关键步骤是在暴露包膜的前期，需要仔细辨识其表面已经改变了解剖位置的大血管、尿管，避免损伤，找到包膜后，在包膜下取出肿瘤可避免周围脏器损伤，也可把肿瘤清除干净，对神经系统的影响也会大大降低。

（冯力民　张生澎）

参 考 文 献

［1］ SaritasA,Topal U,Uelkue A,et al. Intraabdominal Schwannomas Single-center experience. Annali italiani di chirurgia,2021,92:172-179.

［2］ Colecchia L,Lauro A,Vaccari S,et al. Giant Pelvic Schwannoma:Case Report and Review of the Literature. Digestive diseases and sciences,2020,65(5):1315-1320.

［3］ Transatlantic Australasian Retroperitoneal Sarcoma Working Group. Intercontinental collaborative experience with abdominal,retroperitoneal and pelvic schwannomas. The British journal of surgery,2020,107 (4):452-463.

［4］ Huang JC,Zhou PL,Rong GY,et al. Pelvic mass:Schwannoma of the left seminal vesicle. Andrologia, 2018,50(8):e13053.

病例 7 阴道内镜诊治疑难病例

病例① 宫颈癌放疗后的宫腔探查术

【病历摘要】

患者,60 岁,主因"宫颈癌放疗后 1 年,发现宫腔异常回声 1 月余"入院。

1. **现病史** 患者 1 年前因"绝经后阴道出血"于外院行宫腔镜下宫颈锥切术,术后病理提示宫颈恶性肿瘤(具体分期分型不详),于 2021 年 8 月 16 日至 2021 年 9 月 24 日共行放疗 25 次。放疗后多次出现下腹痛、异常阴道分泌物症状,外院就诊考虑宫颈粘连、宫腔积液,数次行宫颈扩张术,效果欠佳。1 月余前患者再次出现下腹胀痛,伴阴道黄色水样分泌物,无阴道出血。盆腔 MRI 提示宫腔内异常信号影,考虑积血、积液可能。

2. **既往史** 平素身体健康状况一般,否认高血压、冠心病、糖尿病等慢性病史,否认肝炎、结核、伤寒、疟疾等传染病史。2020 年于外院行宫颈锥切术(病理提示宫颈恶性肿瘤,具体不详)。2021 年于外院行宫颈癌放疗术。否认重大外伤及输血史。药物过敏史不详,否认食物过敏史。预防接种史不详。

月经婚育史:初潮 18 岁,月经周期 28 天,经期 3 天,48 岁绝经。已婚,G_6P_2,顺产 2 次,人流 4 次。

3. **入院查体** 生命体征平稳,心肺听诊无异常。

妇科检查:外阴已婚型;阴道上段狭窄、粘连,穹窿不清;未见宫颈外形,未及肿瘤,阴道顶端封闭似有一小孔;子宫前位,萎缩,质硬,活动可,无压痛;双侧附件未见明显异常。

4. **辅助检查**

2022 年 5 月 20 日 SCC:9.26 ng/ml。

2022 年 5 月 20 日 TCT:ASC-US。

2022 年 6 月 29 日盆腔 MRI 提示:宫颈局部较前扩张,信号较前不均,未见明确肿物,局部 T2W1 信号减低,T1W1 近等信号,DWI 未见扩散受限。宫腔扩张,内异常信号影,T1W1 呈稍低信号,T2W1 呈不均匀稍高信号,其内似见分层,考虑积血、积液可能。双侧髂血管走行区多发淋巴结。

2022 年 8 月 2 日妇科超声提示:子宫呈前倾位,宫体大小约 3.9 cm×3.8 cm×3.1 cm,大小形态正常,被膜连续光滑,实质回声均匀。宫腔双层内膜厚约 0.6 cm,回声欠均匀。宫颈大小约 2.5 cm×2.1 cm,回声稍低。双侧卵巢未探及(图 7-1,图 7-2)。

5. **诊断** ①宫腔占位;②宫颈粘连?③子宫颈恶性肿瘤放疗后。

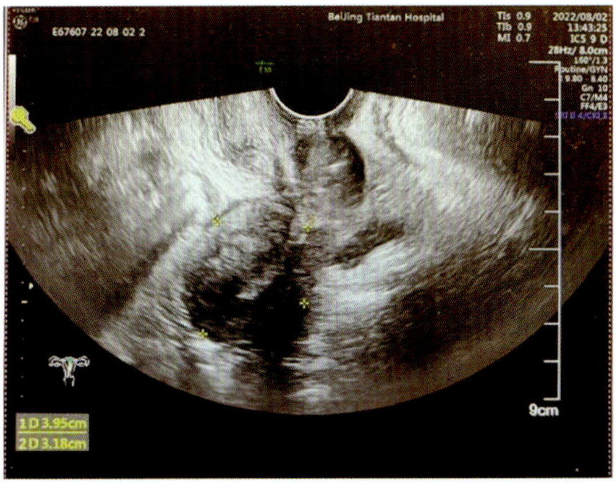

图 7-1　超声示宫体声像图

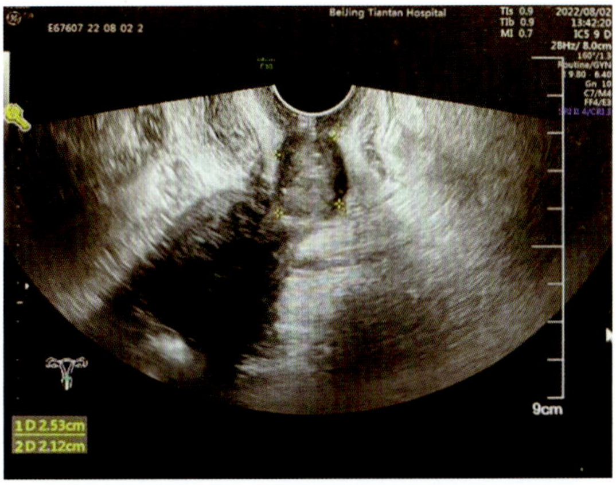

图 7-2　超声示宫颈声像图

6. 诊疗经过　入院后诊断为：①宫腔占位；②宫颈粘连？③子宫颈恶性肿瘤放疗后。经术前与患者家属谈话签字，于 2022 年 8 月 11 日在静脉麻醉下行超声监护下经阴道内镜宫颈粘连分离术＋宫腔粘连分离术＋内膜采取术。在未放置窥器、宫颈钳的情况下，直接将宫腔检查镜镜体置入阴道，镜下见宫颈外口粘连（图 7-3）。在超声监护下，钝性分离宫颈外口粘连后进入宫颈管，见宫颈管内口及宫腔下段致密粘连，左侧宫颈管壁组织呈苍白色，表面可见絮状物（图 7-4）。用 5 Fr 抓钳取出宫颈管中间絮状组织物后可见宫颈管通路，遂进入宫腔。宫腔内可见多量细小白色漂浮物涌出，膨宫液充分冲刷宫腔后，见子宫内膜苍白色、膜状，局部皲裂样改变，未见明显赘生物，双侧输卵管开口可见。取出部分膜状子宫内膜送病理，术毕。术中膨宫压力 80 mmHg，手术时长 16 分钟，术中出血 5 ml（图 7-5，图 7-6）。

7. 术后　1 天，患者无明显腹痛，少量阴道出血，如期出院。术后病理：（宫腔）送检为增生的鳞状上皮组织及小块坏死组织。术后诊断：①宫颈粘连；②宫腔粘连；③子宫颈恶性肿瘤放疗后。

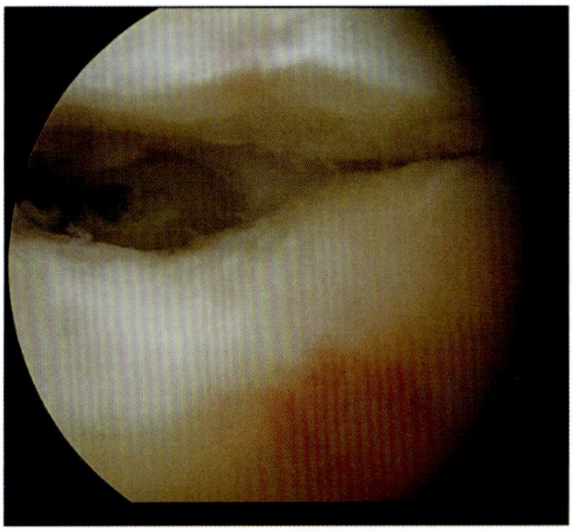

图 7-3　宫颈外口

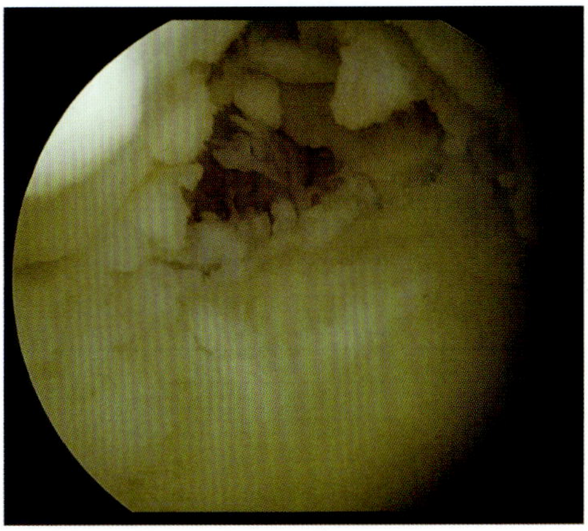

图 7-4　宫颈管

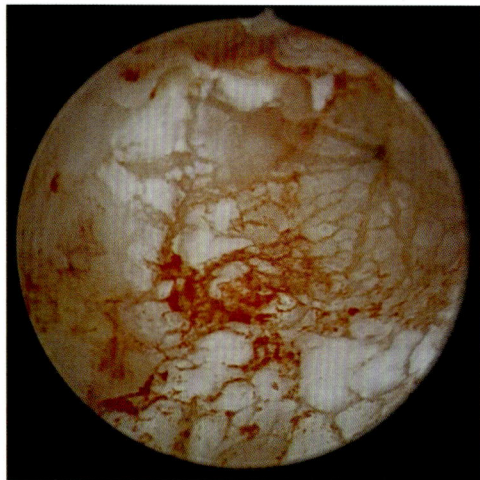

图 7-5　左侧宫角

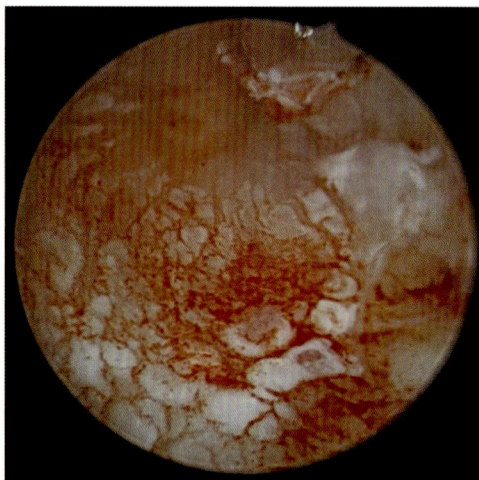

图 7-6　右侧宫角

病例② 妊娠期宫颈息肉去除术

【病历摘要】

患者,31 岁,主因"停经 21 周,阴道出血 1 个月"入院。

1. 现病史　患者平素月经规律,月经周期 27 天,经期 5 天,量中,无痛经,末次月经 2022 年 5 月 26 日。患者本次自然受孕,孕早期无阴道出血。1 个月前无明显诱因间断出现少量阴道出血,偶伴有下腹坠痛,无阴道排液等不适。1 周前于门诊就诊,妇科检查宫颈口见一大小约 2 cm×1 cm 的红色脱出物。

2. 既往史　平素身体健康状况一般,患咳嗽变异性哮喘 3 年,近半年无发作。否认高血压、冠心病、糖尿病等慢性病史,否认肝炎、结核、伤寒、疟疾等传染病史,否认重大手术、外伤及输血史。药物过敏史不详,否认食物过敏史。预防接种史不详。

月经婚育史:初潮 15 岁,月经周期 27 天,经期 5 天,末次月经 2022 年 5 月 26 日。已婚,G_1P_0,人流 1 次。

3. 入院查体　生命体征平稳,心肺听诊无异常。

妇科检查:外阴已婚型;阴道畅;宫颈口见一红色脱出物,表面光滑,大小约 2 cm×1 cm。

4. 辅助检查

2022 年 10 月 14 日妇科超声提示:宫内妊娠中期,单活胎,胎盘、羊水、脐血流未见明显异常。

5. 诊断　①妊娠合并子宫颈息肉;②宫内孕 21 周,G_2P_0;③咳嗽变异性哮喘。

6. 诊治经过　入院诊断为妊娠合并子宫颈息肉。术前与患者及家属谈话签字,于 2022 年 10 月 20 日无麻醉行经阴道内镜子宫颈息肉电切术。在未放置窥器、宫颈钳的情况下,直接将宫腔双极电切镜镜体置入阴道,镜下见宫颈口处有一大小约 2 cm×1 cm 的息肉,表面光滑,无活动性出血。沿宫颈外口水平电切息肉,创面电凝止血。切除组织物送病理,术毕。术中使用双极电切,手术时长 17 分钟,术中出血 2 ml。术中超声监护未见异常,术毕可见胎心搏动正常(图 7-7～7-9)。

7. 术后 1 天,患者无明显腹痛、腹肌紧张、阴道出血、流液等不适,胎心听诊正常,如期出院。术后病理:宫颈黏膜息肉。术后诊断:①妊娠合并子宫颈息肉;②宫内孕 21 周,G_1P_0;③咳嗽变异性哮喘(图 7-10)。

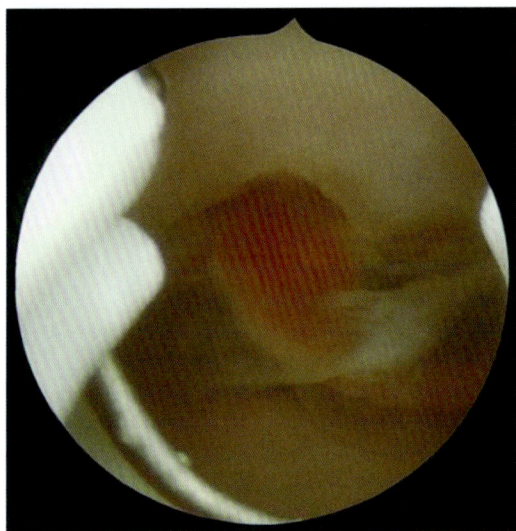

图 7-7 宫颈息肉

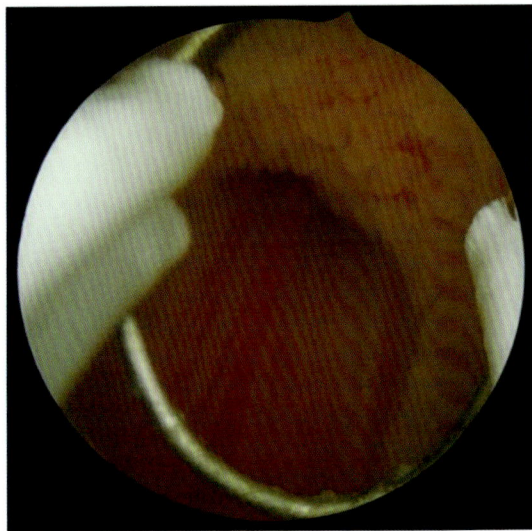

图 7-8 电切宫颈息肉

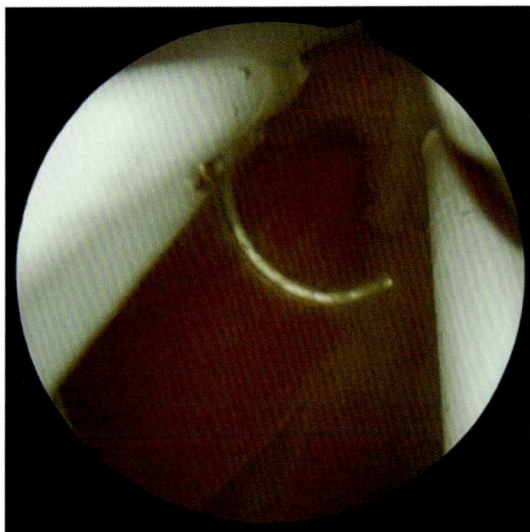

图 7-9 电切宫颈息肉

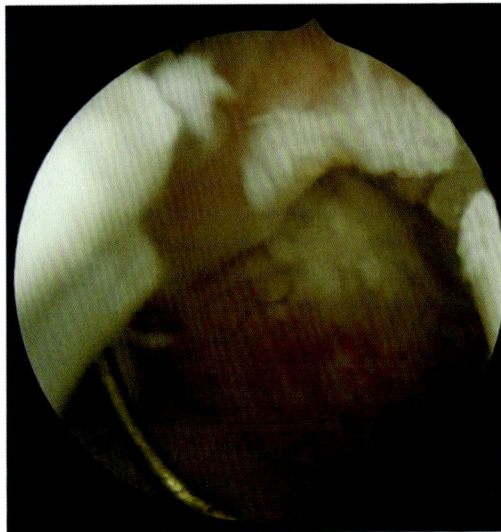

图 7-10 术后

病例③　重度前倾前屈子宫的宫腔镜肌瘤电切术

【病历摘要】

患者,47 岁,主因"月经增多,经期延长 1 年余"入院。

1. **现病史**　患者平素月经规律,月经周期 30 天,经期 5～7 天,末次月经 2022 年 4 月 28 日。患者 1 年余前出现月经量增多,量多时约每小时浸透 1 片日用卫生巾,同时伴经期延长,最长达 20 天。患者平时无腹痛、头晕、乏力等不适。我院超声提示:子宫多发肌瘤,部分肌瘤伴钙化(FIGO Ⅱ、Ⅳ、Ⅴ、Ⅵ型)。

2. **既往史**　平素身体健康状况一般,否认高血压、冠心病、糖尿病等慢性病史,否认肝炎、结核、伤寒、疟疾等传染病史,2003 年行甲状腺癌手术,现口服优甲乐 150 μg。否认重大外伤及输血史。药物过敏史不详,否认食物过敏史。预防接种史不详。

月经婚育史:初潮 14 岁,月经周期 30 天,经期 5～7 天,末次月经 2022 年 4 月 28 日。已婚,G_2P_2,剖宫产 2 次。

3. **入院查体**　生命体征平稳,心肺听诊无异常。

妇科检查:外阴已婚型;阴道畅;宫颈光滑;子宫重度前倾前屈位,如孕 9 周大小,表面不平,质硬,固定,无压痛;双侧附件区未及异常。

4. **辅助检查**　2022 年 5 月 9 日妇科超声提示:宫体大小 6.1 cm×5.8 cm×5.3 cm,被膜局限性隆起,于前壁宫底壁间凸向宫腔,内可见大小约 2.2 cm×2.2 cm(FIGO Ⅱ 型)的低回声实性肿块,边界清晰,包膜完整,其内回声不均匀,CDFI 可见少许血流信号;另于壁间可见多个低回声实性肿块,较大者位于右前壁,大小约 2.5 cm×2.1 cm,边界清晰,包膜完整,其内回声不均匀,可见多发粗大强回声,CDFI 可见少许血流信号,余实质回声均匀。宫腔单层内膜厚约 0.28 cm,回声均匀。双侧附件区未见异常。报告诊断:子宫多发肌瘤,部分肌瘤伴钙化(FIGO Ⅱ、Ⅳ、Ⅴ、Ⅵ型)(图 7-11,图 7-12)。

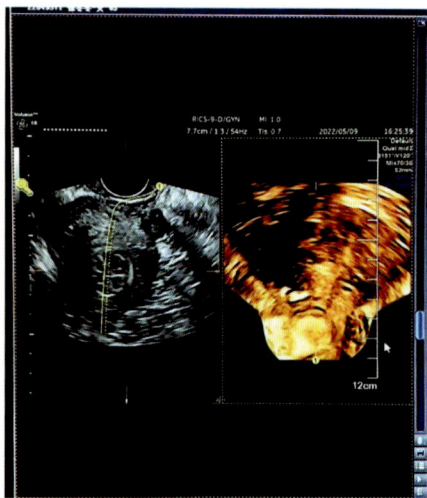

图 7-11　超声图示(一)

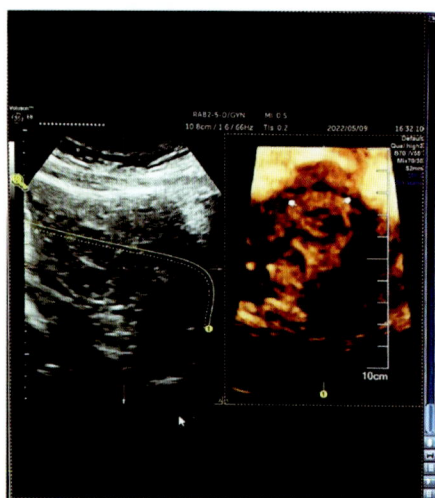

图 7-12　超声图示(二)

5. 诊断　①子宫多发肌瘤(FIGO Ⅱ、Ⅳ、Ⅴ、Ⅵ型);②甲状腺癌术后。

6. 诊治经过　入院诊断为子宫多发肌瘤(FIGO Ⅱ、Ⅳ、Ⅴ、Ⅵ型)。因患者保留子宫意愿强烈,经术前与患者及家属谈话签字,于 2022 年 5 月 17 日在静脉麻醉下行经阴道内镜子宫肌瘤电切术＋子宫内膜息肉电切术＋子宫内膜采取术。在未放置窥器、宫颈钳的情况下,直接将宫腔电切镜镜体置入阴道,在超声监护下进入宫腔。镜下见宫腔形态失常,子宫后壁见直径约 2 cm 的Ⅰ型黏膜下肌瘤 3 个,子宫前壁近右宫角见直径约 3 cm 的Ⅰ型黏膜下肌瘤 1 个,另见多发子宫内膜息肉样赘生物附着于子宫内膜表面,较大者直径约 1.5 cm(图 7-13)。子宫内膜中等厚度,色粉红,双侧输卵管开口可见。超声监护下切开各肌瘤包膜 1～1.5 cm,往瘤腔内深挖瘤体数刀,瘤体渐内凸,瘤体基本切除干净,肌瘤包膜出血处电凝止血(图 7-14,图 7-15)。切除组织物送病理,术毕。术中使用单极电切,膨宫压力 80～120 mmHg,手术时长 50 分钟,术中出血 10 ml。

7. 术后　1 天,患者无明显腹痛,少量阴道出血,如期出院。术后病理:黏膜下平滑肌瘤伴玻璃样变性,局部细胞较丰富;子宫内膜息肉;子宫内膜呈分泌期改变(图 7-16)。术后诊断:①子宫平滑肌瘤伴玻璃样变性;②子宫多发肌瘤(FIGO Ⅱ、Ⅳ、Ⅴ、Ⅵ型);③子宫内膜息肉;④甲状腺癌术后。

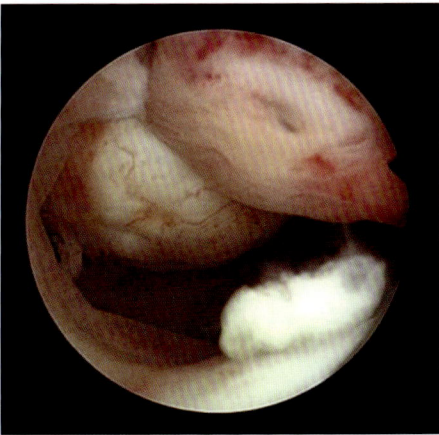

图 7-13　子宫肌瘤、子宫内膜息肉

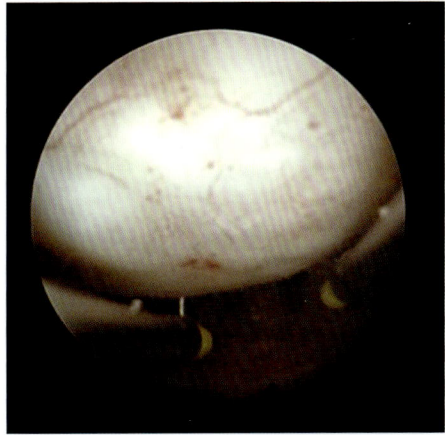

图 7-14　电切子宫肌瘤

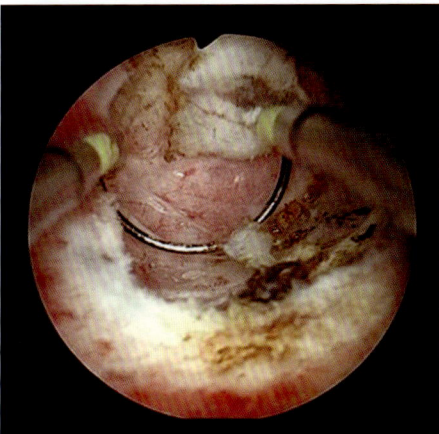

图 7-15　子宫肌瘤假包膜

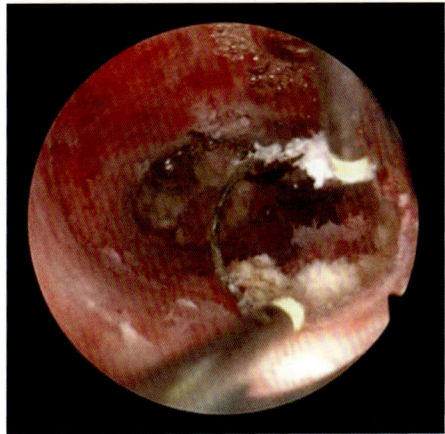

图 7-16　术后宫腔

【病例讨论与分析】

刨根问底——临床思维演练

△ 什么是阴道内镜技术？

△ 阴道内镜技术与传统宫腔镜技术的适应证有什么不同？

△ 对于无性生活女性，宫腔镜镜体能否通过处女膜孔？阴道内镜术前是否需要宫颈预处理？

△ 阴道内镜技术具体怎么操作？

△ 阴道内镜技术特有的并发症有哪些，如何关注预防？

医师 A：意大利 Bettocchi 等在 1997 年提出了一种无创门诊宫腔镜置镜技术——阴道内镜或非接触式宫腔镜检查（vaginoscopic approach or no-touch technique），指在不使用阴道窥器，不使用宫颈钳固定宫颈，不扩张宫颈管的条件下，利用膨宫介质和镜头前端的扩张作用，直接将宫腔镜检查镜或治疗镜置入阴道，通过宫颈管进入宫腔的操作技术。

该技术发展至今，已有大量的文献报道证实其安全有效，它在完成传统宫腔镜检查的同时，可显著减轻患者疼痛、简化手术流程，使广大患者受益。在熟练掌握后可以拓宽宫腔镜的适应证。此外，随着宫腔镜手术器械不断更新换代，镜体外径逐渐纤细化，阴道内镜技术同样可应用于宫腔镜手术治疗。由于它既符合经自然腔道内镜手术（natural orifice transluminal endoscopic surgery，NOTES）的理念，同时又拓宽了传统宫腔镜手术的适应证，尤其为处女、婴幼儿、生殖道萎缩及生殖道畸形等患者带来福音，所以美国妇科腹腔镜医师协会、美国妇产科医师学会、英国妇科内镜学会和英国皇家妇产科医师学院均提倡将阴道内镜技术用于门诊宫腔镜的诊疗过程。

医师 B：阴道内镜技术与传统宫腔镜检查的适应证基本相同，如异常子宫出血、宫腔占位性病变、子宫内膜增生、生殖系统发育异常、子宫粘连、生殖道异物、宫内节育器嵌顿或迷失、不孕因素的排查、IVF 术前检查等。但是由于阴道内镜技术不再有窥器的限制、镜体有更大的活动范围，使得许多以前无法进行传统宫腔镜手术的患者获得了手术机会，如处女、幼女阴道异物、绝经后女性阴道狭窄或粘连、妊娠期合并宫颈息肉反复阴道出血常规保守治疗无效、复杂生殖道畸形、子宫极度前倾或后屈、子宫全切术后阴道残端病变等患者。而对于体形肥胖、因各种原因致双下肢活动障碍、因既往手术史所致的阴道粘连、宫颈暴露困难或宫颈形态异常的患者，阴道内镜技术更是处理此类情况的最佳手术方式，能最大限度地解除患者的病痛。阴道内镜技术与传统宫腔镜检查的禁忌证基本相同。

医师 C：绝大多数女性处女膜孔直径为 1.0～1.5 cm。而且，处女膜是有弹性的，因此外鞘直径 8.5 mm 及以下的电切镜可以顺利通过处女膜孔。即便是幼女，处女膜孔直径也在 0.4～0.7 cm，麻醉状态下则更松弛，可顺利通过 5.5 mm 外鞘带操作孔的硬性宫腔镜。关于宫颈预处理，阴道内镜检查前，如检查镜的外鞘小于 5 mm，则无须实施常规宫颈准备；阴道内镜手术前，由于大口径镜体需频繁进出宫腔，推荐术前行宫颈预处理。可以使用静脉输注间苯三酚 80 mg（稀释于生理盐水 100 ml），一般给药后 3～10 分钟起效，间苯三酚血药浓度半衰期

(T1/2)约为 15 分钟,给药后 4 小时血药浓度下降。2022 年,国际妇科内镜协会(ISGE)关于宫腔镜子宫肌瘤切除术的指南中指出,为了减少宫颈损伤和穿孔的发生,不常规推荐在宫腔镜术前阴道使用米索前列醇(推荐等级 2B 级)。

医师 D:宫腔镜镜体自处女膜孔置入,置镜后应先观察阴道内有无结构异常,了解阴道四壁、阴道穹窿及宫颈阴道部有无病变。如膨宫效果不佳,可以通过关闭宫腔镜出水口或助手协助夹闭大小阴唇的方法减少膨宫液流出。对于初学者,进入阴道后常常出现"迷失感",找不到宫颈外口。目前大多数的宫腔检查镜都是 30°镜头,因此操作技巧是灵活旋转宫腔镜光纤识别宫颈外口。当进入宫颈外口后,顺着宫颈解剖结构继续置镜,边进镜边观察宫颈管四壁的黏膜情况。最后通过宫颈内口,进入宫腔。当出现子宫过度倾屈,进镜困难时,对于过度前倾的子宫可以通过在耻骨联合上方下压子宫或适度充盈膀胱来改变子宫的位置;对于过度后屈的子宫可以让助手用手指通过直肠上推子宫。当镜体进入宫腔后应先将镜体退至宫颈内口以观察宫腔大体形状,然后按顺序观察子宫的前壁、右侧子宫角、右侧输卵管口、宫底部、左侧子宫角、左侧输卵管口,最后观察子宫后壁。当宫腔检查完毕退镜时,对于既往有剖宫产史的患者,需观察有无瘢痕憩室,憩室内膜有无异常。

医师 E:阴道内镜技术围手术期的并发症与传统宫腔镜大致相同,包括血管迷走神经反射、周围脏器损伤、出血、TURP 综合征、空气栓塞等。需要注意的是,对于处女膜完整的患者,应将病变组织切成小块,在取出时小心避免损伤处女膜缘。现在还有宫腔镜宫内组织粉碎吸引技术,如 Myosure 宫腔镜组织切除系统(外鞘 6.25 mm)、IBS 宫内刨削系统(外鞘 8 mm)等。这些技术在无性生活女性的治疗中有独特的优势,它们在切除组织的同时,可以将组织碎片通过吸引管快速吸出体外并收集在样本收集器中。这样一来可以消除传统宫腔镜在电切过程中为移除组织碎片需频繁进出宫腔的弊端,降低因"活塞运动"引起的空气栓塞的风险,同时进一步减少处女膜损伤的发生概率。

【专家点评】

病例中关键点出现在哪里?

3 例病例均因各种病因需行宫腔镜手术治疗,但 3 位患者分别因放疗后宫颈粘连、妊娠期、重度子宫前屈前倾位无法行传统宫腔镜操作。在没有阴道内镜技术之前,这些患者可能会失去治疗机会,或只能选择其他创伤更大的手术方式。因此,阴道内镜技术的出现大大拓宽了宫腔镜的适应证,使这些特殊类型的患者拥有了更好的治疗机会。但对于初学者,可能因不使用传统置镜方法即应用阴道窥器充分暴露阴道、显现宫颈,导致镜体进入阴道后找不到宫颈外口,或者进入宫颈管后无法通过宫颈内口进入宫腔。另外,由于术中不使用宫颈钳钳夹宫颈,子宫无法得到固定,活动的子宫使得置镜更加困难。这些都是阴道内镜检查与手术失败的常见原因。具体的解决对策是,如前文所述可以通过下压或上抬子宫协助固定子宫,可以通过 360°转动光纤寻找宫颈外口。同时应学会识别宫颈管内部结构,沿解剖结构往往能顺利找到宫颈内口。对于宫颈粘连的患者,可以在超声监护下尝试用镜体或探针进行钝性分离,严重致密的粘连也可在超声与宫腔镜的双重监护下置入微型剪刀进行分离。通过规范的培训以及勤加练习,这些困难大多可以克服。

　　阴道内镜技术可以显著减轻患者疼痛、增加宫腔镜诊断的便捷性,具有与传统宫腔镜相似的疗效,在熟练掌握后其临床应用前景甚至更加广阔。因其具有较高的成功率,适用人群广泛,尤其适用于门诊宫腔镜检查。阴道内镜检查的相对无创性,在减轻患者疼痛的同时,还可为部分患者省去麻醉的费用。患者不仅不用承担麻醉带来的风险,也减轻了麻醉医师的工作量。随着"即诊即治"诊疗模式的推广,阴道内镜手术使很多患者在检查的同时得到了有效治疗,降低了患者的就医难度,最大限度地优化了医疗资源,具有极高的卫生经济学价值。着眼未来,阴道内镜技术及其开展的手术一定会得到更大发展,可满足患者的不同需求。随着手术器械的不断改进和更新,手术技巧也会不断进步,必将开创显微外科手术的新纪元。

(冯力民　谢　晶)

参 考 文 献

[1] 陈丽梅,张宏伟,汪清,等.阴道内镜在隐匿性阴道顶角高级别鳞状上皮内病变诊治中的应用[J].中华妇产科杂志,2021,56(8):569-575.

[2] 张奇,杨保军,冯力民.阴道内镜治疗妊娠期子宫颈息肉 12 例临床分析[J].实用妇产科杂志,2020,36(7):553-555.

[3] Bettocchi S,Selvaggi L. A vaginoscopic approach to reduce the pain of office hysteroscopy. J Am Assoc Gynecol Laparosc,1997,4(2):255-258.

[4] The Use of Hysteroscopy for the Diagnosis and Treatment of Intrauterine Pathology:ACOG Committee Opinion,Number 800. Obstet Gynecol,2020,135(3):e138-e148.

[5] Johary J. Use of hysteroscope for vaginoscopy or hysteroscopy in adolescents for the diagnosis and therapeutic management of gynecologic disorders:a systematic review. J Pediatr Adolesc Gynecol,2015,28(1):29-37.

[6] Di Spiezio SA. Review of new office-based hysteroscopic procedures 2003-2009. J Minim Invasive Gynecol,2010,17(4):436-48.

[7] Hurault-Delarue C. [Drugs in pregnancy:study in the EFEMERIS database(2004 to 2008)]. Gynecol Obstet Fertil,2011,39(10):554-8.

[8] Loddo A. Hysteroscopic myomectomy:The guidelines of the International Society for Gynecologic Endoscopy(ISGE). Eur J Obstet Gynecol Reprod Biol,2022,268:121-128.

病例 8 子宫腺肌病合并粘连样增生

【病历摘要】

患者,29 岁,主因"发现子宫腺肌病 5 年,宫腔粘连 1 年余"入院。

1. 现病史 平素月经不规律,月经周期 15～180 天,经期 5～7 天,经量适中。5 年前发现子宫腺肌病,因有生育要求,于外院行 GnRHa 注射 8 针,治疗后行辅助生殖,胚胎移植失败后间断口服中药治疗,期间月经无明显改善。2 年前再次 GnRHa 注射治疗 5 针后宫腔内放置左炔诺孕酮宫内缓释节育系统(商品名:曼月乐环,LNG-IUS)3 个月,取出曼月乐环后仍未妊娠。1 年余前复查超声提示子宫内膜呈蜂窝状,内膜厚 16 mm,当地医院宫腔镜检查提示重度宫腔粘连、子宫内膜息肉,内膜病理提示子宫内膜增生期改变,伴间质纤维化及局灶上皮嗜酸性化,小灶腺体密集,腺上皮增生活跃。遂于当地医院行宫腔粘连松解术。术后口服补佳乐 2 mg qd,后半期加服达芙通 10 mg qd×14 天。服药后月经无明显改变,再次复查超声提示子宫较前明显增大,子宫腺肌病,遂就诊于我院。

2. 既往史 平素身体健康状况一般,否认高血压、冠心病、糖尿病等慢性病史,否认肝炎、结核、伤寒、疟疾等传染病史,否认重大手术、外伤及输血史。药物过敏史不详,否认食物过敏史。预防接种史不详。

月经婚育史 初潮 13 岁,月经较不规律,既往经量适中,偶有痛经,可耐受,无须口服药物,月经周期 15～180 天,经期 5～7 天,末次月经 2021 年 6 年 11 日。已婚,G_0P_0,未避孕。

3. 入院查体 身高 162 cm,体重 69 kg,BMI 26.29,生命体征平稳,心肺查体无异常。妇科查体:外阴已婚型,阴道畅,宫颈光滑,无举痛、摇摆痛,子宫前位,增大如孕 9 周大小,质硬,活动度可,无压痛,双附件未及异常。

4. 辅助检查 我院超声(2021 年 9 月 22 日,图 8-1)示:子宫体大小 7.6 cm×10.0 cm×6.1 cm,宫腔上段内膜厚 0.7 cm,宫腔中下段内膜厚 0.2 cm,回声不均,内可见 0.7 cm×0.3 cm 无回声,内膜向两宫角延伸,宫底稍凹陷。

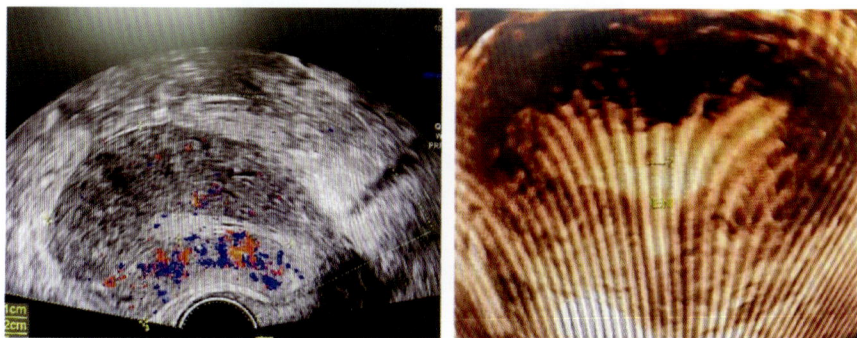

图 8-1 患者第一次在我院检查的术前超声图像及术前三维超声图像

5. 诊断 ①宫腔粘连;②子宫腺肌病;③宫腔粘连松解术后。

6. 诊治经过 患者入院后考虑子宫腺肌病合并特殊类型宫腔粘连。术前与患者及家属谈话签字,于2021年11月18日静脉麻醉下行宫腔镜检查＋宫腔粘连松解术＋内膜采取术,消毒后暴露并钳夹右侧宫颈,超声监护下探宫腔深9 cm。扩张宫颈后置HEOS镜,见宫腔仅为一窄腔,顶端完全封闭,双侧输卵管开口未见,宫底不平整,呈右高左低的台阶样改变,左侧宫角及左侧壁形成肌性粘连,多数子宫内膜菲薄,部分区域增生,美国生育协会(American Fertility Society,AFS)宫腔粘连评分10分。超声监护下剪开宫底粘连组织及宫角粘连组织,取物钳定位钳夹内膜送病理,单极针状电极划开两侧壁内聚粘连组织,还原宫腔正常解剖,术毕双侧输卵管开口可见(宫腔镜图像见图8-2)。患者宫腔粘连合并子宫腺肌病,宫安康1支置于宫腔内预防粘连,等待病理结果,决定后续治疗。

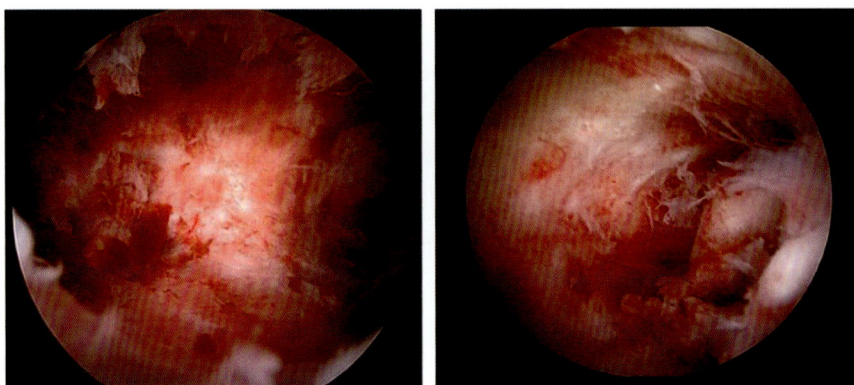

图8-2 患者第一次宫腔镜手术时的宫腔内图像:可见宫腔呈桶状,双侧输卵管开口不可见,宫底不平整,左宫角区域增生

1周后病理回报:子宫内膜组织,结合免疫组化不除外慢性子宫内膜炎,局灶不除外非典型增生。病理会诊考虑局灶非典型增生。

与患者及家属充分沟通,暂时放弃生育,希望保守治疗,保留子宫。

故选择GnRHa治疗后放置曼月乐环。

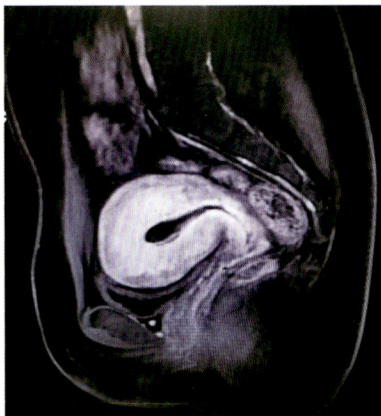

图8-3 第二次手术前MRI图像

　　3针GnRHa后患者二次宫腔镜探查,探查前行MRI(图8-3)。MRI诊断:鞍状子宫？子宫腺肌病,子宫内膜均匀增厚,盆腔少量积液。

　　二次宫腔镜检查＋定位活检＋曼月乐环放置。麻醉成功后超声监护下先行宫颈管诊刮,超声监护下探查宫腔深9 cm,置4.5 mm检查镜,宫腔形态尚规则,子宫内膜薄,宫底及两侧宫角周围凹凸不平,可见粘连分解后的瘢痕组织,并见丰富血管走行,双侧输卵管开口可见,定位活检子宫内膜组织送病理后放置曼月乐环1枚。

　　术后病理回报:子宫内膜纤维平滑肌组织内少量腺体。免疫组化:P53野生型,Ki-67 5％,ER(＋),PR(＋),Vimentin(＋),p16(＋),MLH1(＋),MSH6(＋),MSH2(＋),CEA(－)。

　　术后患者定期复查。

【病例讨论与分析】

> **刨根问底——临床思维演练**
>
> △ 什么是宫腔粘连,什么是子宫内膜增生?
> △ 当宫腔粘连与子宫内膜增生同时存在时,临床上如何做到早诊断、早治疗?
> △ 对于增生性粘连这一类疾病,临床上的处理有什么不同吗?
> △ 增生性粘连的病因是什么?
> △ 增生性粘连的宫腔镜下表现是什么?

　　医师A:子宫内膜是覆盖于子宫腔内表面的一层上皮组织,正常情况下随着卵巢激素的变化而发生周期性的增殖、分泌和脱落。在各种致病因素的综合影响下,子宫内膜可能发生异常增生。子宫内膜增生的分类根据子宫内膜增生的生物学特征,分为子宫内膜增生不伴非典型增生和子宫内膜非典型增生。子宫内膜异常增生的主要症状是异常子宫出血,其他症状包括阴道异常排液、宫腔积液、下腹痛等。子宫内膜增生可能导致月经紊乱,不孕,甚至进展为癌症。由于子宫内膜增生的首发症状通常为异常子宫出血,因此表现为其他症状或合并其他主诉时更需要甄别。

　　宫腔粘连是指宫腔内有创操作、感染等引起的子宫内膜基底层不可逆损伤,使子宫肌壁之间相互黏附,亦称为Asherman综合征。宫腔粘连的主要粘连部位及严重程度影响患者的临床表现,常见为继发月经过少、周期性下腹痛、闭经等。宫腔镜检查可明确诊断,是宫腔粘连诊断的“金标准”。经阴道超声或三维超声亦可以辅助诊断,尤其是经阴道子宫三维超声,能显示子宫腔的整体形态,提示宫腔粘连的范围、程度、内膜连续性及子宫内膜下血流情况,较高的敏感性使其成为宫腔粘连的首选辅助检查。宫腔镜检查能够在直视下评估粘连的部位、范围、性质及程度,以及内膜的颜色、厚度及损伤情况。目前临床上以宫腔镜检查为依据的常用的粘连程度评分标准有AFS分级评分标准。宫腔粘连的治疗除手术治疗外,通常还有物理隔离避免粘连再次发生,同时加用激素类药物辅助治疗。

　　医师B:宫腔粘连是宫腔形态学异常的表现,子宫内膜增生是子宫内膜的异常,两者虽然可以同时存在,但是增生性粘连在临床中仍较为罕见。由于两种疾病的治疗思路截然相反,因此需要谨慎对待。宫腔粘连和子宫内膜增生在疾病评估中存在交集：经阴道超声是评估子宫内膜增生的首选影像学检查方法，增厚和回声不均的子宫内膜对于疾病的评估起到提示作用。其他检查方法还包括超声造影、三维超声。上述检查同样是宫腔粘连患者首选的影像学检查方法。因此，对于宫腔内病变而言，超声＋宫腔镜检查是评估疾病、明确诊断的首选方法。

医师 C：可疑子宫内膜病变时，宫腔镜检查和子宫内膜活检可以明确诊断。宫腔镜检查可对子宫内膜进行直接观察和定位活检，是评估子宫内膜病变的有效方法。宫腔镜下子宫内膜形态学评估需考虑子宫内膜不均匀增厚、血管异常表现、腺体囊性扩张和腺管口结构改变等方面。

子宫内膜增生和宫腔粘连所需要的辅助检查存在交集，尤其是宫腔镜检查，可以在明确诊断的同时取子宫内膜做病理。当子宫内膜增生与宫腔粘连并存时，宫腔粘连可能会掩盖子宫内膜增生，需要镜下判别内膜情况，精确采集。子宫内膜增生的诊断与治疗应优于宫腔粘连。与因宫腔操作或内膜损伤而导致的宫腔粘连相比，增生性粘连的处理优先考虑子宫内膜增生的相关治疗。治疗方案根据病理检查结果制订。在采取子宫内膜的时候需要在宫腔镜下采集可疑点位。当子宫内膜增生合并有宫腔粘连的表现时，疾病的鉴别、诊断及治疗都是我们需要面对的挑战。

医师 D：宫腔粘连合并子宫内膜增生的临床病例的临床情况不尽相同，在大量宫腔镜手术中我们遇到的增生性粘连可概括为 3 类。第一类，无妊娠史的患者主诉月经改变，术前需要明确患者有无其他合并疾病，如妇科内分泌疾病、子宫腺肌病等，详细询问患者此前的药物使用情况后做出诊断，如本病例。治疗首选宫腔镜检查，通过内膜病理检查结果决定后续治疗。尤其是此前已经诊断宫腔粘连，或者怀疑宫腔粘连的患者，切不可在无内膜病理检查结果的情况下使用激素。第二类，围绝经期或绝经期患者，通常是有异常子宫出血的表现，或偶然超声发现子宫内膜增厚，通过宫腔镜检查发现宫腔粘连，病理结果提示子宫内膜增生，这类患者往往无生育要求，治疗根据子宫内膜增生临床处置流程即可，即根据病理检查结果决定后续治疗。由于患者进入围绝经期或绝经期，因此在疾病诊疗过程中临床相应会更加重视子宫内膜病理，术中注意子宫内膜标本的采集即可。相较前两类，第三类患者的处理更需要临床医师加以关注，患者常以流产后或宫腔操作后月经量减少为主诉，与常见的宫腔粘连病例非常相像，然而最终病理回报子宫内膜增生。此类患者应避免病理结果返回前使用雌激素类药物干预。

医师 E：增生性粘连大多表现为宫腔粘连掩盖下的子宫内膜增生，追溯病史大多有宫腔操作史、妊娠史、月经紊乱、使用 GnRHa 等。在大量的宫腔镜手术中，增生性粘连是极少数情况。临床诊疗过程中须格外警惕，宫腔粘连的患者合并内膜病变时很容易延误治疗，应辨别内膜情况后再决定后续治疗。增生性粘连在宫腔镜下的表现大多与宫腔粘连相似，偶可见异形的血管组织或息肉样组织，术中可使用宫腔镜窄带成像技术辅助。宫腔镜下子宫内膜增生患者部分区域呈"筛孔状"改变，偶见细小血管分布；窄带成像技术下可见血管呈"树枝状"或"网状"分布，子宫内膜表面毛糙并且可见粗大、裸露血管，而且血管粗细不一，部分可见瘤样或青蛙卵状血管。

【专家点评】

病例中关键点出现在哪里?

1. 增生性粘连的临床表现与诊断

育龄期患者主诉常见月经改变,由于宫腔内合并粘连,因此症状可表现为月经量减少或异常子宫出血。临床医师应避免为追求手术效果而在没有内膜病理检查结果的情况下使用激素类药物或宫腔内放置可释放雌激素的生物膜。做出正确诊断的关键源于对内膜病理的重视。

本例患者此前曾多次就诊,患者合并子宫腺肌病,曾使用 GnRHa 及雌孕激素等药物,已经明确了宫腔粘连诊断。此次住院的目的是治疗子宫腺肌病及宫腔粘连。对于合并妇科内分泌疾病、月经紊乱、无宫腔操作史和复杂用药史并且有生育要求的患者,我们应时刻保持"留存内膜病理"的意识。内膜病理不仅能指导后续治疗,对于后续辅助生殖也有指导意义。内膜病理可以同时发现内膜炎性改变。生殖道炎性疾病也会导致宫腔粘连进一步进展,并且生殖道炎性疾病的判定对于后续辅助生殖具有一定的指导作用。因此,内膜病理一定是治疗的第一步。

另外,对于该患者而言,子宫腺肌病和宫腔粘连这两种疾病的治疗是相反的,因此,即便患者内膜病理无异常,治疗方面仍需斟酌,尤其是雌激素的使用。所以在术后我们选择了 GnRHa 治疗,并放置曼月乐环,这与子宫腺肌病以及内膜非典型增生本身是不冲突的。事后我们进行了反思,如果患者没有子宫腺肌病这一疾病,我们是否会术后予以雌激素?或者是宫腔内放置含有雌激素的生物膜?尤其是有明确导致宫腔粘连诱因的育龄期女性,是临床中最容易被误诊的存在。增生性粘连虽然发生率极低,但是,这一罕见病例仍然提醒我们应规范术前用药和手术操作。

围绝经期或绝经期的增生性粘连通常是宫腔镜检查术中发现宫腔粘连,超声检查常表现为内膜增厚或内膜回声不均,最终病理确定子宫内膜增生,临床表现或可有阴道异常出血、阴道排液。相较育龄期女性,围绝经期及绝经后女性的阴道出血和子宫内膜增厚会使临床医师更预先考虑子宫内膜恶性病变。但是仍须注意,即便宫腔镜下宫腔内布满粘连,依然需要遵守治疗规范留取内膜病理。

2. 增生性粘连的治疗

识别增生性粘连,从而可以正确治疗疾病。治疗方面优先考虑子宫内膜增生的治疗(图8-4),其次才是育龄期女性保留生育能力和治疗宫腔粘连。

如果后续决定保留子宫,可在宫腔内放置曼月乐环,口服高效孕激素,同时使用扩血管药物,因为扩血管药物不仅可改善内膜血流,而且对内膜增生无不良影响。如果患者使用口服孕激素,使用扩血管药物还可以预防血栓形成。后续依据诊疗常规进行评估。

增生性粘连这一罕见的疾病提示我们:内膜的破坏及纤维化可能与异常增生共存,宫腔镜检查纵然可以直观宫内情况,做出基本判断,但临床医师仍然需要对每一个病例做到个体化、精准化。

```
                          子宫内膜增生(病理学诊断)
                    ┌──────────────────┴──────────────────┐
                无非典型增生                            非典型增生
                    │                          ┌──────────┴──────────┐
                 保留子宫                      保留子宫             不保留子宫
            ┌───────┴───────┐                   │                    │
        有生育计划        暂无生育计划      孕激素治疗3个月：放置   筋膜外全子宫切
            │                │            曼月乐环或口服孕激素    除术+双侧输
       口服孕激素治疗   放置曼月乐环或口服孕激素       │             卵管切除术，
            │                │             评价(病理学)          视情况切除或
       评价(病理学)      评价(病理学)            │             保留卵巢
            │                │         转阴/CR，好转或稳定
        稳定/好转        稳定/好转              │
            │                │         继续原方案治疗3个月
        继续治疗          继续治疗      ┌────────┴───────┐
            │                │      ≥2次CR          评价(病理学)
       评价(病理学)      评价(病理学)   ┌──┴──┐             │
            │                │    暂无生育  有生育    <2次CR/PR/SD
        稳定/好转        稳定/好转   计划     计划          │
            │                │                      调整方案继续治
        继续治疗          继续治疗            积极促排助  疗3个月
            │                │             孕或辅助        │
       评价(病理学)      评价(病理学)         生殖技术，  评价(病理学)
            │                │             定期监测        │
        稳定/好转        稳定/好转           子宫内膜    <2次CR/PR/SD
            │                │                             │
        修订方案          修订方案                      调整方案继续治
                                                        疗3个月
                                                          │
                                                     评价(病理学)
                                                     ┌────┴────┐
                                                   1次CR    PR/SD
                                                     │
                                                  继续治疗3个月
                                                     │
                                                 评价(病理学)
```

按新的诊断规范处置

自然妊娠、促排助孕或辅助生殖技术

长期管理：宫内放置曼月乐环或口服孕激素、COC，至少每6个月进行一次子宫内膜评价(TVS)，持续2年以上无复发者可按正常人群随访管理

孕期管理

终止妊娠 → 子宫内膜评估(病理/影像) → 正常

进展　　复发

按病理诊断规范处理　　按首次诊断规范处理

按新诊断规范处理

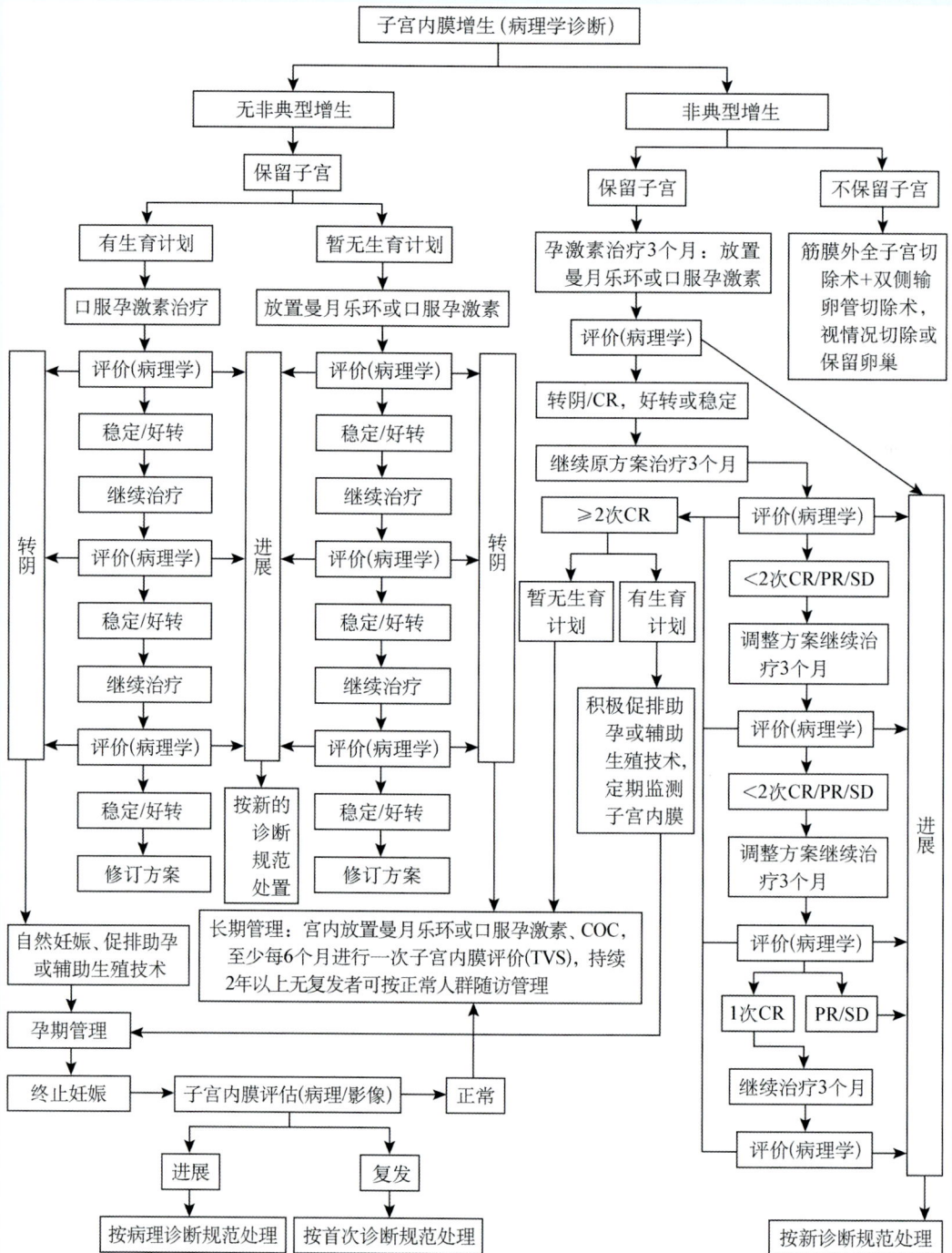

图 8-4　子宫内膜增生临床处理流程

（贾柠伊　冯力民）

参 考 文 献

［1］ 李雷,陈晓军,崔满华,等.中国子宫内膜增生管理指南［J］.中华妇产科杂志,2022,57(8):9.

［2］ 孙迪,杨硕,杨蕊,等.冻融胚胎移植前 CD38、CD138 联合筛查慢性子宫内膜炎对妊娠结局的影响［J］.中华生殖与避孕杂志,2022,42(7):7.

［3］ 赵静,黄国宁,孙海翔,等.辅助生殖技术中异常子宫内膜诊疗的中国专家共识［J］.生殖医学杂志,2018,27(11):1057-1064.

［4］ 王刚,陈捷,邓凯贤,等.子宫内膜增生性疾病长期管理专家建议［J］.中国计划生育和妇产科,2022,14(7):7-11.

［5］ 中华医学会妇产科学分会.宫腔粘连临床诊疗中国专家共识［J］.中华妇产科杂志,2015,50(12):881-887.

［6］ Fraser IS,Critchley HO,Broder M,et al. The FIGO recommendations on terminologies and definitions for normal and abnormal uterine bleeding. Semin Reprod Med,2011,29(5):383-390.

［7］ Sevinc F,Oskovi-Kaplan ZA,Celen S,et al. Identifying the risk factors and incidence of Asherman Syndrome in women with post-abortion uterine curettage. J Obstet Gynaecol Res,2021,47(4):1549-1555.

［8］ Jacobs I,Gentry-Maharaj A,Burnell M,et al. Sensitivity of transvaginal ultrasound screening for endometrial cancer in postmenopausal women:a case-control study within the UKCTOCS cohort. Lancet Oncol,2011,12(1):38-48.

［9］ De Franciscis P,Riemma G,Schiattarella A,et al. Concordance between the Hysteroscopic Diagnosis of Endometrial Hyperplasia and Histopathological Examination. Diagnostics(Basel),2019,9(4):142.

病例9 宫颈囊性腺肌瘤

【病历摘要】

患者,43岁,主因"阴道少量出血1个月"入院。

1. 现病史 平素月经规律,月经周期27~30天,经期4~5天,量适中,无痛经及血块。末次月经2022年11月9日。1个月前无明显诱因出现阴道少量出血,呈咖啡色,偶感右侧下腹部隐痛,持续约2周,无头晕、腹胀、阴道流液等不适,遂在当地医院就诊。妇科查体发现右侧盆腔肿物(直径约10 cm),超声检查提示子宫内膜厚1.1 cm,子宫后方可见大小约10.4 cm×10.0 cm的囊性回声,内可见细密点状强回声。住院行腹腔镜探查+宫腔镜检查+诊刮术,术中考虑腹膜后肿瘤,建议转上级医院就诊,患者遂来我院,门诊以"盆腔肿物"收入院。自发病以来,患者精神、饮食、睡眠可,大小便正常,体重无明显变化。

2. 既往史 平素身体健康状况一般,否认高血压、冠心病、糖尿病等慢性病史,否认肝炎、结核、伤寒、疟疾等传染病史,半月前在外院行腹腔镜探查+宫腔镜检查+诊刮术。否认其他重大手术、外伤及输血史,否认药物、食物过敏史。预防接种史不详。

月经婚育史:初潮14岁,月经周期27~30天,经期4~5天,末次月经2022年11月9日。适龄婚育,G_2P_1,曾药流1次;2005年顺娩1子,配偶及子体健。

3. 入院查体 生命体征平稳,心肺听诊无异常。

妇科检查:外阴已婚已产式,阴道畅,可见血迹;宫颈光滑、常大;宫体前位,常大,质中,活动可,无压痛;右侧附件区可触及一直径约10 cm的包块,活动差,左侧附件区未触及明显异常。

4. 辅助检查

2022年10月26日外院子宫附件彩超检查提示:子宫内膜厚1.1 cm,子宫后方可见大小约10.4 cm×10.0 cm的囊性回声,内可见细密点状强回声。

2022年11月15日我院下腹部CT+盆腔CT检查提示:①副脾;②下腹部CT平扫未见明显异常;③盆腔右侧占位,考虑附件来源,建议盆腔MRI平扫+增强检查。

2022年11月16日我院盆腔MRI检查(图9-1)提示:子宫前倾后屈位,子宫肌层未见异常信号,内膜不厚,宫颈低信号基质环完整,宫颈可见小类圆形长T1长T2信号,较大者直径约6 mm;宫旁结构清晰。盆腔右侧可见团块状囊实性异常信号,大小约7.3 cm×5.8 cm×5.1 cm,壁厚,信号欠均匀,T2WI病灶中央可见液液平面及分层,T1WI呈混杂稍高信号,病灶与子宫后壁及宫颈局部分界不清,冠状位可见线样长T2信号与宫颈相通。诊断意见:①盆腔右侧包块,与子宫及宫颈分界不清,局部与宫颈相通,考虑子宫来源肿瘤伴出血?建议增强扫描;②宫腔少量积血;③宫颈纳氏囊肿。

5. 诊断 宫颈囊性腺肌瘤。

6. 诊治经过　入院后积极完善相关检查,排除手术禁忌,于 2022 年 11 月 18 日在全麻下行达芬奇手术系统辅助的腹腔镜下全子宫切除术＋双侧输卵管切除术＋右侧阔韧带肿瘤切除术。术中见:子宫大小正常,表面光滑,右侧阔韧带内子宫与右侧盆壁可见一 7 cm×8 cm 大小的肿物,部分凸向右侧直肠旁间隙,双侧输卵管及双侧卵巢外观未见明显异常(图 9-2)。凝切右侧圆韧带,顺势打开右侧阔韧带前后叶,分离右侧阔韧带内肿物与周围组织间隙,见右侧输尿管爬行其上,将右侧输尿管从肿物表面分离后见输尿管蠕动良好,无缩窄增粗。双极电

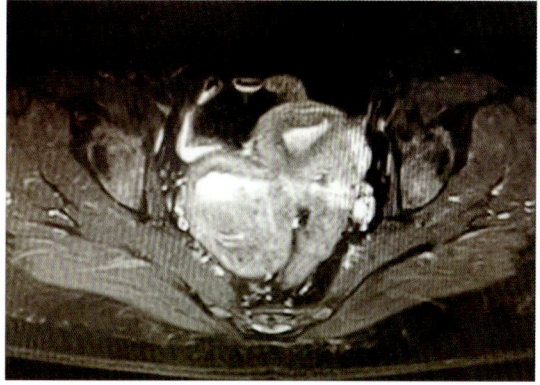

图 9-1　盆腔 MRI 横断面图示

凝及单极剪刀配合,游离暴露右侧子宫动脉并凝切之,游离肿物后见其来源于宫颈近峡部右侧。剖视离体子宫见:宫颈管及子宫内膜光滑,子宫肌壁不厚,剖开右侧阔韧带肿物,见肿物呈囊性,壁厚约 1 cm,囊内壁略粗糙,囊内有黑褐色囊液,与宫颈管相通(图 9-3)。手术顺利,术中出血不多,术后给予预防等治疗。术后病检提示:①右侧阔韧带与宫颈间腺肌瘤伴陈旧性出血、囊肿形成;②慢性宫颈炎伴潴留囊肿形成;③增殖期子宫内膜。患者术后 3 天,恢复良好,出院。出院诊断:宫颈囊性腺肌瘤。

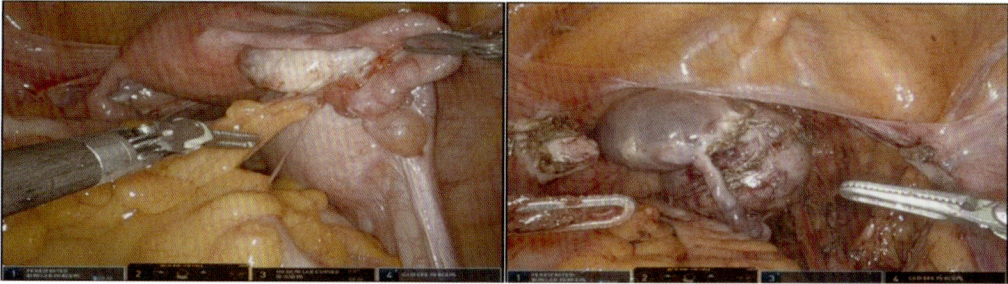

图 9-2　手术情况图示

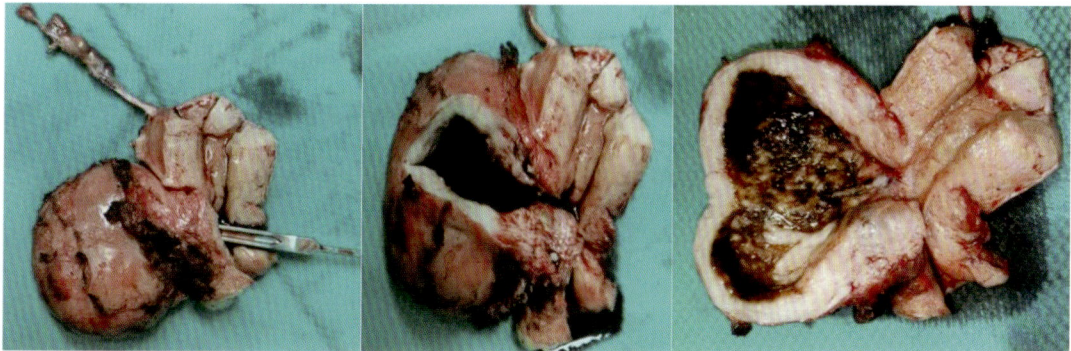

图 9-3　手术后标本图示

【病例讨论与分析】

刨根问底——临床思维演练

△ 什么是囊性腺肌瘤？

△ 囊性腺肌瘤有什么临床特征？

△ 该患者为什么没有进行性加重的痛经、月经量多等囊性腺肌瘤的临床表现？

△ 囊性腺肌瘤需要与哪些疾病相鉴别？

△ 囊性腺肌瘤的治疗方法有哪些？

医师 A:子宫腺肌病是妇科常见疾病,好发于 30~50 岁女性,其特点是异位的内膜腺体和间质在激素的影响下发生出血、肌纤维结缔组织增生,形成弥漫性病变或局限性病变,也可局部形成子宫腺肌瘤病灶,病灶偶可见直径≤5 mm 的微小囊腔。但当存在较大的充满异位内膜组织和血性液体的囊腔时,称为囊性子宫腺肌病。目前对于该类疾病的命名比较混乱,有囊性子宫腺肌病(cystic adenomyosis)、囊性子宫腺肌瘤(cystic adenomyoma)、子宫腺肌病囊肿(adenomyotic cyst)等。1990 年,Parulekar 报道了第 1 例囊性子宫腺肌瘤,之后陆续可见文献报道。其临床表现有痛经、月经过多、慢性盆腔痛、子宫增大等,是子宫腺肌病的罕见类型。该病的研究多以个案为主,缺乏系统的队列研究,其发病机制尚不清楚。宫颈囊性腺肌瘤是子宫腺肌病的一种极其特殊和罕见的类型。

医师 B:囊性子宫腺肌瘤的临床表现与经典的子宫腺肌病类似,包括进行性加重的痛经、月经量增多、异常子宫出血、慢性盆腔痛等,还包括少部分无症状者。妇科检查子宫常均匀增大呈球形或局限性隆起,在经期子宫有触痛感,经期子宫增大,质地变软,压痛明显,经期后子宫缩小,呈现周期性改变。囊性子宫腺肌瘤的组织病理学特点为:囊壁上皮由子宫内膜腺体与间质排列而成,囊壁周围被覆增生的肌层组织。

目前无统一的分类标准,根据起病年龄不同,疾病分为青少年型和成年型两种。2010 年Takeuchi 等提出了青少年型囊性子宫腺肌瘤的诊断标准:①年龄≤30 岁;②囊肿直径≥1 cm,囊腔独立于宫腔并且周围被覆增生的平滑肌组织;③早期出现严重的痛经。与之相对的成年型诊断标准较模糊,Kriplani 等指出成年型囊性子宫腺肌瘤的发病年龄>30 岁,症状与典型的子宫腺肌病相同,多有宫腔操作手术史、生育史,存在子宫内膜结合带损伤的高危因素,子宫内膜结合带受到损伤后,基底层子宫内膜侵入子宫肌层,并最终发展成为囊性子宫腺肌病。按照病灶部位与形态特征,Brosens 等将其分为 A、B 和 C 3 种亚型:A1 亚型指黏膜下或肌壁内囊腺瘤;A2 亚型包括囊性腺瘤样病变;B1 亚型包括浆膜下囊性子宫内膜异位症;B2 亚型包括外生型囊性子宫内膜异位症;C 亚型包括子宫样包块。

医师 C:本例患者无痛经,无月经量增多、慢性盆腔痛等典型的子宫腺肌病临床表现,仅表现为少量阴道流血。当地妇科医师做妇科查体时发现右侧盆腔肿物,进一步超声检查提示子宫后方可见大小约 10.4 cm×10.0 cm 的囊性回声,内可见细密点状强回声。住院行腹腔镜探查,术中考虑"腹膜后肿瘤",考虑技术水平有限,未继续手术。遂转来我院进一步治疗。分析患者临床症状不典型的原因有：①囊性腺肌瘤位于宫颈，且为外生型，宫体肌层无弥漫性或局限性增厚，宫腔大小正常，因而无月经量多的表现；②子宫切除后剖视离体标本，发现囊性腺肌瘤与宫颈管相通，因而囊腔内容物可流出，导致囊腔压力变小，因而痛经症状不明显。至于该囊性腺肌瘤囊腔与宫颈管相通的原因尚不清楚，不排除破裂与宫颈管相通可能。查阅文献资料发现，曾有学者报道位于浆膜下肌层内的腺肌瘤囊腔破裂，导致出血需要手术治疗。

医师 D：手术中所见和术后的病理学检查是诊断囊性子宫腺肌瘤的准确手段。术前根据病史，彩超、MRI 等影像学检查有时很难做出准确诊断。囊性子宫腺肌瘤在彩超中无特异性声像特点，且超声定位病灶位置及其与宫腔的关系有一定困难，常被误诊为附件肿物。盆腔MRI 在判断病灶位置、大小、内容物等方面有一定优势。

外生型囊性腺肌瘤除应与卵巢肿瘤、盆腔炎性包块等鉴别外，还应与肌瘤囊性变、子宫先天性囊肿等相鉴别。①子宫肌瘤囊性变：子宫肌瘤患者多无痛经，血清 CA 125 值一般不高。肌瘤周围有疏松结缔组织构成的假包膜，与肌壁界限清楚，腺肌瘤是由子宫内膜异位症引起的肌纤维组织反应性增生，故瘤体边界模糊不清，与子宫肌壁无明显界限，多伴有痛经。②子宫先天性囊肿：一般无自觉症状，其来源于副中肾管和中肾管，位于子宫肌壁间，超声检查透声好，有清晰囊壁，囊肿内壁覆立方或柱状上皮。③子宫及阴道畸形：青少年型囊性子宫腺肌瘤应注意与阴道斜隔综合征、残角子宫、Robert 子宫等合并宫腔积血的先天性发育异常鉴别。

医师 E：囊性子宫腺肌瘤的治疗方法有药物治疗、手术治疗等。治疗子宫腺肌病的药物均适用于囊性子宫腺肌瘤，包括非甾体抗炎药（NSAID）、口服避孕药、GnRHa 等，但作用有限。手术是治疗囊性子宫腺肌瘤疗效较为确切的治疗方式。可根据病灶位置（浆膜下、肌壁间、黏膜下）选择不同的手术途径，如经腹、腹腔镜、宫腔镜等。手术方式主要包括子宫病损切除术与子宫全切术。对于年轻患者或有生育要求的患者，首选病灶去除术。病灶的大小、位置，以及手术医师的手术技巧，是选择手术途径的最主要影响因素。对于黏膜下的囊性子宫腺肌瘤，可以采取宫腔镜手术。其他手术治疗方式还包括超声引导下射频消融术、单孔腹腔镜下单极电灼术、机器人手术等。

【专家点评】

病例中关键点出现在哪里？

子宫腺肌病是妇科临床常见病症，其特点为异位的子宫内膜腺体和间质侵入子宫肌层。子宫腺肌病可以有充满血液的囊性部分，但此区范围很小，一般不超过 5 mm，较大的囊性病变罕见，称为子宫腺肌病囊肿、囊性子宫腺肌瘤或囊性子宫腺肌病。而位于宫颈部位的囊性子宫腺肌瘤临床极其罕见。

本例患者在基层医院就诊诊断为盆腔肿瘤，住院行腹腔镜探查，术中诊断为腹膜后肿瘤。造成该患者误诊或者说诊断不明确的原因主要有以下几点。

（1）囊性子宫腺肌瘤为罕见疾病，而特殊部位的囊性腺肌瘤，例如位于宫颈的囊性腺肌瘤则更为罕见。医师缺乏对该疾病的认识，诊断思维局限于常见疾病。

（2）临床表现缺乏囊性子宫腺肌瘤的典型特征。患者就诊的主要原因是阴道流血。患者平时月经规律，无痛经、月经量增多、慢性盆腔疼痛等典型的子宫腺肌病的临床表现，并且包块位于附件区，与我们平时所遇到的子宫腺肌病的症状不符合。

（3）手术探查可以作为临床工作中明确疾病诊断的一种方法，但一般应作为最后考虑的办法。在此之前，应仔细询问病史，认真专科查体，同时完善必要的相关影像学检查。例如，盆腔 MRI 检查可以较好地显示病变囊壁、子宫内膜样组织信号、囊腔内积血信号，对鉴别囊性子宫腺肌瘤、子宫肌瘤囊性变、子宫先天性囊肿等具有一定的帮助。

通过对本病例的讨论分析，我们加深了对宫颈囊性腺肌瘤这一罕见疾病的认识，开阔了临床视野，拓宽了临床诊断思路，提高了对罕见病及复杂疾病的诊治能力。

（薛　翔　公丕军）

参 考 文 献

[1] 许光明,高永玲,邢建芹.巨大子宫腺肌病囊性变破裂一例[J].中华妇产科杂志,1995,02:108.

[2] 夏恩兰,马宁,于丹,等.囊性子宫腺肌病四例报告及文献复习[J].中华临床医师杂志:电子版,2010,4(9):1723-1725.

[3] Slezak P,Tillinger KG. The incidence and clinical importance of hysterographic evidence of cavities in the uterine wall[J]. Radiology,1976,118(3):581.

[4] Parulekar SV. Cystic degeneration in an adenomyoma(a case report)[J]. J Postgrad Med,1990,36(1):46-47.

[5] Takeuchi H,Kitade M,Kikuchi I,et al. Diagnosis,laparoscopic management,and histopathologic findings of juvenile cystic adenomyoma:a review of nine cases [J]. Fertility & Sterility,2010,94(3):862-868.

[6] Kriplani A,Mahey R,Agarwal N,et al. Laparoscopic management of juvenile cystic adenomyoma:four cases [J]. J Minim Invasive Gynecol,2011,18(3):343-348.

[7] Brosens I,Gordts S,Habiba M,et al. Uterine Cystic Adenomyosis:A Disease of Younger Women [J]. J Pediatr Adolesc Gynecol,2015,28(6):420-426.

[8] Keating S,Quenville N F,Korn G W,et al. Ruptured adenomyotic cyst of the uterus－a case report [J]. Archives of Gynecology,1986,237(3):169-173.

病例 10　卵巢畸胎瘤相关抗 N-甲基-D-天冬氨酸受体(NMDAR)脑炎

【病历摘要】

患者,23 岁,主因"发热伴意识障碍 3 天"入院。

1. 现病史　3 天前,受凉后于夜间出现发热,最高体温 37.8 ℃,伴言语混乱,诉稍有头晕,未诉头痛,无抽搐晕厥、咳嗽咳痰、腹痛腹泻等其他异常。休息后意识不清稍好转。2 天前于当地诊所就诊,给予"双黄连口服液""红霉素""病毒灵""克感敏"治疗,不规律服药,仍有持续发热,体温波动于 37.5 ℃左右。间断出现意识障碍、胡言乱语,手足不自主活动、抽搐,一天发作 3～4 次。15 小时前,夜休时突发大喊,伴摇头、肢体摆动,持续约 1 小时。为求进一步诊治,今晨来我院急诊就诊,急诊以"病毒性脑炎"收入院。发病以来,间断意识障碍,食纳不佳,夜休尚可,大小便未见明显异常。体重无明显变化。

2. 既往史　平素身体健康状况一般,否认高血压、冠心病、糖尿病等慢性病史,否认肝炎、结核、伤寒、疟疾等传染病史,否认重大手术、外伤及输血史。药物过敏史不详,否认食物过敏史。预防接种史不详。

月经婚育史:初潮 12 岁,月经周期 28 天,经期 6 天,末次月经 2021 年 3 月 23 日。未婚有性生活史,G_0P_0。

3. 入院查体　体温 37.2 ℃,脉搏 120 次/分,呼吸 20 次/分,血压 111/71 mmHg。平车推入,查体欠合作,间断意识障碍。双侧瞳孔等大等圆,直径约 3 mm,对光反射正常。生理反射正常,双侧 Hoffmann 征阴性,双侧 Babinski 征阴性,克尼格征阴性,布鲁津斯基征阴性,无扑翼样震颤。

4. 辅助检查

2021 年 4 月 1 日我院颅脑 CT、胸部 CT:①透明隔间隙增宽;②右肺中叶条索灶;③双侧胸膜增厚。

2021 年 4 月 3 日动态脑电图报告:异常脑电图(睡眠中各导可见稍多量中-高幅单、连发尖、棘波和尖、棘慢波发放)。

2021 年 4 月 4 日血液及脑脊液自身免疫性脑炎相关抗体:抗 NMDAR 为 1:100 阳性。

2021 年 4 月 6 日子宫附件彩超(图 10-1):右附件区可探及 1.5 cm×1.3 cm 稍高回声团,其旁可探及 5.0 cm×1.5 cm 囊性回声区,右附件区所见,考虑:①畸胎瘤合并卵巢囊肿;②畸胎瘤(囊性为著)。

5. 诊断　①自身免疫相关性脑病[抗 NMDAR(+)];②右侧卵巢畸胎瘤;③右侧卵巢滤泡囊肿。

6. 诊治经过　入院诊断为病毒性脑炎,入院后积极完善相关检查。血常规:白细胞计数 $14.8×10^9/L$,中性粒细胞百分比 80.80%,中性粒细胞计数 $11.96×10^9/L$,单核细胞计数 $0.87×10^9/L$。血涂片检查:中性粒细胞中毒样改变。血涂片检查(4月2日复查):中性粒细胞中毒样改变,中性粒细胞核右移。2021 年 4 月 1 日行腰椎穿刺术,见脑脊液清亮,滴速 50 滴/分,脑脊液压力 $150\ cmH_2O$,查脑脊液常规提示白细胞计数 $18×10^6/L$。脑脊液生化提示:脑脊液氯 $131.20\ mmol/L$。查自身抗体全套(定性):SS-A 弱阳性(±),ANA 弱阳性(±),nRNP/Sm 弱阳性(±),Ro-52 弱阳性(±),肝炎系列＋HIV＋TP、血氨、乳酸、血沉、甲功系列(八项)、呼吸道感染病原体 IgM 八项联检、结核杆菌及利福平耐药快检、流感病毒抗原筛查、结核杆菌抗体、疱疹病毒Ⅱ型 DNA 定量未见特殊异常。脑脊液高通量测序发现脓肿分枝杆菌(序列数为 1 条),血液及脑脊液自身免疫性脑炎相关抗体(图 10-2):抗 NMDAR 为 1∶100 阳性。2021 年 4 月 6 日行子宫附件彩超检查提示:右附件区可探及 $1.5\ cm×1.3\ cm$ 稍高回声团,其旁可探及 $5.0\ cm×1.5\ cm$ 囊性回声区,右附件区所见,考虑:①畸胎瘤合并卵巢囊肿;②畸胎瘤(囊性为著)。动态脑电图报告:异常脑电图(睡眠中各导可见稍多量中-高幅单、连发尖、棘波和尖、棘慢波发放)。经过神经内科、精神心理科、妇产科多学科会诊讨论,诊断为自身免疫相关性脑病[抗 NMDAR(＋)]合并畸胎瘤。

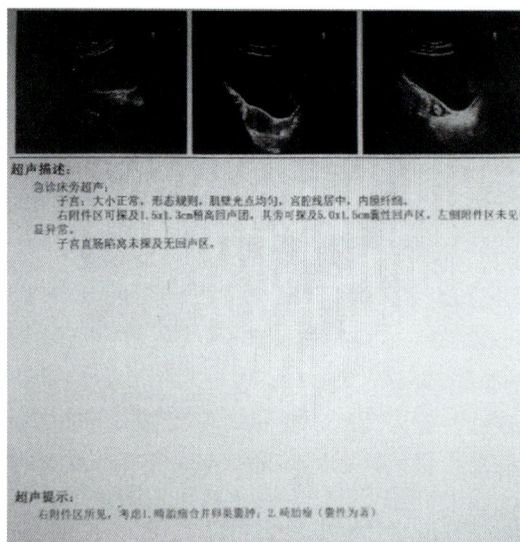

图 10-1　子宫附件彩超检查图像

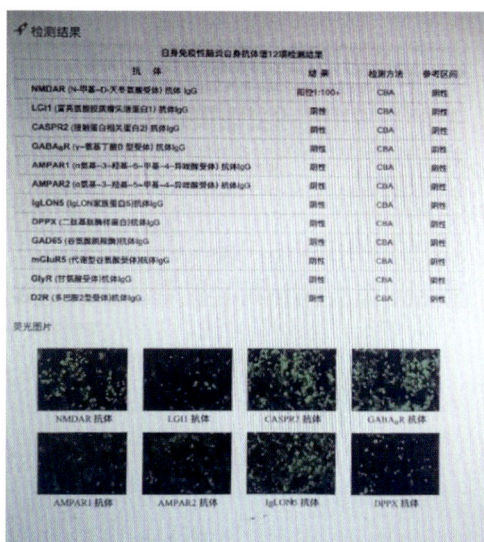

图 10-2　自身免疫性脑炎自身抗体谱 12 项检查结果

于 2021 年 4 月 7 日在全麻下行卵巢肿瘤剥除术,术中见:腹腔内无腹水,子宫大小正常,表面光滑,右侧卵巢可见一 $4\ cm×3\ cm$ 大小的囊性包块,表面光滑,包膜完整,右侧输卵管及左侧输卵管和卵巢未见明显异常。遂行右侧卵巢肿瘤剥除术,完整剥除肿瘤,其内可见油脂及毛发,剥除过程中另可见一 $1.5\ cm$ 的囊性肿物,包膜完整,其内可见油脂,送术中冰冻病检。术后病理诊断:右卵巢成熟囊性畸胎瘤,右卵巢囊状滤泡(图 10-3)。住院期间给予丙种球蛋白、甲强龙冲击治疗,并予以抗感染、控制癫痫症状、镇静及对症支持治疗。患者症状明显好转后出院。

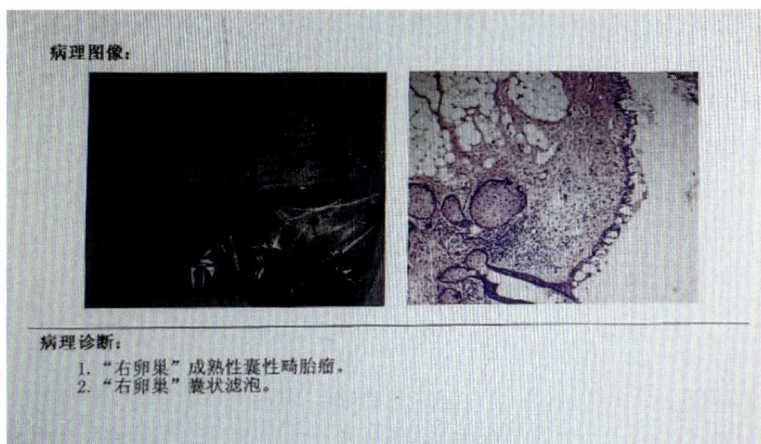

病理图像：

病理诊断：
1."右卵巢"成熟性囊性畸胎瘤。
2."右卵巢"囊状滤泡。

图 10-3　术后病理检查结果

【病例讨论与分析】

刨根问底——临床思维演练

△ 什么是抗 NMDAR 脑炎？与卵巢畸胎瘤有什么关系？

△ 卵巢畸胎瘤相关抗 NMDAR 脑炎的临床特点有哪些？

△ 如何诊断卵巢畸胎瘤相关抗 NMDAR 脑炎？

△ 卵巢畸胎瘤相关抗 NMDAR 脑炎的治疗方法有哪些？

△ 卵巢畸胎瘤相关抗 NMDAR 脑炎的预后如何？

医师 A:脑炎是由多种病因引起的脑部炎症,表现为脑实质的弥漫性或者多发性炎性病变导致的神经功能障碍。自身免疫性脑炎(autoimmune encephalitis,AE)是一类由自身免疫机制介导的脑炎的统称。卵巢畸胎瘤是最常见的卵巢生殖细胞肿瘤。抗 N-甲基-D-天冬氨酸受体(NMDAR)脑炎是卵巢畸胎瘤罕见的并发症之一,是 AE 的最常见类型,是卵巢畸胎瘤引起的副肿瘤神经综合征的最常见类型。

2007 年,Dalmau 等学者首次发现畸胎瘤相关性脑炎患者的自身抗原是 NMDAR 受体的功能异构体,并报道了抗 NMDAR 脑炎与畸胎瘤之间的关系,自此,抗 NMDAR 脑炎逐渐被大家所认识。随着国内外报道日益增多,抗 NMDAR 脑炎的发病率在逐渐增加。2010 年,AE 约占所有脑炎的 4%,截至目前这个数字已经增加到 10%～20%,其中抗 NMDAR 脑炎约占 AE 的 50%。在抗 NMDAR 脑炎患者中,约 38% 的患者合并有肿瘤,多数为 12～45 岁的女性。其中最常见的肿瘤为畸胎瘤,其他肿瘤,如神经母细胞瘤、纵隔肿瘤、胰腺癌、性索间质肿瘤等也可见。

医师 B:抗 NMDAR 脑炎以儿童、青年多见,女性多于男性。亚急性或急性起病,一般在 2

周至数周内症状达高峰,可有发热和头痛等前驱症状,主要表现为精神行为异常、癫痫发作、近事记忆障碍、言语障碍/缄默、运动障碍/不自主运动、意识水平下降/昏迷、自主神经功能障碍等。另外,还可见中枢神经系统局灶性损害的症状,例如复视、共济失调等。

医师 C:2016 年发表于 *Lancet Neurol* 的《自身免疫性脑炎的临床诊断方法》为抗 NMDAR 脑炎的临床诊断提供了依据。2017 年我国也发表了《中国自身免疫性脑炎诊治专家共识》,并在 2022 年进行了更新,将临床表现与脑脊液抗 NMDAR 抗体阳性作为主要的确诊条件。2022 年,中国医师协会妇产科医师分会有关专家制定了我国妇产科领域关于卵巢畸胎瘤相关抗 NMDAR 脑炎的诊治共识。该共识建议确诊抗 NMDAR 脑炎需要符合以下 3 个条件。

(1)下列 6 项主要症状中的 1 项或者多项:①精神行为异常或者认知障碍;②言语障碍;③癫痫发作;④运动障碍/不自主运动;⑤意识水平下降;⑥自主神经功能障碍或者中枢性低通气。

(2)抗 NMDAR 抗体阳性:建议以脑脊液细胞免疫荧光法(cell-based assay,CBA)抗体阳性为准。若仅有血清标本可供检测,除了 CBA 结果阳性外,还需要采用组织免疫荧光法(tissue-based assay,TBA)与培养神经元进行间接免疫荧光法(indirect immunofluorescence,IIF)予以最终确认,且低滴度的血清阳性(1:10)不具有确诊意义。

(3)合理地排除其他病因。卵巢畸胎瘤相关抗 NMDAR 脑炎患者,通常无卵巢畸胎瘤相关的临床表现,大部分患者是在做影像学检查时发现并诊断的。

医师 D:目前针对抗 NMDAR 脑炎的治疗,主要包括切除肿瘤、免疫治疗和对症治疗。抗 NMDAR 脑炎患者一经发现卵巢畸胎瘤,建议尽快予以切除,及时发现并切除肿瘤可显著改善预后。手术方式选择卵巢切除术还是畸胎瘤切除术目前尚存争议。《卵巢畸胎瘤相关抗 N-甲基-D-天冬氨酸受体脑炎的临床诊治中国专家共识(2022 年版)》提出以下几种手术方式供临床医师参考。

(1)卵巢畸胎瘤切除术,适用于:①单侧卵巢畸胎瘤,轻症患者;②单侧卵巢畸胎瘤,未生育的重症患者,家属要求保留卵巢;③双侧卵巢畸胎瘤,未生育患者和(或)年轻患者。

(2)单侧输卵管卵巢切除术,适用于:①单侧卵巢畸胎瘤,年龄超过 40 岁患者;②单侧卵巢畸胎瘤,重症患者。

(3)双侧输卵管卵巢切除术,适用于:①双侧卵巢畸胎瘤,重症患者,有卵巢冻存等保育条件者;②卵巢畸胎瘤切除及免疫治疗后,病情未见好转,可能危及生命的重症患者。

免疫治疗分为一线、二线和长程免疫治疗,对抗 NMDAR 脑炎的治疗具有重要作用。

对症治疗主要是针对癫痫发作和精神症状进行症状治疗、支持治疗和康复治疗。

医师 E:卵巢畸胎瘤相关抗 NMDAR 脑炎患者预后良好,约 80% 患者可部分或完全康复,早期诊断和治疗可改善患者的预后,少数病例会因治疗延误而出现严重并发症甚至死亡。畸胎瘤患者相比无畸胎瘤的抗 NMDAR 脑炎患者,神经精神症状更严重,但肿瘤切除后的长期预后较好。

【专家点评】

病例中关键点出现在哪里?

抗 NMDAR 脑炎是自身免疫性脑炎最常见的类型,自 2007 年被发现以来,大家对该疾病的认识才逐渐增多。2018 年,我国卫生健康委员会等 5 个部门联合制定了《第一批罕见病目录》,自身免疫性脑炎被列入其中。因为自身免疫性脑炎患者首先表现出的是神经系统的症状和体征,故该类患者一般由神经内科等科室收住院治疗。该类疾病从名称上看,似乎和我们妇科医师没有相关性,但研究发现在抗 NMDAR 脑炎患者中,约 38% 的患者合并有肿瘤,多数为 12~45 岁的女性,其中最常见的肿瘤为畸胎瘤,其他肿瘤,如神经母细胞瘤、纵隔肿瘤等也可见。

抗 NMDAR 脑炎以亚急性或急性起病,在青年女性中多发,特别是合并畸胎瘤的女性。主要症状包括精神行为异常、意识障碍、运动障碍、记忆障碍、癫痫、自主神经功能障碍等。严重者可出现昏迷、中枢性通气障碍等。诊断主要通过血清及脑脊液抗 NMDAR 抗体检测,结合临床表现,并辅以脑电图、影像学检查等手段。目前处理方法主要为尽早切除肿瘤、免疫治疗、对症治疗。该疾病一般预后较好,对于未合并肿瘤及未接受规范免疫治疗的患者较易复发。

由于抗 NMDAR 脑炎临床表现复杂,妇科医师对抗 NMDAR 脑炎的认识仍存在很大不足,缺乏诊治经验。因此,我们妇科医师应该对该疾病的概念、临床表现、诊断和治疗方法等方面有更加深入的认识。

(薛　翔　公丕军)

参 考 文 献

[1] 中华医学会神经病学分会. 中国自身免疫性脑炎诊治专家共识 [J]. 中华神经科杂志,2017,50(2):91-98.

[2] 中国医师协会妇产科医师分会. 卵巢畸胎瘤相关抗 N-甲基-D-天冬氨酸受体脑炎的临床诊治中国专家共识(2022 年版)[J]. 中国实用妇科与产科杂志,2022,38(9):900-906.

[3] Dalmau J,Tuzun E,Wu HY,et al. Paraneoplastic anti-N-methyl-D-aspartate receptor encephalitis associated with ovarian teratoma[J]. Ann Neurol,2007,61(1):25-36.

[4] Swayne A,Warren N,Prain K,et al. An Australian State-Based Cohort Study of Autoimmune Encephalitis Cases Detailing Clinical Presentation,Investigation Results,and Response to Therapy[J]. Frontiers in Neurology,2021,12:607773.

[5] Mjta B,Mc A,Ig B,et al. Treatment and prognostic factors for long-term outcome in patients with anti-NMDA receptor encephalitis:an observational cohort study[J]. The Lancet Neurology,2013,12(2):157-165.

[6] Dalmau J,Gleichman AJ,Hughes EG,et al. Anti-NMDA-receptor encephalitis:case series and analysis of the effects of antibodies[J]. The Lancet Neurology,2008,7(12):1091-1098.

［7］　Day GS,Munoz DG. Fanning the Flames in Anti-N-methyl-D-aspartate Receptor Encephalitis[J]. International Journal of Gynecological Pathology,2015,34(4):401-402.

［8］　Jiang H,Ye H,Wang Y,et al. Anti-N-Methyl-D-Aspartate Receptor Encephalitis Associated with Ovarian Teratoma in South China-Clinical Features,Treatment,Immunopathology,and Surgical Outcomes of 21 Cases[J]. Dis Markers,2021,2021:9990382.

［9］　Dalmau J,Armangué T,Planagumà J,et al. An update on anti-NMDA receptor encephalitis for neurologists and psychiatrists:mechanisms and models[J]. Lancet Neurol,2019,18(11):1045-1057.

［10］　Dai Y,Zhang J,Ren H,et al. Surgical outcomes in patients with anti-N-methyl D-aspartate receptor encephalitis with ovarian teratoma[J]. Am J Obstet Gynecol,2019,221(5):485.

病例 11　腹膜后异位妊娠

【病历摘要】

患者,37 岁,因"胚胎移植术后 48 天,阴道流血 10 天"入院。

1. **现病史**　患者于 2016 年 3 月 26 日在外院行胚胎移植术,予移植 2 枚冻胚,移植后 30 天血 β-hCG:10477 IU/L,移胚后 48 天血 β-hCG:88165 IU/L,多次复查超声均提示宫内无回声区。外院考虑"稽留流产",于 2016 年 5 月 3 日行药物流产(米非司酮联合米索前列醇),自诉阴道有血块排出,但未送病理检查。药物流产后监测血 β-hCG 水平仍上升,且阴道流血淋漓不净,但无腹痛、腹胀等不适,遂至我院进一步就诊。起病以来患者精神、饮食、睡眠可,大小便正常,体重无明显变化。

2. **既往史**　2012 年因"不孕"行宫腹腔镜检查,术中切除双侧输卵管。平素身体健康状况一般,否认高血压、冠心病、糖尿病等慢性病史,否认肝炎、结核、伤寒、疟疾等传染病史,否认其他重大手术、外伤及输血史。药物过敏史不详,否认食物过敏史。预防接种史不详。

月经婚育史:月经初潮 13 岁,月经周期 28～30 天,经期 5 天,经量中等,无痛经。末次月经 2016 年 3 月 19 日。已婚,$G_4P_1A_2$,2013 年行辅助生殖后足月剖宫产 1 次,人工流产 1 次,药物流产 1 次。

3. **入院查体**　生命体征平稳,心肺听诊无异常。

妇科查体:外阴发育良好,阴道通畅,见少量暗红色血性分泌物,宫颈光滑,阴道及宫颈均未见紫蓝色结节,子宫及双附件均无压痛,未扪及异常包块。

4. **辅助检查**

2016 年 5 月 8 日血 β-hCG:79094 IU/L。

2016 年 5 月 12 日血 β-hCG:111645 IU/L。

2016 年 5 月 13 日血 β-hCG:88165.17 IU/L,孕酮 59.9 nmol/L。B 超提示:宫腔内膜厚 0.5 cm,宫内未见孕囊声像。双侧附件未见明显包块。

5. **诊断**　①异位妊娠? ②妊娠滋养细胞疾病? ③胚胎移植术后;④瘢痕子宫。

6. **诊治经过**　入院后完善相关检查,2016 年 5 月 16 日全腹 MRI 提示(图 11-1):左肾静脉前方腹主动脉旁囊性病灶,考虑腹腔妊娠可能,病灶毗邻左肾静脉,推压横结肠及胰尾部,由腹主动脉供血。腹部包块超声检查(图 11-2):左肾下极前方混合性包块声像,大小 4.2 cm×4.2 cm;可见胎儿回声,长约 2.6 cm,考虑异位妊娠包块,胚胎存活,如孕 9^+ 周大小。

遂考虑腹膜后异位妊娠,经全院多学科病例讨论,患者于 2016 年 5 月 17 日行 CT 监视下经背部孕囊穿刺氨甲蝶呤(MTX)杀胚治疗,穿刺点位于第 2 腰椎左旁 4.5 cm,沿第 2 腰椎横突下缘进针,进针深度 9.5 cm,术中抽出清亮液体约 3 ml,遂向孕囊内注射 MTX 100 mg。MTX 杀胚治疗后第 7 天(2016 年 5 月 25 日)复查血 β-hCG:38780.93 IU/L,与杀胚前相比值

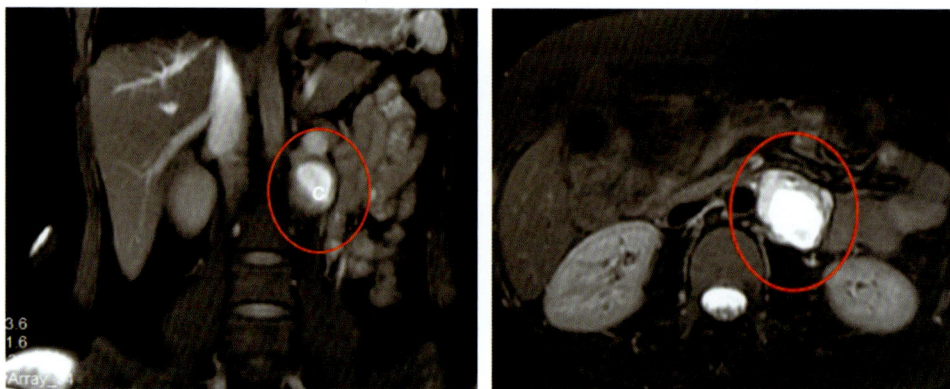

图 11-1 腹部 MRI：左肾静脉前方腹主动脉旁囊性病灶，考虑腹腔妊娠可能（圆心内为异位胚胎）

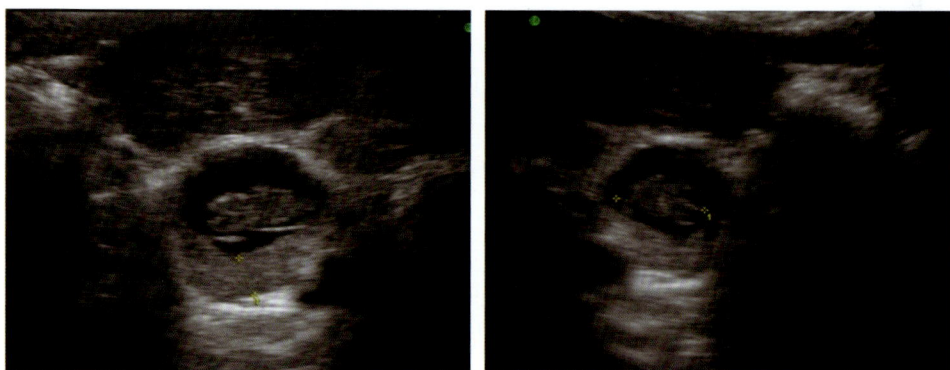

图 11-2 腹部超声图像：左肾下极前方混合性包块声像，大小 4.2 cm×4.2 cm；可见胎儿回声，长约 2.6 cm（横线为胚胎长度），胚胎存活，如孕 9$^+$ 周大小

下降＞50％，患者无腹痛、腰痛等不适，遂予当日出院。

患者门诊定期随访，于 2016 年 7 月恢复月经，血 β-hCG 逐步下降，于 2016 年 10 月 13 日降至正常。腹部病灶包块定期复查 CT，于 2018 年 7 月缩小至约 1 cm，局部无血供，后续随访无异常。

【病例讨论与分析】

刨根问底——临床思维演练

△ 腹膜后异位妊娠的概念。

△ 腹膜后异位妊娠发生的机制。

△ 腹膜后异位妊娠的诊断。

△ 腹膜后异位妊娠的治疗方案。

医师 A：腹膜后异位妊娠（retroperitoneal ectopic pregnancy，REP）是指胚胎或胎儿位于腹膜腔以外的部位，是极为罕见的特殊类型异位妊娠，并且倾向于沿着腹部和骨盆的主要血管着床。异位妊娠占所有妊娠的 1%～2%，腹腔妊娠的发生率在所有妊娠中为 1∶30000～1∶10000，仅占异位妊娠的 1%，死亡率是输卵管妊娠的 7.7 倍，是宫内妊娠的 89.8 倍，而 REP 更为罕见。REP 临床无明显特异性，超声诊断亦十分困难，漏诊率较高。

医师 B：目前，REP 的发病机制尚不明确，发生的高危因素主要包括输卵管切除术后、既往子宫穿孔史、多次异位妊娠史、多次人工流产史、输卵管炎及机械性损伤、体外受精-胚胎移植等。有研究报道，体外受精后腹膜后异位妊娠的危险因素包括由于输卵管因素导致的不孕症、子宫内膜异位症、囊胚期移植、移植胚胎数量增加、子宫内膜厚度减少等。本案例中患者有明确的高危因素，既往曾行双侧输卵管切除术，且为体外受精-胚胎移植术后，推测可能为输卵管末端与腹膜后间隙形成瘘管，宫腔与腹膜后直接相通，胚胎有可能由宫腔自发转移至腹膜后而发展成为 REP。

医师 C：腹膜后异位妊娠没有特异性临床症状和体征，诊断主要靠病史、血 β-hCG 及影像学检查。因其异位妊娠部位的特殊性，常规超声检查容易漏诊、误诊。CT 及 MRI 能直观显示孕囊特点和解剖位置，且对出血病灶敏感，在 REP 诊断方面有一定优势。

本案例异位病灶包块位置高且深，毗邻大血管，超声检查容易陷入特定部位超声的局限性而发生漏诊，对于病史提示妊娠而超声检查不能找到宫内、宫外妊娠证据者，须警惕特殊或罕见部位的异位妊娠，如在本病例中，超声结果明显与 β-hCG 的变化不相符，在早期就应该扩大搜查范围。另外，应建议其行 CT 或 MRI 检查，重点观察腹腔其他部位及腹膜后部位有无异常肿块，尽量减少漏诊发生。

医师 D：REP 除了诊断困难，治疗也较为棘手，因发病率低，REP 多以个案处理为主，其没有标准的治疗方法。目前 REP 治疗方案包括药物治疗、介入治疗及手术治疗。

患者生命体征平稳，盆腹腔内无活动性出血，或直接手术无法彻底切除病灶者可先试行药物保守治疗，药物首选 MTX。药物保守治疗要向患者交代风险，若药物保守治疗过程中发生活动性内出血，仍需中转手术治疗。介入治疗是在影像定位的基础上将药物直接注射入异位孕囊病灶内，使其凋亡坏死，正如本案例选择在 CT 介导下孕囊局部注入 MTX 杀胚治疗，研究显示将 MTX 直接注射到非输卵管异位妊娠的妊娠囊中进行治疗是安全有效的。若妊娠病灶即将或已经破裂，邻近重要的脏器及血管，有休克征象者应立即手术治疗。在腹腔镜还是开腹的术式选择上，主要与妊娠囊是否破裂、病灶部位、术者微创水平等有关。腹膜后妊娠常沿着大血管旁生长，出血风险极高，术前应充分评估。对于病情平稳、病灶未发生破裂、术前影像学评估腹膜后肿物与周围血管界限清楚、术者腔镜技术成熟者，可考虑行腹腔镜探查术，否则应行开腹手术。

【专家点评】

病例中关键点出现在哪里？

腹膜后异位妊娠的早期诊断和个体化治疗方案的选择

腹膜后异位妊娠非常罕见，临床表现各不相同，但无特异性，可以从无症状到休克等，这对诊断和治疗构成巨大挑战。因此，每个病例都应个体化处理，早期诊断和选择治疗方案是本疾病的关键点。

　　腹膜后异位妊娠的诊断主要依据患者的病史、血 β-hCG、超声、CT 或 MRI 等影像学检查。常规妇科超声,特别是阴道超声很难发现腹膜后异位妊娠,故临床上对于血 β-hCG 明显较高而盆腔或宫内未见明显孕囊者,需改用腹部超声、腹部 CT 或 MRI 等扩大扫查范围,往盆腔上方及腹部进一步检查,以期早期明确诊断。腹膜后异位妊娠大部分发生于腹主动脉和下腔静脉之间,以及腹主动脉、闭孔窝、盆腔腹膜后、髂总动脉分叉处等,所以腹膜后异位妊娠需与泌尿系统肿瘤、血管肿瘤等相鉴别。

　　临床上腹膜后异位妊娠应根据患者情况采取创伤最小的治疗方案,如本案例中,异位孕囊与腹主动脉及肾血管关系密切,患者血 β-hCG 较高提示滋养细胞活性非常高,若选择手术可能发生大出血,甚至危及生命,鉴于患者病情平稳,我们选择介入药物杀胚治疗,后续随访也证明该治疗方法安全有效。REP 病情复杂,若条件允许,建议治疗前行多学科讨论。

（罗喜平　李智敏）

参 考 文 献

[1]　陶久志,周毓青,龚菁菁,等.腹膜后妊娠超声误诊1例[J].肿瘤影像学,2021,30(2):140-142.

[2]　熊文娟,吴芹,刘海萍,等.腹膜后异位妊娠磁共振表现一例[J].中华医学杂志,2020(21):1676-1677.

[3]　李丽果,夏梦,刘军秀,等.腹膜后妊娠一例[J].中华妇产科杂志,2018(5):341.

[4]　佐满珍,王成双,汤文凡.原发性腹膜后妊娠一例[J].中华妇产科杂志,2013(5):398.

[5]　纪红景,高景春.腹腔镜治疗腹膜后妊娠1例[J].中国微创外科杂志,2021,21(7):670-672.

[6]　Fessehaye A,Gashawbeza B,Daba M,et al. Abdominal ectopic pregnancy complicated with a large bowel injury:a case report[J]. J Med Case Rep,2021,15(1):127.

[7]　Rohilla M,Joshi B,Jain V,et al. Advanced abdominal pregnancy:a search for consensus. Review of literature along with case report[J]. Archives of Gynecology and Obstetrics,2018,298(1):1-8.

[8]　Pak J O,Durfee J K,Pedro L,et al. Retroperitoneal Ectopic Pregnancy[J]. Obstet Gynecol,2018,132(6):1491-1493.

[9]　Yoder N,Tal R,Martin J R. Abdominal ectopic pregnancy after in vitro fertilization and single embryo transfer:a case report and systematic review[J]. Reprod Biol Endocrinol,2016,14(1):69.

[10]　Refaat B,Dalton E,Ledger W L. Ectopic pregnancy secondary to in vitro fertilisation-embryo transfer:pathogenic mechanisms and management strategies[J]. Reprod Biol Endocrinol,2015,13:30.

[11]　Gilbert SB,Alvero RJ,Roth L,et al. Direct Methotrexate Injection into the Gestational Sac for Nontubal Ectopic Pregnancy:A Review of Efficacy and Outcomes from a Single Institution[J]. J Minim Invasive Gynecol,2020,27(1):166-172.

第二部分
妇科肿瘤

病例 12　侵袭性血管黏液瘤

【病历摘要】

患者,32 岁,主因"发现外阴肿物进行性增大 5 年"于 2018 年 3 月 9 日入院。

1. **现病史**　2013 年发现左侧外阴肿大,触及直径约 1 cm 肿物,质软界清,无破溃,无不适。2014 年 7 月增大至 3 cm,外院考虑为左侧尿生殖膈缺损合并疝形成,行左侧尿生殖膈缺损并疝修补术。2015 年 3 月再次发现左侧外阴肿物进行性增大,可触及,腹压增大时胀痛明显。2018 年 1 月 B 超:盆腔及会阴部包块,大小约 6.5 cm×4.7 cm×3.7 cm,于膀胱后方与子宫左侧间,考虑盆腔肿物合并盆底疝,肿物不排除侵袭性血管黏液瘤(aggressive angiomyxoma,AAM)。2018 年 1 月 16 日盆腔 CT:膀胱及尿道、阴道左侧、左侧闭孔内肌右侧异常密度影,最大截面为 8.7 cm×5.1 cm,性质待查。2018 年 1 月 22 日盆腔 MRI:子宫及膀胱左侧、会阴区病灶,大小约 8.1 cm×5.1 cm×11.1 cm,不排除 AAM。

一般情况:小便正常,大便干结,有便秘,3～7 天/次。

2. **既往史**　2015 年因"巨大儿"行剖宫产 1 次。平素身体健康状况一般,否认高血压、冠心病、糖尿病等慢性病史。否认肝炎、结核、伤寒、疟疾等传染病史。否认外伤及输血史。"头孢他定皮试"阳性,否认食物过敏史。预防接种史不详。

月经婚育史:初潮 12 岁,月经周期 30 天,经期 7 天,末次月经 2018 年 3 月 1 日。适龄婚育,孕 1 产 1,配偶及儿子体健。

3. **入院查体**　生命体征平稳,心肺听诊无异常。浅表淋巴结未触及肿大。下腹部可见一长约 10 cm 的横弧形手术切口瘢痕,腹平软,无压痛、反跳痛及肌紧张。

妇科检查:外阴见左侧大阴唇肿大(图 12-1),表面可见血管显露,可扪及一肿物,大小约 8 cm×7 cm,边界尚清,质软,活动,无压痛;阴道通畅;宫颈光滑,不大,可见纳氏囊肿;宫体前位,正常大小,质中,活动可,无压痛,子宫左前方可扪及一肿物大小约 4 cm×3 cm,边界尚清,质软,活动欠佳;双附件区未扪及明显包块,压痛(一);三合诊同上。

4. **辅助检查**

2018 年 1 月 16 日外院盆腔 CT:膀胱及尿道、阴道左侧、左侧闭孔内肌右侧异常密度影,最大截面为 8.7 cm×5.1 cm,性质待查。

2018 年 1 月 22 日外院盆腔 MRI(图 12-2,图 12-3):子宫及膀胱左侧、会阴区病灶,大小约

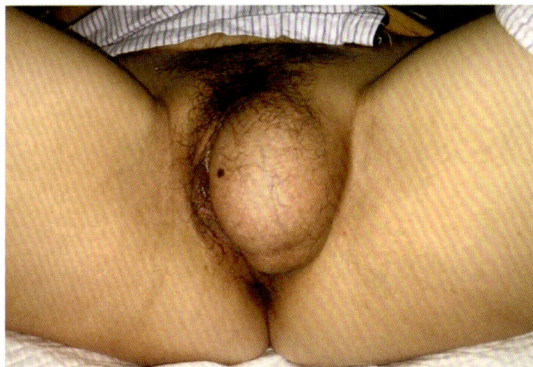

图 12-1　查体外阴见左侧大阴唇肿大

8.1 cm×5.1 cm×11.1 cm，不排除 AAM。

2018 年 3 月 9 日 B 超：膀胱后方与子宫左侧间见混合回声，范围约 6.4 cm×3.3 cm×3.7 cm，回声不均，边界欠清，与左侧会阴区肿物相连，腹压增加时可见上述混合回声滑动，最窄处约 1.9 cm。印象：盆底疝？AAM 不除外。

2018 年 3 月 9 日肿瘤指标：AFP、CEA、CA199、CA125 均（－）。

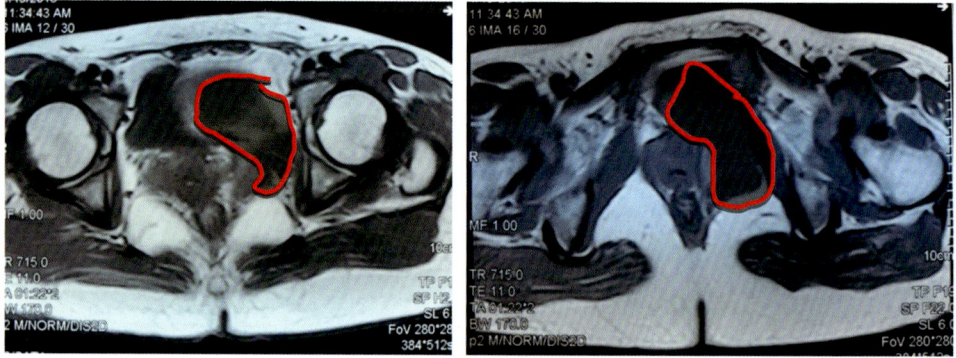

图 12-2　MRI 检查表现（盆腔横断面）

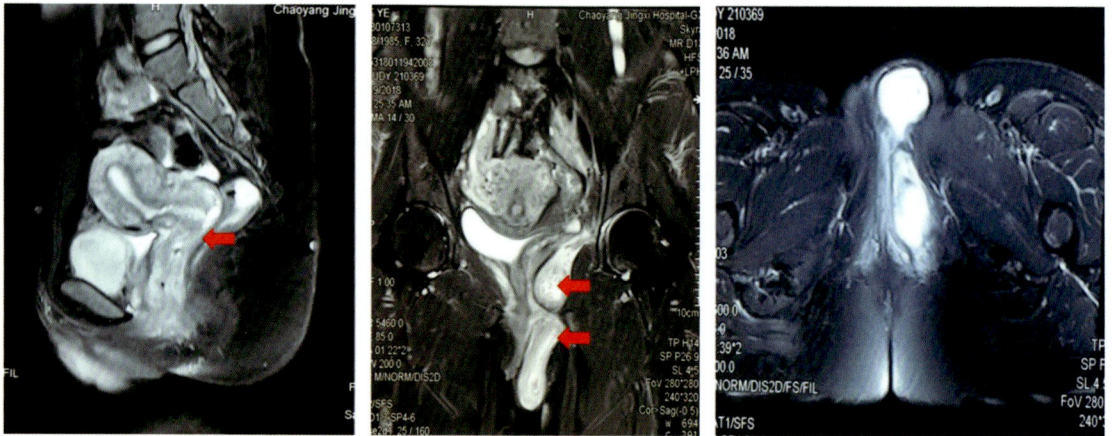

图 12-3　MRI 检查表现（外阴矢状位、冠状位、横断面）

5. 诊断　外阴、盆腔肿物：侵袭性血管黏液瘤（性质待定）；剖宫产史；左侧尿生殖膈缺损并疝修补术史。

6. 诊治经过　入院后于 3 月 12 日行双侧输尿管支架管置管术。于 3 月 13 日行腹膜外联合经会阴盆底肿物切除术，术中取原下腹部横弧形手术瘢痕处，做一切口，长约 12 cm，逐层切开皮肤、皮下各层，分离腹直肌，到达腹膜层上方，分离耻骨后与膀胱间隙，将膀胱推向右侧，在耻骨后膀胱左侧可扪及一肿物，大小约 12 cm×4 cm，质韧，周边有多层膜状包膜，肿物穿过盆膈直达会阴部并向外突出，突出部分大小约 7 cm×5 cm。先经腹膜外钝锐性分离肿物周围组织，牵拉肿物，肿物最窄部位于耻尾肌、盆底筋膜、泌尿生殖膈与耻骨联合之间，粘连于泌尿生殖膈（图 12-4）。再于左侧大阴唇肿物突出部位做一纵行切口约 5 cm，钝锐性分离肿物周边组织,并与盆底肿物相汇合于泌尿生殖膈,分次钳夹并结扎,完整肿物切除(图 12-5)。手术顺利,术中出血 400 ml。术后病理回报:盆底肿物符合 AAM。于 3 月 21 日行双侧输尿管支架管拔除术。术后第 8 天,患者一般情况好,未诉不适,腹部切口愈合好,如期出院。出院诊断是盆底肿物:AAM;剖宫产史;左侧尿生殖膈缺损并疝修补术史。术后 3 个月门诊随诊恢复可。

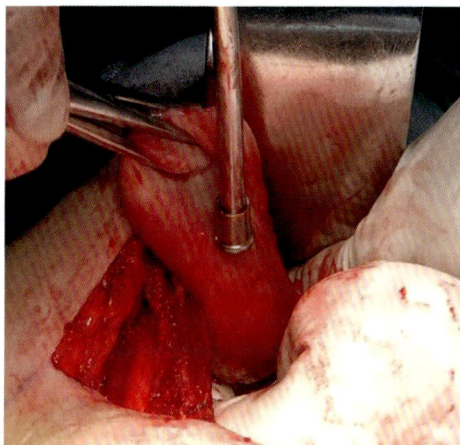

图 12-4　术中经腹切除盆腔部分

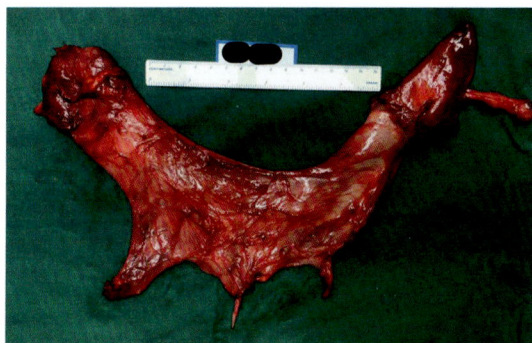

图 12-5　完整切除的肿物病理标本

【病例讨论与分析】

刨根问底——临床思维演练

△ 侵袭性血管黏液瘤的临床特点是什么?

△ 此类会阴肿物的鉴别诊断要考虑哪些?

△ 侵袭性血管黏液瘤的临床处理是什么?

△ 侵袭性血管黏液瘤的预后情况怎么样?

医师 A: 侵袭性血管黏液瘤是极为罕见的软组织肿瘤。自 1983 年 Steeper 等命名以来,截至 2016 年文献综述 Medline 报道 100 余例。女性多发,可发生于 6～77 岁的患者,90% 发生于育龄期,高发年龄为 20～40 岁。发病机制尚不清楚。女性 AAM 患者最常见的病变部位为会阴,少见转移。AAM 常局部侵袭、隐匿生长。患者一般无自觉症状,仅表现为阴道、膀胱、腹膜下或会阴软组织局部出现缓慢生长的包块,瘤体较大时可有会阴、阴唇、盆腔的压迫症状,严重时累及泌尿系统或肠道。由于 AAM 隐匿生长,患者通常就诊时瘤体已累及盆腔深部甚至腹腔。

医师 B: 本例患者符合 AAM 的临床特征。影像学检查有助于术前诊断 AAM。B 超应用最广,但缺乏特异性,常表现为界清的低回声团块。CT 表现多种多样,可以是一个界限清楚、密度较肌肉稍低的均质肿块,强化后呈现出低密度肿块内"旋涡状"不均匀强化,也可以表现为囊性肿块中含部分实质性成分。MRI T1 加权成像中 AAM 表现为与肌肉等信号,T2 加权成

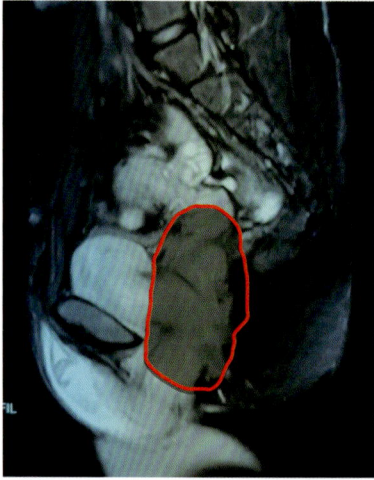

图 12-6 侵袭性血管黏液瘤 MRI 典型表现

像中 AAM 比肌肉信号高,并可于高信号肿块内见"旋涡状"低信号,增强扫描显示肿块缓慢增强,这些是 AAM 的特征性表现(图 12-6)。该例患者术前盆腔 MRI 特点提示 AAM 可能。

医师 C:病理学是诊断 AAM 的"金标准"。肿瘤多无包膜或部分包膜,质软或硬韧,部分肿瘤有"手指样突起"延伸至邻近组织,切片半透明、黏液胶冻样,可见囊性变或出血区(图 12-7)。镜下可见成片的疏松黏液样间质内有散在的星芒状或小梭形细胞和少量胶原纤维,肿瘤主体细胞为小梭形或星芒状纤维母细胞和肌纤维母细胞,通常无坏死和核异形性,罕见核分裂象,镜下可见大量管壁厚薄不一的血管。AAM 的免疫组化表现多样,Vimentin、Desmin、SMA、MSA、CD34、CD44、ER 和 PR 常为阳性,但癌胚抗原和细胞角蛋白为阴性。也有些 AAM 患者的镜下表现及免疫组化并不具有特异性,需结合病史、临床表现、影像学检查及病理综合判断。

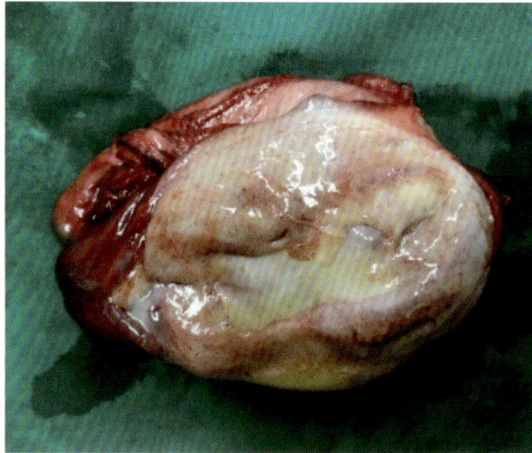

图 12-7 侵袭性血管黏液瘤病理大体切面

医师 D:手术是 AAM 的一线治疗方法。最早认为局部肿物的充分切除并且切缘阴性是最根本的治疗方法,但大部分 AAM 发生于育龄期女性,考虑到手术风险、患者生育能力保护和术后生存质量等问题,手术切缘阴性在这些患者中难以实现,因此这种情况下不完全手术切除也可以接受,完整或部分切除术后复发率差异无统计学意义。前哨淋巴结活检及术中淋巴结切除是否必要尚有争议。因大多数患者 ER/PR 阳性,对于没有生育要求或围绝经期女性的卵巢切除在 AAM 的治疗及预防复发上可能有潜在的意义,但是,预防性卵巢切除的必要性尚有待进一步研究。手术应在尽可能保证邻近器官原有结构及功能的前提下,完整切除肿物,对于侵袭至周围组织器官的肿物,在确定术后可以长期随访和定期复查的前提下,允许部分切除。为保证术后生活质量,尽量多科(如泌尿外科、整形科等)协作。

医师 E：非手术治疗方式是近年来 AAM 治疗的新方向，提出抗雌孕激素治疗是一种可行的治疗方式并且有学者提出了"新辅助治疗"的概念，即用 GnRHa 单独或与手术联合治疗 AAM。目前报道的保守治疗病例均病变广泛，患者不能或不愿接受较大范围的手术，只能选用保守的治疗方法；但尚缺乏保守治疗患者的远期预后的报道。也有建议直接采用血管栓塞或术后辅以放射治疗的方法治疗 AAM，但是由于 AAM 常有多支不同来源的血管供应，因此血管栓塞成功的概率较小。尽管有采用相对较高放疗剂量成功控制 AAM 复发的病例报道，但由于 AAM 有丝分裂慢，因此不建议将放疗作为手术后的常规辅助治疗。

医师 F：AAM 复发率高，复发的特点是容易局部复发而很少远处转移。通过对 100 多例病例进行回顾研究，发现术后复发与术中切缘不净关系不大。但至今还未找到与 AAM 复发相关的因素。AAM 复发常发生于术后 5 年内，约 70％发生在前 3 年内，约 85％发生于前 5 年内，约 94％发生于前 7 年内，也有术后 20 年复发的报道。由于术后较高的复发率及与不明原因复发相关的潜在死亡率，所以有学者建议 AAM 的患者在术后 15 年内应定期进行体格检查及盆腔 MRI 检查。对于复发性 AAM 的患者有多种治疗方法，如再次手术、放疗和激素治疗，各种不同的治疗方法效果不同，但没有一种单一的治疗方式明显优于其他治疗方法。截至目前，AAM 的远处转移仅有 3 例报道：1 例为 27 岁女性，外阴 AAM 两次术后再次发现局灶复发伴肺转移，最终死亡；1 例为 63 岁女性，因盆腔原发 AAM 远处转移至双肺而死亡；1 例为 37 岁女性，盆腔 AAM 两次术后再次局灶复发伴下腔静脉、主动脉及双肺转移。因此，有学者建议 AAM 应该归于中度恶性肿瘤，因为其临床表现是不可预知的，甚至可能危及生命。

【专家点评】

病例中关键点出现在哪里?

1. 侵袭性血管黏液瘤的临床陷阱

外阴部位的 AAM 在生长部位与外形上与巴氏腺囊肿、股疝、脂肪瘤、纤维瘤等类似，随肿块位于外阴位置的不同常与外阴部位的其他新生物混淆。由于此疾病发生率低，影像学检查缺乏特异性，临床误诊率在 80％以上。手术前不易确诊，且外阴部位的 AAM 常向盆腔、阴道、坐骨骶部浸润，若诊断不明确，仅以一般肿块对待而轻易行局部切除术易造成手术意外，如术中或术后发生反复出血等。本例患者病史中外院也曾考虑为左侧尿生殖膈缺损合并疝形成，行左侧尿生殖膈缺损并疝修补术。

2. 侵袭性血管黏液瘤手术治疗前评估的重要性

AAM 的诊断与治疗密切相关，不仅指病理学诊断，更重要的是指病变侵袭范围的诊断。有文献报告由于术前对病变侵袭范围不明，以致术时失血 3000 ml 以上，输血达 6400 ml。对女性外阴部位 AAM，术前 CT 和血管造影十分必要。一方面，可了解病变的范围；另一方面，也可弄清楚肿瘤血供来源，若先结扎动脉有助于减少术中出血。充分的术前评估还包括对术中可能出现的风险评估，术前组织多学科团队评估。本例患者因肿物位置位于膀胱左侧前方，请泌尿外科、基本外科等相关科室会诊，向患者及家属充分交代病情及手术风险，术前双侧输尿管放置了支架管。

（朱　兰　胡惠英）

参 考 文 献

［1］ 钞晓培,万希润.外阴侵袭性血管黏液瘤累及盆腔伴子宫肌瘤 1 例及文献复习［J］.生殖医学杂志,2018,27(5):5.

［2］ Ayati E,Pesikhani MD,Karamali M,et al. A deep giant aggressive angiomyxoma of the labia majora:A case report. Int J Surg Case Rep,2022,96:107313.

［3］ Bai HM,Yang JX,Huang HF,et al. Individualized managing strategies of aggressive angiomyxoma of female genital tract and pelvis. Peking Union Medical College,2013,39(10):1101-1108.

［4］ Chen H,Zhao H,Xie Y,et al. Clinicopathological features and differential diagnosis of aggressive angiomyxoma of the female pelvis:5 case reports and literature review. Capital Medical University,2017,96(20):e6820.

病例 13 P-J 综合征合并宫颈胃型腺癌

【病历摘要】

患者,32 岁,主因"间断阴道排液 10 年,加重伴下腹隐痛 2 年"入院。

1. 现病史 患者因"阴道排液 2 年"于 2021 年 10 月 26 日外院行宫腔镜检查,术中宫颈管后壁及两侧壁可见一占位组织,表面光滑、质硬,取活检。术后病理回报:(宫颈占位)少许宫颈内膜组织慢性炎症伴鳞化,局部间质内偶见腺体可疑呈胃型化生,未见显著异型。建议临床再次送检。2021 年 11 月 19 日就诊我院,病理会诊诊断:(宫颈占位)慢性宫颈及宫颈内膜炎,部分腺体欠规则,需结合免疫组化判断。2021 年 11 月 23 日我院门诊再次行宫颈活检术,活检病理诊断:(宫颈肿物)慢性宫颈炎及宫颈内膜炎,伴鳞化。TCT＋HPV 正常。复查子宫双附件彩超:宫颈可见混合回声,大小 9.7 cm×5.6 cm×5.9 cm,部分延伸至子宫下段。宫颈实性为主包块。宫颈占位明确,多次活检病理不符合临床表现,建议进一步手术病理明确诊断。

患者患病以来,精神、睡眠、食欲可,大小便如常,体重无显著变化。

2. 既往史 否认高血压、冠心病、糖尿病等慢性病史,否认肝炎、结核、伤寒、疟疾等传染病史,否认药物、食物过敏史。预防接种史不详。13 岁后因"肠梗阻、肠套叠"行开腹部分小肠切除术 4 次、多次肠镜息肉摘除术。

月经婚育史:初潮 13 岁,月经周期 30～37 天,经期 5～7 天,末次月经 2021 年 12 月 7 日。已婚,G_0P_0,配偶体健,未严格避孕。

否认家族中有类似疾病史,否认家族性精神病、肿瘤病、遗传性疾病病史。

3. 入院查体 生命体征平稳,心肺听诊无异常,腹软,下腹部见两纵行手术瘢痕,无压痛、反跳痛。

妇科检查:外阴发育好,未见明显异常;阴道通畅,大量排液;宫颈可见肿物,大小约 4 cm×4 cm,触血,双侧宫旁浸润,右侧达盆壁;宫体中位、常大、质中;双附件未见明显异常。三合诊同上。

4. 辅助检查

2021 年 11 月 17 日子宫双附件彩色经腹及经阴道联合超声检查结果如下:子宫大小 7.6 cm×7.2 cm×5.7 cm,内膜厚约 1.4 cm,肌层回声均匀。宫颈可见混合回声,以后唇为著,大小 9.7 cm×5.6 cm×5.9 cm,部分延伸至子宫下段,内可见蜂窝状小无回声,CDFI 可见少许血流信号。左侧卵巢未显示,右侧卵巢 2.5 cm×1.1 cm,双侧附件区未见明确囊实性包块。盆腔未见明显游离液性暗区。宫颈实性为主包块。

2021 年 10 月 22 日盆腔 MRI(图 13-1,图 13-2):宫颈囊实性占位,大小 7.5 cm×5.5 cm×9.0 cm,累及宫颈肌壁全层及宫体下段;宫颈环周囊实性肿块,恶性肿瘤(宫颈腺癌)? 不完全除外腺肌瘤型息肉。

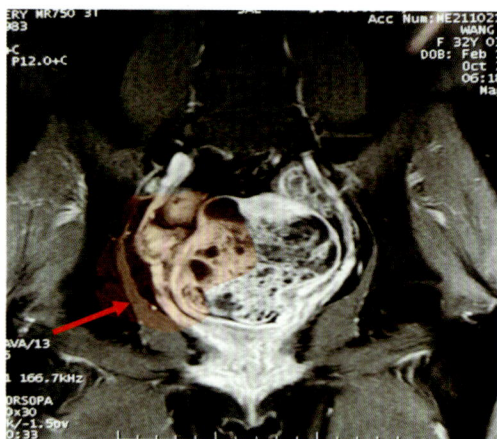

图 13-1　盆腔 MRI 冠状面图示

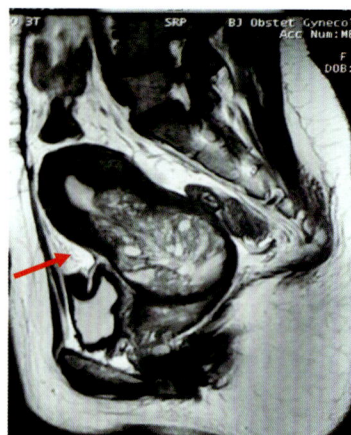

图 13-2　盆腔 MRI 矢状面图示

2021 年 11 月 19 日我院 TCT＋HPV 正常。

2021 年 11 月 24 日我院 PET-CT 提示：宫颈增粗，呈囊实性肿块，内见多房样改变，放射性摄取不均匀增高，SUVmax 3.1。邻近子宫体下段放射性摄取增高，SUVmax 4.1。诊断意见：宫颈囊实性肿物，代谢不均匀增高，邻近子宫体下段代谢增高，不除外恶性病变可能。

2021 年 11 月 24 日 CA19-9 47.4 U/ml，CA125 44.5 U/ml，SccAg 0.8 ng/ml。

5. 诊断　①宫颈占位（性质待定）；②P-J 综合征；③小肠部分切除术史；④肠息肉手术史。

6. 诊治经过

第一次活检：2021 年 10 月外院宫腔镜检查＋活检，术中见宫颈占位，大小 7 cm×6 cm，颈管周边可见多个囊腔，内及白色黏液；术后病理：（宫颈占位）少许宫颈内膜组织慢性炎症伴鳞化，局部间质内偶见腺体可疑呈胃型化生，未见显著异型。鉴于临床表现显著，建议临床再次送检。

第二次活检：2021 年 11 月 23 日我院门诊再次行宫颈活检术，活检病理诊断：（宫颈肿物）慢性宫颈炎及宫颈内膜炎，伴鳞化。

第三次活检：2021 年 12 月 24 日我院宫颈活检术＋宫颈管搔刮术，术中见宫颈组织质地糟脆，触血，搔刮宫颈管 2 周。于宫颈组织质地较糟脆 9、3、5、12 点取活检送病理检查。术后病理：（宫颈 5 点）宫颈内膜慢性炎症，建议加做免疫组化；（宫颈 3 点；宫颈 9 点；宫颈 12 点；宫颈管刮出物）慢性宫颈及宫颈内膜炎，鳞状上皮增生及鳞化。

第四次活检：经专业组讨论后考虑临床表现与病理不符，2022 年 1 月再次宫颈活检＋宫颈管搔刮＋宫腔镜检查术。术中见：宫颈糟脆，颈管可见较多黏液流出。宫腔镜进镜见颈管内膜僵硬，见较多增粗异型血管（图 13-3）。钳夹宫颈前唇质硬触血组织（直径约 1 cm），尖刀切除，同法切除活检宫颈后唇组织（3 cm×2 cm）（图 13-4）。颈管内放置可吸收止血纱布后，宫颈双侧"8"字缝合止血，成形满意。阴道内留置油纱卷 1 个，留置尿管。手术顺利，手术出血 20 ml。术后第 2 天拔除阴道油纱卷及尿管，患者阴道出血不多，当日出院门诊随诊。

术后病理：宫颈浸润性胃型腺癌（组织破碎、肿瘤最深处 1.1 cm）。

免疫组化：MUC5AC＋ MUC6＋ MUC1＋ MUC2-P16-P53 突变型。

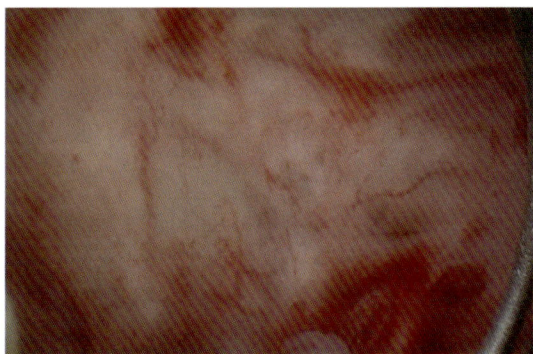

图 13-3　宫颈管内膜异型血管

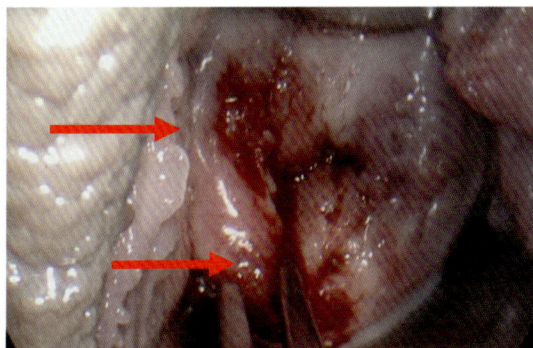

图 13-4　宫颈前唇、后唇活检部位

患者病理诊断明确:宫颈胃型腺癌,临床分期ⅢB期。于 2022 年 2 月 17 日放疗科开始行根治性放疗,同时行顺铂周疗增敏治疗。

【病例讨论与分析】

刨根问底——临床思维演练

△ 什么是 P-J 综合征?

△ 宫颈胃型腺癌的病理特征有何特殊性?

△ 与一般宫颈腺癌相比,宫颈胃型腺癌预后如何?

△ 宫颈胃型腺癌与 P-J 综合征有什么相关性?

医师 A:P-J 综合征是常染色体显性遗传病,发生率为 1/(5 万～25 万)。发病机制与丝氨酸-苏氨酸蛋白激酶 11/肝激酶 B1(*STK11/LKB1*)基因失活相关,这是一种抑癌基因,位于染色体 19p13.3 上。该基因负责 14 个蛋白的磷酸化,保持细胞能量代谢平衡,使能量代谢和细胞生长、细胞极向和抑癌功能需求保持一致;同时参与 DNA 双链断裂修复。

临床表现:①胃肠道多发息肉,息肉特点为宽大的分支状平滑肌束插入黏膜层内、上皮细胞错位导致黏膜脱垂、形成错构瘤性息肉(非肿瘤性);②皮肤黑色素异常沉积;③其他部位肿瘤风险增加。

临床诊断标准:①有 2 个及以上组织学确诊的 P-J 息肉(错构瘤性息肉);②任意数量的 P-J 息肉伴家族史;③典型而明显的皮肤黏膜色素沉积伴家族史;④任意数量的 P-J 息肉伴典型而明显的皮肤黏膜色素沉积。

医师 B:(国际子宫颈腺癌标准和分类)IECC 2018/WHO 2020 版分类将宫颈腺癌分为 HPV 相关性宫颈腺癌和 HPV 非相关性宫颈腺癌,宫颈胃型腺癌属于 HPV 非相关性宫颈腺癌。宫颈腺癌的活检组织病理取材是个关键问题,由于病灶常位于宫颈管的内层,并较深,活检取材必须深入肌层。所以不能用一般的活检钳取材,要进行手术,行楔形切除术或锥形切除术。

1870 年,Gussedow 首次报道恶性腺瘤(腺体轻度异型,有分支状浸润生长特性);1975年,Silverberg 和 Hurt 改用微偏腺癌(minimal deviation adenocarcinoma);2007 年,Kojima 提出宫颈胃型腺癌;2014 年,女性生殖系统 WHO 分类为宫颈胃型黏液腺癌;WHO 2020 版分类中,术语"微偏腺癌"和"恶性腺瘤"不再被推荐使用,仅用"胃型腺癌"。

医师 C:检索 2020 年 11 月之前公开发表的所有宫颈胃型腺癌(gastric-type endocervical adenocarcinoma,G-EAC)相关文章:80 例 case＋45 篇回顾性研究,进行荟萃分析,统计患者平均年龄 45.6 岁;临床症状以阴道黏液样和水样分泌物增多为主,60.9％表现为阴道异常排液;50.7％的患者表现为异常子宫出血。因为病灶的隐匿性(位于宫颈管内层),且为 HPV 非相关性宫颈腺癌,通过宫颈癌常规筛查易漏诊,常规宫颈活检病理取材达不到病灶深度也易漏诊。所以术前仅有 50％的患者通过病理确诊,临床上单次宫颈活检检出率为 20％;多次活检或锥切检出率为 30％。

宫颈胃型腺癌预后取决于分期;由于很难单次诊断,多数病例被延误发展至晚期才治疗。综合文献报道的宫颈胃型腺癌与普通型宫颈腺癌相比较,死亡病例均为外院延误诊断 6 个月以上,来院治疗时分期已为Ⅱb 期以上的患者。

医师 D:P-J 综合征患者的胃肠道和肠道外恶性肿瘤风险均增加。癌症的终身风险为37％～93％,诊断出癌症时的平均年龄为 42 岁。一篇荟萃分析通过针对 210 例 P-J 综合征患者的 6 项研究发现,在 15～64 岁发生的 66 例恶性肿瘤中,55 例(83％)为结肠外癌症。与人群对照组相比,患者的肺癌、乳腺癌、子宫癌和卵巢癌风险均有增加。P-J 综合征女性患者罹患乳腺癌(32％～54％)、卵巢癌(21％)和宫颈癌(10％)的终生风险均增加。宫颈肿瘤包括宫颈恶性腺瘤,这是具有高度侵袭性的高分化黏液性腺瘤。有文献报道 P-J 综合征女性患者的宫颈腺癌风险增加,尤其是宫颈胃型腺癌,因此建议 P-J 综合征女性患者从 21 岁开始每年筛查宫颈癌(包括巴氏涂片)。

宫颈胃型腺癌是发病率排名第二的宫颈腺癌类型,在非 HPV 相关性宫颈腺癌中最为常见,IECC 研究中胃型腺癌约占所有病例的 10％,日本宫颈腺癌中胃型腺癌高达 25％。患者平均发病年龄 42 岁,大部分为散发病例,但也可与 STK11 种系突变有关。除此之外还会有染色体 3q 的获得、1p 的缺失等;TP53 突变率接近 50％。胃型腺癌高分化谱系即所谓微偏腺癌,有时是可以同时出现的,纯粹的微偏腺癌因形态学较为温和,并且肿瘤局灶要有典型的恶性肿瘤细胞,需广泛、充分取材,才能有充足的诊断依据诊断为微偏腺癌。

本例患者为育龄期女性,阴道排液多年,查体发现宫颈占位,性质不明,PET-CT 提示宫颈增粗,呈囊实性肿块,不除外恶性病变可能;肿瘤标志物轻度偏高,该患者 13 岁诊断为 P-J 综合征,目前考虑宫颈癌可能性较大。患者已于外院及我院进行 2 次活检,病理均未报恶性,门诊就诊后经专业组讨论:本次应大块活检＋宫腔镜下病灶切除活检术,并与病理科积极沟通,尽早明确诊断。P-J 综合征患者罹患恶性肿瘤风险比普通人群增加 18 倍,85％的患者会在 70 岁前罹患恶性肿瘤。常见的合并恶性肿瘤包括:结直肠癌,乳腺癌,小肠、胃、胰腺肿瘤;卵巢环管状性索肿瘤、小叶状宫颈腺体增生、宫颈胃型腺癌。10％～30％的 P-J 综合征患者发生宫颈胃型腺癌;10％的宫颈胃型腺癌与 P-J 综合征相关,宫颈胃型腺癌合并 P-J综合征的患者平均发病年龄为 33 岁,不合并 P-J 综合征的患者平均发病年龄为 55 岁。

【专家点评】

病例中关键点出现在哪里?

1. 宫颈胃型腺癌早期诊断的重要性

G-EAC是非 HPV 相关性宫颈腺癌中最常见的类型,也是仅次于普通型宫颈腺癌(usual-type endocervical adenocarcinomas,UEA)的第 2 种常见的宫颈原发腺癌,是一种具有胃型分化的黏液腺癌,有着类似幽门腺上皮的形态学特征。G-EAC 的发生与高危型HPV 感染无关,临床表现极不典型,病灶隐匿致取材困难,筛查及活检阳性率低,加之病理学形态特征与良性病变相似,而生物学特性却呈高度恶性行为,给确诊带来了极大挑战,术前诊断率低。

此外,G-EAC 也与 P-J 综合征(Peutz-Jeghers syndrome,PJS)密切相关。G-EAC 患者中约 10%合并有 PJS,可能与 STK11 基因突变有关。PJS 是一种常染色体显性遗传性疾病,表现为皮肤、黏膜的黑色素沉着以及多发的消化道错构瘤性息肉,其发生恶性肿瘤的风险明显高于普通人群,易合并多器官、多系统肿瘤是 PJS 的重要特点。

专家共识推荐:须重视 G-EAC 的前驱病变管理,存在 PJS 者自 18 岁开始每年行妇科检查、妇科超声检查和子宫颈脱落细胞学检查(有性生活史者);G-EAC 患者可能合并 PJS,建议行相关分子生物学指标检测及遗传咨询。G-EAC 临床表现不典型,主要症状为阴道流液;子宫颈外观肥大、光滑多见,病变常隐匿于子宫颈管中;常发生卵巢转移,出现与卵巢癌相似的临床表现。因此,对表现为阴道流液或伴有盆腔包块的患者,应警惕 G-EAC 的可能。

病理学是诊断 G-EAC 的"金标准"。临床诊断时应聚焦子宫颈活检取材时机与准确性的把握。对于子宫颈肥大和(或)"桶状"子宫颈且伴有阴道流液、阴道不规则流血者,或伴有阴道流液或阴道不规则流血的盆腔包块者,应警惕 G-EAC 的可能。此病变具有胃型分化的特点,故当存在子宫颈胃型黏液性病变时,应警惕 SMMN-FGT 的可能[女性生殖道 2 个及以上的部位同时存在黏液性病变,称之为生殖道同期发生的黏液上皮化生与肿瘤(synchronous mucinous metlasia and neoplasia of the female genitaltract,SMMN-FGT)],注意排查其他部位,如进一步行盆腹腔影像学检查,必要时行诊断性刮宫,但有时难以鉴别SMMN-FGT 与转移性病变。适时行多次多点深部活检(必要时在超声引导下)、子宫颈管搔刮术,甚至子宫颈锥形切除术。对于接受手术治疗的患者,术中应全面仔细探查,包括整个盆腹腔,特别是子宫颈管,检查离体标本时也应注意观察子宫颈及子宫颈管,如有无蜂窝状改变,以减少 G-EAC 的漏诊。免疫组化检测有助于确诊。

2. 宫颈胃型腺癌的治疗

由于 G-EAC 相对少见,加之认知的局限性,临床多为个案或小宗病例报道,缺乏前瞻性的临床研究,因此,治疗无规范化标准,存在一定争议,治疗较为棘手。目前,各指南并无专门针对 G-EAC 的治疗推荐,而是参照 UEA、鳞癌。而 G-EAC 与 UEA、鳞癌的临床病理特征、预后截然不同,G-EAC 侵袭性更强,患者确诊时多处于中晚期,易侵犯神经和脉管,易远处转移,p53 突变型表达率高,对放化疗敏感度较差,易耐药,预后差。因此,G-EAC 的治疗应具有其特殊性。

目前尚无 G-EAC 的治疗标准,应在遵循子宫颈癌治疗规范的基础上,进行个体化治疗。局部早期患者以手术治疗为主,术后辅以放化疗±靶向治疗;局部晚期患者行同步放化疗±靶向治疗。因该病易发生转移且有 SMMN-FGT 存在的可能,故对于早期患者,建议除广泛性子宫切除术＋盆腔淋巴结切除术±腹主动脉旁淋巴结切除术以外,同时行双侧附件、大网膜、阑尾切除,类似卵巢癌分期手术范围,术后根据中高危因素辅助放化疗,鉴于 G-EAC 的高侵袭性,建议酌情放宽术后辅助治疗指征。当因盆腔肿块行手术而意外发现 G-EAC 时,即使子宫颈局部为早期病变,仍应警惕卵巢转移的可能;对于确诊存在卵巢转移或可切除的其他盆腹腔转移灶者,行肿瘤细胞减灭术,并尽量达到无肉眼残留,这有利于缓解症状、减轻肿瘤负荷和术后的放化疗。化疗方案参照卵巢癌的化疗方案,如紫杉醇联合铂类药物。鼓励患者参加临床试验研究。

（朱　兰　仝佳丽）

参 考 文 献

［1］中国医师协会妇产科医师分会妇科肿瘤专业委员会(学组),张国楠,向阳,等.子宫颈胃型腺癌临床诊治中国专家共识(2021 年版)[J].中国实用妇科与产科杂志,2021,37(11):1131-1136.

［2］van Lier MG,Wagner A,Mathus-Vliegen EM,et al. High cancer risk in Peutz-Jeghers syndrome:a systematic review and surveillance recommendations. Am J Gastroenterol,2010,105:1258.

［3］Lim W,Olschwang S,Keller JJ,et al. Relative frequency and morphology of cancers in STK11 mutation carriers. Gastroenterology,2004,126:1788.

［4］van Lier MG,Westerman AM,Wagner A,et al. High cancer risk and increased mortality in patients with Peutz-Jeghers syndrome. Gut,2011,60:141.

［5］Resta N,Pierannunzio D,Lenato GM,et al. Cancer risk associated with STK11/LKB1 germline mutations in Peutz-Jeghers syndrome patients:results of an Italian multicenter study. Dig Liver Dis,2013,45:606.

［6］Giardiello FM,Brensinger JD,Tersmette AC,et al. Very high risk of cancer in familial Peutz-Jeghers syndrome. Gastroenterology,2000,119:1447.

［7］Srivatsa PJ,Keeney GL,Podratz KC. Disseminated cervical adenoma malignum and bilateral ovarian sex cord tumors with annular tubules associated with Peutz-Jeghers syndrome. Gynecol Oncol,1994,53:256.

［8］Syngal S,Brand RE,Church JM,et al. ACG clinical guideline:Genetic testing and management of hereditary gastrointestinal cancer syndromes. Am J Gastroenterol,2015,110:223.

［9］Yevgenity S. Gastric type endocervical adenocarcinoma:an aggressive tumor with unusual metastatic patterns and poor prognosis. Am J Surg Pathol,2015,39(11):1449-1457.

病例 14   46,XY 性腺来源恶性肿瘤

【病历摘要】

患者,25 岁,主因"原发闭经,发现盆腔肿物 1 年"入院。

1. **现病史**   患者自幼无月经来潮,15 岁因无月经来潮曾就诊,自诉子宫发育不良,同时可扪及左下腹肿物,约鸡蛋大小,平卧后可还纳,未重视,未予就诊。1 年前自觉左下腹肿物位于脐下,肿物逐渐增大,2021 年 5 月 6 日外院就诊,超声提示盆腹腔实性占位,大小 30 cm×25 cm,边界欠清,上缘至脐上 9 cm,内见血流信号。盆腹腔积液,深约 7.1 cm。伴下腹隐痛,无腹胀,二便正常。2021 年 5 月 8 日我院就诊,查 CA125 455.0 U/ml,AFP 804.0 ng/ml,NSE 77.3 ng/ml。性激素:FSH 86.9 IU/ml,LH 112.04 IU/ml,E2 21 pg/ml,P 0.86 ng/ml,T 1.82 ng/ml,β-hCG 17.1 IU/L。性染色体:XY。门诊考虑盆腹腔巨大占位,不除外性腺恶变可能,建议剖腹探查。

2. **既往史**   平素体健,否认高血压、心脏病、糖尿病等重大慢性疾病史,否认手术外伤史,否认肝炎、结核、伤寒、疟疾等传染病史。否认药物过敏史,否认食物过敏史。预防接种史不详。

月经婚育史:原发闭经,未婚,有性生活。

家族史:一姨表姐原发闭经,未治疗,伯伯、姑姑、叔叔肝癌。否认家族性精神病、遗传病史。

3. **入院查体**   生命体征平稳,全身浅表淋巴结未及肿大。无腋毛,乳头未发育,心肺听诊无异常。腹膨隆,无压痛及反跳痛。

妇科检查:外阴无阴毛分布,大小阴唇及阴道口可见;阴道长为 6～7 cm,顶端为盲端,未见宫颈口,盆腹腔可及肿物,偏向前,直径约 30 cm,上界达脐上,质地较硬。

4. **辅助检查**

2021 年 5 月 8 日 CA125 455.0 U/ml,AFP 804.0 ng/ml,NSE 77.3 ng/ml。

2021 年 5 月 8 日性激素:FSH 86.9 IU/ml,LH 112.04 IU/ml,E2 21 pg/ml,P 0.86 ng/ml,T 1.82 ng/ml,β-hCG 17.1 IU/L。

2021 年 5 月 11 日腹盆腔增强 CT:腹部膨隆,腹盆腔可见混杂密度巨大肿物,呈囊实性密度,边缘分叶,较大截面 19.0 cm×14.3 cm,内见多发迂曲血管影,增强后不均匀强化,考虑恶性病变。子宫显示不清,与肠管分界不清。右侧输尿管腹段显示不清,略扩张积水,病变累及左侧腹股沟管,左侧腹股沟管内软组织密度影伴强化,局部腹股沟疝形成,盆腔及双侧腹股沟未见异常增大淋巴结。

2021 年 5 月 11 日盆腔增强 MRI:盆腔巨大占位,可见分隔,最大截面 19.2 cm×9.3 cm,增强扫描呈不均匀明显强化,病灶内可见迂曲扩张的血管走行。病变与左侧腹股沟管分界不

清,左侧腹股沟管增宽,其内可见异常信号伴强化。考虑恶性病变可能,病变累及左侧腹股沟管,局部腹股沟疝形成。

5. 诊断　盆腔占位性质待查,性腺恶变可能;雄激素不敏感综合征;右侧输尿管积水。

6. 诊治经过　入院后,术前行双侧输尿管支架管置入。

2021年5月20日我院剖腹探查＋肿瘤细胞减灭术(右侧性腺肿物切除＋左侧腹股沟内性腺切除＋右侧生殖静脉高位结扎＋乙状结肠切除＋直肠乙状结肠吻合＋部分回肠切除＋大网膜切除＋右侧盆腔淋巴结切除＋阑尾切除)。术中探查可见:子宫缺如,左侧附件位于左侧腹股沟管内,右侧附件实性肿物,大小25 cm×20 cm,表面充满粗大异生血管,固定不动,侵犯右侧盆底、腹壁、乙状结肠、部分小肠;右侧输尿管穿行于肿瘤内,右侧盆腔淋巴结粘连成片,与肿瘤融合;大网膜、其他肠管及系膜、上腹腔脏器未及肿物受累;其他淋巴结未及肿大。肿物送冰冻病理:生殖细胞肿瘤,考虑为卵黄囊瘤。

术后病理:(右侧性腺及肿物)无性细胞瘤(精原细胞瘤),累及右侧腹股沟、右侧输尿管表面、回肠及乙状结肠肌层及肠周脂肪组织。淋巴结见转移癌。大网膜、阑尾未见肿瘤。左侧性腺见睾丸组织,生精小管萎缩,未见生精反应,生精小管基底膜硬化,间质纤维化,支持细胞及间质细胞增生。免疫组化:AE1/AE3(－),AFP(－),CD30(Ki-1)(－),Ki-67(80%),CD117(＋),EMA(－),OCT3/4(＋),SALL-4(＋),SOX2(－),LCA(－),PLAP(＋)。

切净度:R0。

手术病理分期:Ⅲc期。

术后给予顺铂＋博来霉素＋依托泊苷方案化疗4程,末次化疗2021年7月31日。

β-hCG变化:17.1 IU/L(术前)→2.69 IU/L(化疗结束后)。

T变化:1.82 ng/ml(术前)→0.64 ng/ml(化疗结束后)。

CA125变化:455.0 U/ml(术前)→112 U/ml(化疗1程后)→18.8 U/ml(化疗2程后)→8.2 U/ml(化疗4程后)。

AFP变化:804.0 ng/ml(术前)→145 ng/ml(化疗1程后)→6.9 ng/ml(化疗2程后)→2.9 ng/ml(化疗4程后)。

NSE变化:77.3 ng/ml(术前)→8.7 ng/ml(化疗1程后)。

随后进入常规随诊,末次随诊2022年7月20日。

肿瘤结局:完全缓解。

【病例讨论与分析】

刨根问底——临床思维演练

△ 青少年盆腔占位主要有哪些组织学类型?

△ 完全型雄激素不敏感的诊断和处理是什么?

△ 青少年卵巢恶性生殖细胞肿瘤的手术治疗要点是什么,能否保留生育功能?

△ 青少年卵巢恶性生殖细胞肿瘤的预后如何?

医师 A:青少年附件包块是青少年妇科就诊的主要问题。症状与占位的大小、病理类型相关。主要临床表现包括:腹痛、触诊腹部或盆腔有占位、腹胀或腹围增加、性早熟或男性化、月经紊乱、副肿瘤或自身免疫综合征(如抗 NMDA 脑炎),或周围脏器受累引起的症状(如恶心、呕吐、饱腹感、便秘、尿频等)。大多数青少年卵巢占位多为良性。良性生殖细胞肿瘤最常见,如成熟囊性畸胎瘤、性腺母细胞瘤。成熟畸胎瘤通常偶然发现,约 10% 可发生在双侧卵巢,极少数患者合并有抗 NMDA 脑炎。而性腺母细胞瘤发生在具有 Y 染色体/Y 染色体片段表型的女性患者中,通常与性腺发育不良相关[如 Turner 综合征(45XO/46XY)],高达 40% 的患者发生于双侧性腺。可能与恶性生殖细胞肿瘤(无性细胞瘤)相关。其次是良性上皮细胞肿瘤,包括浆液性囊腺瘤、黏液性囊腺瘤,占卵巢肿瘤的 10%~20%,通常在月经初潮后诊断。然后是良性性索间质肿瘤,如卵泡膜细胞瘤,占青少年卵巢肿瘤不超过 2%,可以合并有胸腹水(Meigs 综合征)和痣样基底细胞癌综合征(Gorlin 综合征),一些卵泡膜细胞瘤可产生雌激素或睾酮。

青少年卵巢占位,恶性肿瘤主要为恶性生殖细胞肿瘤。①未成熟畸胎瘤,在女孩混合性卵巢占位中占 10%。平均发病年龄 10 岁。通常与性腺发育不良相关。②无性细胞瘤为最常见的恶性生殖细胞肿瘤,也是儿童卵巢恶性肿瘤中最常见的组织学类型。发病高峰年龄 15~19 岁。约 19% 的患者双侧卵巢受累。与性腺发育不良相关。除恶性生殖细胞肿瘤外,恶性性索间质肿瘤也可以发生于青少年。①幼年型颗粒细胞瘤是儿童性索间质肿瘤的主要类型,大多发病于 10~20 岁。肿瘤组织可分泌雌激素,临床可表现出乳房增大和阴道不规则出血。双侧卵巢受累不常见,不超过 5%。②Sertoli-Leydig 细胞瘤约占儿童卵巢性索间质肿瘤的 20%,占儿童恶性卵巢肿瘤不超过 0.5%。约 50% 患者的发病年龄为 11~20 岁。大多数患者临床表现出男性化或月经紊乱。

医师 B:完全型雄激素不敏感是原发性闭经的第三大原因,仅次于性腺发育不全和先天性无阴道。临床表现也可能在出生时或婴儿时期表现为腹股沟包块(含睾丸)或平素体健女童中的疝。患者阴唇和阴蒂明显,但阴道短且为盲端。其他特征包括睾丸外观正常、无子宫和 46XY 核型。婴儿时期发病,激素水平显示的抵抗特征较少。黄体生成素和睾酮基线水平可能低下,仅在外源性人绒毛膜促性腺激素刺激后,睾酮水平才会升高。青春期后,血清睾酮水平处于正常男孩参考范围内或略微升高,雌二醇水平处于正常男孩参考范围高值。睾丸可能位于腹腔、腹股沟管或大阴唇内,组织学表现符合未降睾丸。没有或几乎没有副中肾管结构,罕见情况下有残留子宫。隐睾可能会发生生殖细胞肿瘤,随着年龄增长风险增高,需要密切随访,青春期后视情况进行性腺切除。

医师 C:青少年卵巢恶性生殖细胞肿瘤的主要治疗方式是手术联合术后化疗。手术需尽可能减瘤,手术范围取决于术中肿瘤受累范围,以及患者保留生育能力的意愿。卵巢恶性生殖细胞肿瘤分期手术的范围与卵巢上皮性恶性肿瘤相似。淋巴结受累率取决于肿瘤组织学类型,无性细胞瘤淋巴受累率为 18%~28%,混合生殖细胞肿瘤淋巴受累率为 7%~16%,恶性畸胎瘤淋巴受累率为 3%~8%。

对于有意愿保留生育功能的患者,无论分期,均可考虑进行保留生育功能的减瘤术。不同于成年患者,青少年早期恶性生殖细胞肿瘤,可以无须进行全面分期术。对于不要求保留生育功能的患者,可以在初次手术时进行全面分期。如果患者初次手术未接受全面分期术,需要根据肿瘤组织学类型、影像学评估结果、肿瘤标志物水平(AFP、β-hCG)、患者年龄、保留生育功能的意愿综合评估是否需要进行全面分期术。

医师 D： 几乎所有的恶性生殖细胞肿瘤青少年患者均应接受以治愈为目的的治疗，长期治愈率大于 90％。术后，Ⅰ期无性细胞瘤或Ⅰ期Ⅰ级未成熟畸胎瘤无须进行化疗。Ⅱ～Ⅳ期无性细胞瘤或未成熟畸胎瘤，应接受术后化疗。术后化疗方案首选 3～4 个疗程的博来霉素＋依托泊苷＋顺铂（BEP）联合化疗。应用博来霉素需评估患者肺功能，4 个疗程 BEP 化疗为标准疗程。

医师 E： 青少年恶性生殖细胞肿瘤治疗的主要顾虑就是保留生育能力。临床早期患者，可以切除单侧或双侧附件并保留外观正常的子宫。即使别处存在巨大转移灶，保守手术也不影响肿瘤结局。无性细胞瘤双侧卵巢受累风险最高，但也不超过 5％～10％。目前尚不普遍接受对外观正常的对侧卵巢进行楔形活检，主要是因为恶性生殖细胞肿瘤对化疗非常敏感，卵巢挽救率高；且卵巢活检会增加粘连损害生育能力。保留子宫但无卵巢的女性可采用捐卵、冷冻自身卵巢组织或卵母细胞来妊娠，而保留卵巢但无子宫女性可采用代孕技术。化疗后，也有80％患者可以恢复正常月经，妊娠并发症发生率也并不增加。

【专家点评】

病例中关键点出现在哪里？

1. 重视青少年第二性征发育，及早发现性发育异常

年龄＞14 岁，尚无第二性征发育；或年龄＞16 岁，第二性征已发育，月经还未来潮，则为原发闭经。出现原发闭经时应积极寻找原因，闭经的原因大致可分为：下丘脑性闭经、垂体性闭经、卵巢性闭经、子宫及下生殖道发育异常性闭经以及其他内分泌疾病（如雄激素水平升高的疾病、甲状腺疾病）。明确病因后，积极针对病因进行治疗。该患者原发闭经、第二性征发育不完全，合并腹股沟肿物，幼年查体虽未发现 LH、T 明显升高，但超声未提示正常发育的子宫，应积极完善染色体检查，明确诊断，密切随访双侧腹股沟肿物，在合适的时机进行双侧性腺切除，避免手术范围扩大。

2. 满意的肿瘤细胞减灭术，结合术后规范足程的化疗是获得良好结局的基础

该患者术中冰冻病理提示为恶性生殖细胞肿瘤，虽肿瘤受累范围大，但仍以治愈为目的，依据指南建议，尽一切努力达到满意的肿瘤细胞减灭术（R0），术后辅以规范化的 BEP 化疗，患者预后良好。

（尹　婕　朱　兰）

病例 15　宫颈癌放疗联合免疫治疗

【病历摘要】

患者,48 岁,主因"阴道不规则出血 7 个月"入院。

1. **现病史**　2019 年 9 月开始无月经来潮,无其他不适,未就诊。2020 年 1 月开始出现阴道不规则出血,量时多时少,暗红色,淋漓不尽,2020 年 3 月就诊我院妇科内分泌门诊,查体发现宫颈肥大,菜花状,取活检,病理提示:高级别鳞状上皮内病变(HSIL),累腺,局灶高度可疑癌变。转诊妇科肿瘤中心门诊,完善查体,评估宫颈菜花状肿物最大直径超过 6 cm,双侧宫旁受累,左侧达盆壁。2020 年 4 月 PET-CT 提示宫颈放射性摄取异常增高,符合宫颈癌表现,累及子宫体下端及阴道,范围 6.3 cm×5.2 cm,SUV_{max} 15.1,伴腹主动脉旁(L1~L2 水平)、双侧盆壁内侧多发淋巴结转移。评估临床分期Ⅲc2r 期。建议根治性放疗同步化疗,等待放疗期间给予静脉紫杉醇＋顺铂＋贝伐单抗化疗。患者目前一般情况良好,无发热、腹痛,阴道出血不多,现为行化疗入院。

2. **既往史**　无规律体格检查,否认高血压、心脏病、糖尿病等重大慢性疾病病史,否认手术、外伤史。药物过敏史不详,否认食物过敏史。预防接种史不详。

月经婚育史:初潮 13 岁,月经周期 27~28 天,经期 3~4 天,末次月经 2019 年 9 月。适龄婚育,G_2P_2,配偶体健。

3. **入院查体**　生命体征平稳,全身浅表淋巴结未及肿大。心肺听诊无异常。腹软,全腹无压痛及反跳痛。

妇科检查:外阴(一);阴道畅,阴道穹窿 2 点可见肿瘤受累;宫颈形态消失,可见菜花样肿物,最大直径超过 6 cm,触血,双侧宫旁受累,左侧达盆壁;宫体中位,增大如孕 10 周,质中,无压痛;双侧附件未及异常;三合诊同前。

4. **辅助检查**

2020 年 3 月 26 日 HPV16 阳性;TCT:HSIL。

2020 年 3 月 18 日 SccAg 11.0 ng/ml。

2020 年 3 月 18 日我院妇科超声:子宫 10.2 cm×9.7 cm×8.4 cm,宫腔内见节育器,内膜厚 0.6 cm,宫腔线分离,宽约 0.6 cm,肌层回声不均;宫底后壁见多个低回声相互融合,较大者 8.0 cm×8.9 cm×6.2 cm,宫颈结构欠清,双附件未见明确囊实性占位,无明显盆腔游离积液。

2020 年 4 月 2 日 PET-CT:子宫大,内见节育器影。宫颈肥厚,放射性摄取异常增高,侵及子宫体下段及阴道,范围 6.3 cm×5.2 cm,SUV_{max} 15.1。腹主动脉旁(L1~L2 水平)、双侧盆壁内侧见多发放射性摄取增高淋巴结,直径 0.6~1.8 cm,SUV_{max} 2.0~10.9。诊断意见:宫颈肥厚,代谢异常增高,符合宫颈癌表现,侵及子宫体及阴道,伴腹主动脉旁(L1~L2 水平)、双侧盆壁内侧多发淋巴结转移。余未见明确代谢异常增高病灶。

2020 年 4 月 3 日双肾血流图：肾小球滤过率（GFR）88.27 ml/min，左肾 43.94 ml/min，右肾 44.33 ml/min。

5. 诊断 宫颈癌Ⅲc2r 期。

6. 诊治经过

2020 年 4 月，等待放疗时，给予紫杉醇＋顺铂＋贝伐单抗静脉化疗 1 程。

2020 年 5 月至 7 月予根治性放疗，盆腔外照射：95%PCTV 宫颈、子宫、宫旁、部分阴道、骶前、闭孔、髂内、髂外、髂总、腹膜后淋巴引流区 50.4 Gy/28 f（180 cGy/f，5 f/w），95%PGTV 肿大淋巴结 60.2 Gy/28 f（215 cGy/f，5 f/w）。盆腔内照射：采用 Ir192 源，A 点为参考点，参考点计量 29.8 Gy/5 次（5.8～6 Gy/次，1～2 次/周）；阴道柱形施源器照射阴道内病变区 HRCTV D90 10 Gy/2f（5 Gy/次，2 次/周）。

放疗期间，给予紫杉醇＋顺铂静脉化疗 4 程，末次化疗 2020 年 7 月 22 日。

2020 年 7 月 21 日放疗结束，查体：阴道畅，上 1/3 黏膜苍白，未及结节，宫颈表面轻度糜烂，双侧宫旁软。

SccAg 变化：11.0 ng/ml（放疗前）→3.5 ng/ml（放疗后）。

因 SccAg 未降至正常，放疗后继续给予紫杉醇＋顺铂＋贝伐单抗静脉化疗，主要化疗副反应为骨髓抑制、粒细胞缺乏性发热。化疗 2 程后，2021 年 9 月 16 日查 SccAg 逐步缓慢升高至 3.9 ng/ml。

2020 年 9 月 16 日 PET-CT：左侧锁骨上及颈部气管左旁见数枚放射性摄取增高的淋巴结，最大短径 0.9 cm，SUVmax 6.0，考虑淋巴结转移。右肺下叶基底段见一类圆形实性结节，直径约 0.5 cm，放射性摄取稍增高，SUVmax 1.4。右肺上叶后段、右肺中叶内段、右肺下叶后基底段、左肺上叶尖后段见多发微结节影，最大直径约 0.4 cm，均未见明显放射摄取增高，部分较前新见，部分较前明显，不除外肺转移。子宫增大，子宫内放射性摄取增高，SUVmax 6.0，为子宫内膜生理性摄取；宫体右缘见一放射性摄取增高灶，直径约 1.1 cm，SUVmax 4.5，考虑不除外残余转移淋巴结；宫颈略增粗，放射性摄取未见增高，SUVmax 3.4；双附件未见异常。余未见异常增高病灶。

考虑复发部位非原病灶复发，均为新发部位，未进行过放疗。2020 年 10 月至 11 月给予复发部位放疗＋PD1（programmed death-1，标准性死亡蛋白 1）治疗。放疗期间共完成免疫治疗 3 次，末次治疗 2020 年 11 月 17 日。

SccAg 变化：3.9 ng/ml（复发放疗前）→1.2 ng/ml（复发放疗＋PD1 治疗后）。

随后进入随诊阶段，给予 PD1 维持治疗至今。

2021 年 5 月 19 日 PET-CT：原宫体右缘代谢增高灶，以及原左侧锁骨上、颈部气管左侧旁及左侧腋窝转移淋巴结、原右肺下叶基底段代谢稍高的实性结节、原双肺代谢不高微结节均已消退。余未见明确异常代谢增高病灶。

SccAg 持续维持 1.5 ng/ml 以下。

末次随访时间：2022 年 10 月 31 日。

肿瘤结局：完全缓解。

【病例讨论与分析】

> ### 刨根问底——临床思维演练
> △宫颈癌初治后的随访要点是什么,复发宫颈癌如何诊断?
> △复发宫颈癌的治疗策略是什么,放疗在复发宫颈癌中如何应用?
> △复发宫颈癌患者应用免疫靶向治疗的指征是什么?
> △放疗联合免疫靶向治疗的分子机制是什么?

医师 A:宫颈癌结束治疗后应根据患者复发风险和个体情况制订随访策略。治疗后前 2 年每 3~6 个月随诊一次,若复发风险高,则每 3 个月随诊 1 次;后 3~5 年,则每 6 个月随诊一次;随后每年随诊一次。推荐每年进行一次宫颈/阴道细胞学检查,能够尽早发现低位生殖道肿瘤复发。但仍要强调,由于液基细胞学敏感度较低,高质量的体格检查在随访中有重要作用。对于 Ⅱ 期以上宫颈癌患者,结束治疗后建议每 3~6 个月进行一次 PET-CT(首选)或 CT 评估,也可考虑盆腔 MRI,或根据患者症状和临床表现进行其他检查。美国国立综合癌症网络(NCCN)指南推荐发现宫颈癌可疑复发时,应在制订治疗策略之前,进行活体组织病理检查,以明确肿瘤复发。中国抗癌协会妇科肿瘤专业委员会制定的《子宫颈癌诊断和治疗指南(2021 年版)》也提到可以通过 PET-CT 证实复发。

医师 B:宫颈癌复发可分为中心型复发和非中心型复发,根据复发部位、数目、肿瘤大小、既往放疗史和患者一般情况制订个体化治疗方案。复发宫颈癌也可以考虑根治性再治疗,包括放疗±化疗、手术。有报道,长期随访,经过治疗的复发性宫颈癌患者无疾病进展率可达 40%。对于既往无放疗史或复发部位位于放疗野之外,可以考虑手术治疗,也可以考虑肿瘤部位外照射±化疗±内照射。复发患者放化疗可以考虑顺铂或卡铂单药治疗或顺铂+氟尿嘧啶治疗。初治结束后短期内复发患者,可以考虑紫杉醇或吉西他滨(健择)联合卡铂治疗。接受过放疗的中心型复发患者,可以考虑盆腔廓清术±术中放疗。但盆腔廓清术手术范围大,围术期死亡率约 5% 或略低。仔细选择合适的患者进行盆腔廓清术,生存率可以达到 50%。对于非中心型复发患者,可以考虑放疗±化疗,或手术切除±术中放疗,或化疗,或加入临床试验。接受二线治疗后(无论手术或放疗)再复发患者,预后极差。

医师 C:免疫靶向治疗的生物标记物如下。①程序性死亡蛋白 1 及其配体(PD-1 和 PD-L1):免疫靶向治疗主要是指 PD-1 和 PD-L1 的抑制剂,以及细胞毒性 T 淋巴细胞抗原 4(CTLA-4)抑制剂。目前美国 FDA 批准的 PD-1 抑制剂有帕博利珠单抗、纳武利尤单抗,PD-L1 抑制剂有阿替利珠单抗、阿维单抗、德瓦鲁单抗以及西米普利单抗,CTLA-4 抑制剂有伊匹单抗。KEYNOTE-158 和 CheckMate-358 研究发现,PD-L1 抑制剂在复发转移宫颈癌中可以取得 10%~26% 的客观缓解率。KEYNOT-826 研究同样显示帕博利珠单抗联合化疗在复发转移宫颈癌中可以显著延长总生存期(OS)和无进展生存期(PFS)。2018 年,FDA 批准帕博利珠单抗用于晚期及复发、转移性宫颈癌患者的二线治疗。2021 年批准帕博利珠单抗联合化疗±贝伐单抗用于复发或转移性宫颈癌一线治疗,已被 NCCN 指南列入一线联合治疗的首选方案。②肿瘤突变负荷(TMB):为癌症基因组编码区的非同义序列基因突变的数量,通常按照每兆基因组序列的突变数量计算。TMB可能驱动有效的抗肿瘤免疫反应,并最终导致免疫治疗的持续临床反应。KEYNOTE-158试验显示,帕博利珠单抗治疗的晚期实体瘤患者TMB与预后相关,并确定了一组对免疫治疗有反应的患者。TMB＞10 mut/Mb组患者客观缓解率为29％,TMB＜10 mut/Mb组患者客观缓解率仅为6％。该试验统计,宫颈癌中TMB-H的比例约为15％。2020年6月,美国FDA批准帕博利珠单抗"不限瘤种"适应证,用于治疗TMB-H(≥10 mut/Mb)、既往治疗后病情进展且无满意替代治疗方案的不可切除或转移性成年和儿童实体瘤。③DNA错配修复(MMR)系统和微卫星不稳定(MSI):MSI-H/dMMR具有体细胞过度突变、新抗原形成增加、更多淋巴细胞浸润、PD-1/PD-L1强表达等病理学特征,且与TMB高低程度密切相关。MSI-H/dMMR在宫颈癌中约占2.3％。2017年,美国FDA批准帕博利珠单抗用于治疗进展、无满意替代治疗方案的MSI-H/dMMR晚期或转移性实体瘤。2022年,美国妇科肿瘤学会(SGO)公布RATIONALE-209研究,单药治疗经治、局部晚期、不可切除或转移性MSI-H/dMMR实体瘤患者的有效性和安全性的单臂、开放标签、多中心Ⅱ期研究。结果显示,替雷利珠单抗用于治疗MSI-H/dMMR妇科肿瘤的客观缓解率为53.3％。

医师D:同步放化疗是局部晚期宫颈癌的首选治疗方式。但约30％局部晚期宫颈癌患者仍旧出现复发转移,预后较差。放疗在复发宫颈癌治疗中存在举足轻重的作用,放疗能够诱导肿瘤细胞的免疫源性死亡,重塑局部免疫微环境,与免疫治疗发挥协同作用。①放疗通过HMGB-I、ADP和尿酸的释放,刺激钙网蛋白转运到细胞表面,促进肿瘤细胞的免疫源性死亡;②放疗导致蛋白分解增加,诱导肿瘤细胞表面MHC-I蛋白的负载和表达增加,促进细胞毒性T细胞识别肿瘤相关抗原;③诱导免疫激活。肿瘤死亡后释放的细胞碎片和炎性细胞因子激活抗原呈递细胞,呈递给淋巴结中的免疫细胞。

局部放疗可以激活免疫系统,触发免疫细胞攻击远离照射区域的肿瘤细胞。近年来,许多临床研究显示出免疫联合放疗在宫颈癌治疗中的效果。2022年,SGO会议报道阿替利珠单抗(PD-L1单抗)联合同步放化疗治疗局部晚期宫颈癌的Ⅰ期研究-NRG GY017研究($n=40$)。研究观察到同步放疗前或同步放疗中给予PD-L1单抗,均观察到T细胞克隆扩增。该试验目前中位随访时间20个月,阿替利珠单抗作为同步放化疗前诱导治疗可获得更好的肿瘤缓解率(CR％:45％ vs 27％;CR％＋PR％:82％ vs 36％)。2022年ASCO还报道了另一项Ⅰ期临床研究-NiCOL(纳武利尤单抗＋同步放化疗,$n=16$),客观缓解率为93.8％,1年无进展生存率为81.2％。

2022年同时公布了目前最大样本的Ⅲ期CALLA部分研究结果($n=770$),该试验是一项随机、多中心、双盲、全球性试验,纳入患者随机接受度伐利尤单抗或安慰剂联合同步放化疗,主要终点为PFS。度伐利尤单抗组与安慰剂组PFS无显著差异,2年PFS率分别为65.9％和62.1％($HR=0.84$,95％CI:0.65～1.08,$P=0.174$)。该试验结果说明,临床需精准筛选出潜在免疫治疗获益人群。

【专家点评】

病例中关键点出现在哪里？

根据复发特点,选择合适的再次根治方案

该患者按规律随访,基于肿瘤标志物 SccAg 持续升高,及时完善 PET-CT 检查,评估全身肿瘤情况,及时发现复发病灶。

根据复发情况,进行再次根治,复发宫颈癌患者也可以获得满意预后。该患者既往有放疗史,但复发病灶位于放射野之外,参考 NCCN 指南,给予局部放疗,并根据现有临床试验结果,联合免疫治疗,治疗过程中监测 SccAg 变化以评估疗效,治疗结束后 3 个月,复查 PET-CT,观察肿瘤病灶消退情况。

(尹　婕　朱　兰)

病例 16 以合并严重血栓疾病为表现的卵巢恶性肿瘤

【病历摘要】

患者,45 岁,主因"发现盆腔占位 2 个月"入院。

1. **现病史** 2021 年 5 月 3 日突发左侧胸痛,伴呼吸困难,当地医院急诊就诊,肺 CT 提示右肺下叶基底段肺动脉栓塞可能性大,同时超声发现下肢深静脉血栓。D-二聚体 3.29。当地医院给予溶栓治疗。2021 年 6 月 10 日放置下腔静脉滤网,并给予利伐沙班 20 mg,qd,口服。治疗血栓过程中,CT 发现盆腔占位,密度不均,边界欠清,大小约 10.0 cm×8.8 cm×6.0 cm,腹膜后未见增大淋巴结。2021 年 6 月 22 日 CA125 1988.0 U/ml。2021 年 6 月 22 日我院妇科肿瘤中心门诊就诊,考虑目前肺栓塞症状已缓解,盆腔占位性质不明,有手术指征,建议剖腹探查。现为行手术入院。

2. **既往史** 2014 年左侧卵巢囊肿,考虑巧克力囊肿,药物保守治疗。平素体健,否认高血压、心脏病、糖尿病等重大慢性疾病史,否认手术、外伤史,否认肝炎、结核、伤寒、疟疾等传染病史。否认药物过敏史,否认食物过敏史。预防接种史不详。

月经婚育史:初潮 14 岁,月经周期 23 天,经期 6～7 天,末次月经不详。已婚,G_1P_1,配偶及子女体健。

家族史:否认家族性精神病、肿瘤、遗传病史。

3. **入院查体** 生命体征平稳,全身浅表淋巴结未及肿大。心肺听诊无异常。腹软,无压痛及反跳痛。

妇科检查:外阴(一);阴道畅;宫颈光滑;子宫前位,常大,质地中,活动尚可;三合诊宫体偏右,子宫左上方可扪及直径约 12 cm 包块,直肠黏膜光滑。

4. **辅助检查**

2021 年 6 月 22 日 CA125 1988.0 U/ml。

2021 年 6 月 28 日双下肢深静脉超声:左侧股总静脉管腔内见低回声,探头加压未见明显压瘪,CDFI 血流信号充盈缺损。左侧股浅静脉中一支内见低回声,探头加压未见明显压瘪,CDFI 未见明确血流信号。考虑左侧股总静脉、左侧股浅静脉其一血栓形成。

2021 年 6 月 28 日髂静脉超声:左侧髂总、髂外静脉管腔内探及低回声,探头加压未见明显压瘪,CDFI 未见明确血流信号。右侧髂总、髂外静脉内未见异常回声,血流通畅,充盈好。考虑左侧髂总、髂外静脉血栓形成。

2021 年 6 月 24 日胸腹盆腔增强 CT:盆腔可见囊实性肿物影,较大截面约 10.8 cm×9.0 cm,增强扫描实性成分可见轻度强化,膀胱充盈不佳,受压移位。考虑左侧附件来源恶性病变可能。网膜增厚。盆腔及双侧腹股沟未见异常增大淋巴结。盆腔积液。下腔静脉滤器置入术后改变,双肾静脉及以下水平下腔静脉、左侧髂外静脉内血栓形成,部分血栓位于滤器外近心端。

5. 诊断 盆腔占位性质待查,卵巢癌可能;右侧肺动脉栓塞;下腔静脉血栓形成;双肾静脉血栓形成;左髂总静脉血栓形成;左髂外静脉血栓形成;左股总静脉血栓形成;左股浅静脉血栓形成;下腔静脉滤器置入后;宫内节育器;左卵巢巧克力囊肿病史。

6. 诊治经过

入院后,血管外科完善评估,可以常规妇科手术,术前 24 小时停利伐沙班,术后 24 小时开始低分子肝素抗凝,拔除引流后恢复利伐沙班。

2021 年 7 月 7 日我院剖腹探查＋肿瘤细胞减灭术(全子宫双附件切除＋双侧卵巢动静脉高位结扎＋盆腔及腹主动脉旁淋巴结切除＋大网膜切除＋阑尾切除＋盆腔转移瘤切除),术中见左侧卵巢囊实性肿瘤,直径约 15 cm,致密粘连于左侧盆壁、部分乙状结肠;探查大网膜稍增厚,腹腔腹膜、肠管及系膜、肝胆脾肾、横膈无肿瘤受累,腹膜后淋巴结无肿大,腹水约 50 ml。术中左侧卵巢肿物冰冻病理提示:腺癌。

术后病理:(左侧卵巢肿物)子宫内膜样癌,累及输卵管系膜。大网膜、阑尾、淋巴结未见肿瘤。免疫组化:PAX-8(＋),ER(－),PR(－),Ki-67(30％),WT-1(－),HNF1B(＋),NapsinA(－),CK7(＋),CK20(－),GATA3(－),SATB2(－),TTF-1(－)。

切净度:R0。

手术病理分期:ⅡA 期。

术后给予紫杉醇＋卡铂静脉化疗 6 程,末次化疗 2021 年 11 月 4 日。

CA125 变化:1988.0 U/ml(术前)→268.0 U/ml(术后)→20.5 U/ml(2 程化疗后)→9.1 U/ml(6 程化疗后)。

随后进入常规随诊,末次随诊 2022 年 7 月 9 日。

肿瘤结局:完全缓解。

【病例讨论与分析】

刨根问底——临床思维演练

△ 深静脉血栓形成的高危因素有哪些?

△ 恶性肿瘤相关高凝状态的原因和发生机制是什么?

△ 卵巢癌合并静脉血栓形成的治疗策略是什么?

医师 A:深静脉血栓形成(deep venous thrombosis,DVT)是血液在深静脉内不正常凝结引起的静脉回流障碍性疾病,常发生于下肢。血栓脱落可引起肺动脉栓塞(pulmonary embolism,PE),DVT 和 PE 统称为静脉血栓栓塞症(venous thromboembolism,VTE)。DVT 的主要不良后果是 PE 和血栓形成后综合征(post-thrombotic syndrome,PTS),影响患者生活质量,甚至导致死亡。DVT 的主要原因是静脉壁损伤、血流缓慢和血液高凝状态,多见于大手术或严重创伤后、长期卧床、肢体制动、肿瘤患者等,危险因素分为原发性危险因素和继发性危险因素(表 16-1)。

表 16-1　DVT 危险因素

原发性危险因素	抗凝血酶缺乏、先天性异常纤维蛋白原血症、高同型半胱氨酸血症、抗心磷脂抗体阳性、纤溶酶原激活物抑制剂过多、凝血酶原 20210A 基因变异、Ⅷ/Ⅸ/Ⅺ 因子增高、蛋白 C 缺乏、蛋白 S 缺乏、Ⅴ 因子 Leiden 突变(活化蛋白 C 抵抗)、纤溶酶原缺乏、异常纤溶酶原血症、Ⅻ 因子缺乏等
继发性危险因素	髂静脉压迫综合征、损伤/骨折、脑卒中/瘫痪/长期卧床、高龄、下肢静脉功能不全、吸烟、妊娠/产后、恶性肿瘤、化疗患者、感染、肾病综合征、克罗恩病、肥胖、口服避孕药、长期使用雌激素、手术、中心静脉置管、移植物等

注:引自中华医学会外科学分会《深静脉血栓形成的诊断和治疗指南(第三版)》。

DVT 根据发病时间分为急性期(14 天以内)、亚急性期(15~30 天)和慢性期(30 天以后)。急性期主要表现为患肢肿胀、疼痛等,下肢凹陷性水肿、软组织张力增高、皮肤温度增高,在小腿后侧和(或)大腿内侧、股三角区和患侧髂窝有压痛。血栓脱落堵塞肺动脉,会引起 PE 相关症状。

DVT 诊断无论症状是否典型,均应进行相关辅助检查。①D-二聚体:纤维蛋白复合物溶解时产生的降解产物。DVT 患者血液中 D-二聚体浓度升高,但手术患者、孕妇、恶性肿瘤患者均可出现 D-二聚体升高。因此,该指标敏感性高、特异性差。②超声:敏感性、准确性均较高,是临床广泛应用的诊断 DVT 的首选方法,用于筛查和监测。对腘静脉血栓的诊断准确率高(>90%),对周围型小腿静脉丛血栓和中央型髂静脉血栓的诊断准确率较低。③CTV 和 MRV:CTV 主要用于下肢主干静脉或下腔静脉血栓的诊断,准确性高,联合应用 CTPA 可增加静脉血栓栓塞症的确诊率;MRV 能够很好地显示髂静脉、股静脉和腘静脉,因此无须使用造影剂,尤其适用于孕妇。④静脉造影:诊断下肢 DVT 的"金标准",主要缺点是有创、造影剂过敏、肾毒性以及造影剂本身对血管壁的损伤等。

抗凝是 DVT 的基本治疗,可抑制血栓蔓延、利于血栓自溶和管腔再通,降低 PE 发生率和死亡率。早期 DVT 肿瘤患者,建议首选低分子肝素抗凝。DVT 患者须长期抗凝以防止血栓蔓延和(或)血栓复发。溶栓、手术取栓、经皮机械性血栓清除术等适用于全身情况好、生存期长和低出血并发症的急性近端 DVT(髂、股、腘静脉)患者。下腔静脉滤器可以预防和减少 PE 的发生,但由于滤器长期植入有下腔静脉堵塞和较高深静脉血栓复发率等并发症,建议首选可回收或临时滤器。指南推荐有下列情况可考虑置入滤器:①髂、股静脉或下腔静脉内有漂浮血栓;②急性 DVT,拟行 CDT、PMT 或手术取栓等血栓清除术者;③具有急性 DVT、PE 高危因素的行腹部、盆腔或下肢手术的患者。

医师 B:癌症患者 VTE 风险是其他人群的 4~7 倍。癌症相关 VTE(cancer-associated venous thromboembolism,CAT)应得到临床医师的重视,主要由于它是目前癌症患者死亡的第二大原因,并且干扰肿瘤相关治疗。静脉血栓形成的假定发病机制称为 Virchow 三要素,包括:高凝状态、静脉血流减少(或瘀滞)、血管壁损伤(或内皮损伤)。在癌症患者中,这些情况可能由肿瘤本身、癌症治疗或与癌症无直接关系的因素导致。CAT 形成血栓的机制如下。①促凝蛋白:癌细胞可能表达或分泌促凝蛋白,其直接激活循环中的凝血级联反应,包括组织因子、平足蛋白、纤溶酶原激活物抑制因子-1、蛋白二硫键异构酶。②内皮细胞、白细胞和血小板:肿瘤细胞可能表达与非癌细胞相互作用并促进血栓形成的蛋白质。

恶性肿瘤患者发生 VTE 的风险受到许多因素影响。①癌症类型是 CAT 的最重要危险因素之一。胰腺癌、胃癌、脑癌、结直肠癌、肺癌和卵巢癌的 VTE 风险最高。②VTE 风险随着肿瘤分期增加而增加。诊断时有转移是 VTE 最强的危险因素之一,根据具体的肿瘤类型,VTE 风险增加 1.4～21.5 倍。③CAT 的风险在诊断恶性肿瘤时最高,这可能与肿瘤的活动状态、接受治疗的强度以及住院和治疗操作相关。随着治疗的进行和时间的推移,VTE 风险逐渐降低。④基因变异也是因素之一。如,实体瘤中 KRAS、STK11、KEAP1、CTNNB1、CDKN2B 和 MET 等肿瘤特异性突变基因与 VTE 风险增加相关。⑤患者相关因素,包括年龄、肥胖、感染、急性病症、遗传性易栓症、VTE 病史等。⑥治疗相关因素,包括手术、放化疗、靶向治疗等。

　　医师 C:盆腔恶性肿瘤患者出现 VTE 的比例占 25%～30%。有报道称 3%～10%卵巢癌患者在诊断时发现 VTE,这一比例逐步升高,治疗期间约 36%卵巢癌患者确诊 VTE。卵巢透明细胞癌是卵巢上皮癌的一种特殊类型,其发生 VTE 的风险是其他卵巢癌的 2.5～4 倍。卵巢癌合并 VTE 的抗凝治疗需要综合考虑抗凝的利弊、患者期望寿命和意愿。低分子肝素和口服抗凝药是血栓形成的有效治疗药物,被许多临床指南推荐使用。低分子肝素因出血风险低,是目前临床首选用药。华法林以及其他直接口服抗凝药,因药物相互作用、吸收不良、经口服药物困难等问题较少采用。口服 Xa 因子抑制剂,如利伐沙班、阿哌沙班,因疗效与安全性和低分子肝素相当,也常被选为 CAT 患者治疗用药。对于血流动力学不稳定、肾衰竭、血栓负荷过重或预计会停用或逆转抗凝的癌症患者,普通肝素为首选用药。恶性肿瘤患者放化疗过程中,易出现骨髓移植、血小板减少,这类人群接受抗凝治疗出血风险升高,但对于血小板计数>50 000/μl 患者,血小板减少不是抗凝治疗的禁忌;但抗凝治疗通常禁止用于血小板<20 000/μl 患者。对血小板计数为 20 000～50 000/μl 的患者而言,需个体化抗凝方案。

　　抗凝治疗的持续时间,SGO 强烈推荐对于合并 VTE 的卵巢癌患者给予长时间(至少 3～6 个月)的抗凝治疗。但对于近端 DVT 或 PE 活动性恶性肿瘤患者,使用无限期抗凝治疗,除非出血风险高或 VTE 是由于手术等重大诱发事件所引发。国际血栓形成与止血协会将活动性癌症定义为:近 6 个月内诊断的癌症,复发性、局部晚期或转移性癌症,近 6 个月接受过治疗的癌症,或未完全缓解的血液系统癌症。

【专家点评】

病例中关键点出现在哪里?

　　1. 重视盆腔恶性肿瘤与 VTE 的关系

　　该患者首发症状为 PE,在诊断和治疗过程中,发现盆腔占位,进而进一步接受肿瘤相关治疗。年轻女性,无明显血栓性疾病高危因素,突发 DVT、PE,在针对血栓治疗同时需积极寻找 VTE 的原因,根据病因综合制订治疗方案,并选择合适的抗凝剂。

　　2. 血栓治疗和癌症治疗应同步开展

　　规范化治疗是延长卵巢癌患者生存期的主要有利因素。满意的肿瘤细胞减灭术,联合足量足程的化疗能够让患者获得满意的无瘤生存期。当患者合并 DVT、PE 等急性危及生命的病症时,应积极开展多学科讨论,制订个体化治疗方案,肿瘤治疗和抗凝治疗尽可能同步进行。

(尹　婕　朱　兰)

病例 17　子宫内膜异位症恶变

【病历摘要】

患者,51 岁,主因"发现卵巢囊肿 10 年,显著增大 1 年"入院。

1. **现病史**　2010 年体检发现卵巢囊肿,具体情况不详,无明显症状。间断复查,囊肿无明显增大。2019 年 11 月超声提示右卵巢 3.5 cm×3.0 cm 囊性占位,巧克力囊肿(巧囊)不除外;左卵巢多发无回声,较大者约 1.5 cm,巧囊不除外。2020 年 12 月复查超声,发现子宫右上方混合回声 12.1 cm×10.7 cm×8.7 cm,内可见中强回声大小 7.8 cm×3.8 cm,子宫左后方混合回声 5.0 cm×3.6 cm。盆腔 CT 提示子宫右前方可及巨大囊性为主的囊实性肿块,与子宫紧贴,约 10.7 cm×10.1 cm×9.8 cm,子宫受压,右侧壁见一等密度肿块影,4.8 cm×3.9 cm。不均匀强化,CA125 149.0 U/ml,CA199 60.9 U/ml。现因盆腔占位性质待查,考虑子宫内膜异位囊肿恶变可能,建议手术入院。

2. **既往史**　亚临床甲减 6 年,定期复查,未服药。脊椎病变 20 年,保守治疗,5 岁行扁桃体切除术。否认高血压、心脏病、糖尿病等重大慢性疾病史,否认手术、外伤史,否认肝炎、结核、伤寒、疟疾等传染病史。否认药物过敏史,否认食物过敏史。预防接种史不详。

月经婚育史:平素月经不规律,月经周期 20～90 天,经期 5～7 天,末次月经 2020 年 12 月 19 日。已婚,G_0P_0,配偶体健。

家族史:父亲糖尿病、高血压,母亲高血压。否认其他家族肿瘤、精神病、遗传病史。

3. **入院查体**　全身浅表淋巴结未及肿大。

妇科检查:外阴(一);阴道(一);宫颈受压位于阴道前壁,下降于棘下水平,不能暴露;子宫前位,位于盆腔左侧,丰满,质中,固定;子宫右侧可及囊实性占位,约 12 cm,边界可,活动受限。左侧附件被子宫占据;三合诊子宫后壁可及不规则突起,边界不清,向后突向直肠。

4. **辅助检查**

大便潜血(一)×3 次。

2021 年 5 月 8 日性激素:FSH 86.9 IU/ml,LH 112.04 IU/ml,E2 21 pg/ml,P 0.86 ng/ml,T 1.82 ng/ml,β-hCG 17.1 IU/L。

2020 年 12 月 11 日外院超声:子宫 6.2 cm×5.5 cm×5.4 cm,后壁明显增厚,回声不均。内膜 0.8 cm,回声不均,未探及血流信号,盆腔未探及正常卵巢声像。子宫右上方探及混合回声 12.1 cm×10.7 cm×8.7 cm,内可见不规则中强回声及分隔,中强回声大小 7.8 cm×3.8 cm,其实性部分内可探及血流信号。子宫左后方混合回声 5.0 cm×3.6 cm,内可见不规则中强回声及分隔,实性部分内可探及血流。未见明显游离液体。

2020 年 12 月 17 日外院腹盆腔增强 CT:盆腔内囊实性占位,右侧附件来源囊腺癌可能。子宫右前方可见一巨大囊性为主囊实性肿块影,与子宫紧贴,大小约 10.7 cm×10.1 cm×

9.8 cm,增强扫描实性部分明显不均匀强化;子宫受压,右侧壁可见一等密度肿块影,明显不均匀强化,大小约 4.8 cm×3.9 cm,子宫后方见一高、低混杂密度影,大小约 2.7 cm×4.0 cm,无强化。盆腔内可见液性密度影。未见子宫内病变。左侧卵巢生理性改变合并出血? 巧囊待排。

5. 诊断　盆腔占位性质待查,子宫内膜异位症恶变可能;亚临床甲减;扁桃体切除术史。

6. 诊治经过　2021 年 1 月 6 日于我院行剖腹探查＋卵巢癌分期术,术中探查:子宫丰满,表面光滑;左附件未见异常。右卵巢囊实性,实性为主,粘连于阔韧带后叶、宫骶韧带、直肠子宫陷凹,直肠子宫完全封闭。盆腹腔其他脏器未及肿瘤结节,腹膜后淋巴结未及肿大。术中分离右附件占位时,囊肿破裂,流出稀薄巧克力液。右附件占位送冰冻病理:卵巢癌。

术后病理:(右卵巢肿物)卵巢透明细胞癌。免疫组化:PAX-8(＋),ER(－),Ki-67(40％),P16(局灶＋),P53(散在＋),PR(－),WT-1(－),HNF1B(＋),Napsin A(部分＋),CK7(＋),CK20(－),GATA3(－),SATB2(－),EMA(＋),SALL-4(－)。淋巴结阴性,余均(－)。

切净度:R0。

手术病理分期:Ⅰc1 期

基因检测:胚系突变无。体系突变:BRCA1/2(－),PIK3CA 体细胞突变 32.35％,MSI-L,TMB 低,PD-L1＜1％。ARID1A 体细胞基因突变。HRD GIS 6 分。

术后给予多美素＋卡铂化疗 4 程,末次化疗 2021 年 4 月 13 日。

CA125 变化:149 U/ml(术前)→56.9 U/ml(化疗 1 程后)→22.9 U/ml(化疗 3 程后)→7.6 U/ml(2022 年 8 月 17 日)。

随后进入常规随诊,末次随诊 2022 年 12 月 15 日。

肿瘤结局:完全缓解。

【病例讨论与分析】

刨根问底——临床思维演练

△子宫内膜异位症恶变的风险因素有哪些,如何识别?

△子宫内膜异位症恶变的机制是什么?

△育龄期女性子宫内膜异位症恶变的治疗策略是什么?

医师 A:子宫内膜异位症是一种慢性、炎症类疾病,在全球育龄期女性中发病率极高,约 10 个女性中就有 1 位患子宫内膜异位症。20％～30％不孕症患者、40％～60％慢性盆腔痛患者患有子宫内膜异位症。子宫内膜异位症具有一些癌症发生的致病特征,如慢性炎性环境、侵蚀其他组织、局部生长、远处种植、复发率高、血管生成活性和抗凋亡特性。但就目前子宫内膜异位症仍被认为是雌激素依赖的疾病,伴随着育龄期的结束,疾病得到消退和缓解。子宫内膜异位症与 15％～50％的透明细胞癌和卵巢子宫内膜样癌相关。子宫内膜异位症患者罹患卵巢癌的风险增加 2～3 倍。许多回顾性研究、荟萃分析均提示子宫内膜异位症与卵巢癌之间的关

系。根据美国国立卫生研究院(NIH)2017—2019 年数据,普通妇女生命周期中罹患卵巢癌的风险为 1.1%,子宫内膜异位症患者生命周期中罹患卵巢癌的风险约为 2.1%。

如何识别子宫内膜异位症恶变,临床需要综合评估。卵巢癌患者诊断时大多完成生育,为绝经后女性。但仍有 12.1%患者年龄<44 岁。一项中国的多中心队列研究纳入 237 例 I 期卵巢透明细胞癌患者,平均发病年龄 48.9 岁,61.6%为绝经前女性,44.3%为子宫内膜异位症相关卵巢癌(endometriosis associated ovarian carcinoma,EAOC)患者。EAOC 诊断主要依靠病理诊断。当患者出现疼痛性质的变化、卵巢占位快速增大,包含实性成分,且实性成分伴丰富血流或不均匀强化,伴腹水,或 CA125 异常升高均要警惕子宫内膜异位症恶变。

EAOC 病理诊断需满足 3 个条件之一:①同一卵巢组织内同时存在子宫内膜异位症和卵巢癌成分;②一侧卵巢存在子宫内膜异位症,另一侧卵巢发现卵巢癌;③在卵巢和盆腔的任何子宫内膜异位症病灶中发现卵巢癌。主要的组织学类型包括透明细胞癌、子宫内膜样癌和罕见的浆液黏液性癌。

医师 B:原发性上皮性卵巢癌根据癌症相关突变情况、不同的分子表型分为 I 型和 II 型卵巢癌。I 型卵巢癌临床多为早期,且恶性程度低,包括透明细胞癌、子宫内膜样癌和低级别浆液性癌。I 型卵巢癌通常被认为有一个疾病过度趋势,如来源于子宫内膜异位症或交界性浆液性肿瘤。II 型卵巢癌临床常见,且多为晚期病变,恶性程度高,主要为高级别浆液性癌,来自输卵管伞端原位癌病灶,疾病进展隐蔽,腹膜种植,转移迅速。两种类型的卵巢癌有着完全不同的分子表型。I 型卵巢癌通常伴有体细胞突变,包括 ARID1A、KRAS、PTEN、PIK3CA、MLH1 和 β catenin。而大多数 II 型卵巢癌主要是 TP53 突变,但约 30%的子宫内膜异位症相关的透明细胞癌伴有 TP53 体细胞突变。目前有大量的研究正在探索子宫内膜异位症与卵巢癌之间的因果关系,这些研究可能为寻找卵巢癌靶向治疗和潜在药物干预铺路。

医师 C:EAOC 通常多为早期,约 50%为 I 期,且预后较好。治疗方式与上皮性卵巢癌一致。在一项大型的基于人群的荷兰全国范围的研究中,伴有子宫内膜异位症的卵巢癌患者总生存期显著长于不伴子宫内膜异位症的患者(中位生存期,12 年 vs 2 年)。

【专家点评】

病例中关键点出现在哪里?

子宫内膜异位症虽为良性疾病,但仍有恶变风险,随访很重要。

子宫内膜异位症患者终生罹患卵巢癌风险较正常人群高 2 倍,且有恶变风险,临床需严密随访。当出现疼痛性质变化、肿物快速增大、肿物伴有实性成分、CA125 异常升高时,均应考虑恶变可能,尽早接受手术治疗。

(尹 婕 朱 兰)

病例 18 卵巢高级别浆液性癌ⅣA 期

【病历摘要】

患者,51 岁,因"腹胀伴腹痛 2⁺ 周"入院。

1. 现病史 患者 2022 年 6 月 25 日无明显诱因出现下腹胀痛,自觉腹部渐膨隆,伴气喘、腰骶部酸胀感,大便困难,双下肢肿胀,无腹泻,无少尿、尿频、血尿、排尿困难,无畏寒发热,无阴道流血、流液等不适。外院超声提示"双侧卵巢囊实性肿物"。为进一步诊治转诊我院,门诊拟诊断"盆腔肿物:卵巢恶性肿瘤?"收入院。

2. 既往史 否认高血压、冠心病、糖尿病等慢性病史,否认肝炎、结核、伤寒、疟疾等传染病史。20 年前行腹式双侧输卵管结扎术。否认重大外伤及输血史。否认食物、药物过敏史。预防接种史不详。

月经婚育史:初潮 13 岁,月经周期 28～30 天,经期 5～7 天,末次月经 2022 年 6 月 20日。$G_4P_2A_2$。

3. 入院查体 生命体征平稳,心脏各瓣膜听诊未闻及明显杂音。双肺呼吸音减弱。腹部膨隆,触诊不满意。肠鸣音 3 次/分,腹部无明显压痛、反跳痛。移动性浊音(＋)。双下肢无凹陷性水肿。

妇科检查:外阴发育良好;阴道通畅,内见少许白色分泌物、无异味;宫颈Ⅰ度柱状上皮异位,无触血、无抬举痛。子宫平位,常大,表面光滑,活动度可,无压痛及反跳痛。右侧附件可触及一包块,大小约 4 cm×3 cm,固定,表面凹凸不平,伴轻压痛。三合诊:盆腔可扪及一大小约 4 cm×3 cm 包块,质中,活动差,与直肠分界欠清。主韧带、宫骶韧带未扪及明显增厚。

4. 辅助检查

2022 年 7 月 7 日 PET-CT(图 18-1)提示:①双侧附件区高代谢肿块,左侧肿块大小约3 cm×2 cm,右侧肿块大小约 4 cm×3 cm,考虑卵巢来源恶性肿瘤。②腹膜广泛转移,伴腹腔、盆腔积液。③双侧内乳区、双侧膈肌脚后间隙、双侧膈上、小网膜,肝门区、右侧肾门区、腹主动脉周围、双侧髂血管周围、腹盆腔肠系膜、右侧髂窝多发淋巴结转移。④右肺叶间裂胸膜多发结节,代谢轻度增高,考虑转移可能性大。⑤左肺少许炎症;双侧胸腔少量积液,伴双肺下叶部分不张。⑥扫描所及其他部位 PET-CT 显像未见明显高代谢恶性肿瘤征象。

2022 年 7 月 8 日胸腹水超声:胸腹腔大量积液。

2022 年 7 月 7 日肿瘤标志物:CA125＞10000 IU/L,HE4 953 pmol/L,CEA 4.6 IU/L。

胃镜:胃体上部见一带蒂息肉,直径 5 mm,表面光滑,予钳除。病理:(胃体)符合胃底腺息肉。

肠镜:全大肠黏膜检查未见异常。

5. 诊断 盆腔包块性质待查:卵巢恶性肿瘤Ⅳ期?

6. 诊治经过　入院后完善相关检查,诊断考虑卵巢恶性肿瘤可能性大,2022 年 7 月 9 日行腹腔穿刺引流术,腹水病理提示:腺癌细胞。行胸腔穿刺置管引流术,胸腔积液病理提示:腺癌细胞。结合 CA125/CEA 比值>25,诊断卵巢上皮恶性肿瘤ⅣA 期。行 TC(紫杉醇酯质体+卡铂)方案 2 疗程新辅助化疗。

新辅助化疗 2 疗程后,患者一般情况好转,再次影像学评估如下。

2022 年 8 月 19 日全腹部 CT(新辅助化疗后,图 18-2):双侧附件区见形态不规则肿块影,大小分别约 2.82 cm×1.98 cm×2.56 cm(右侧)、2.26 cm×1.58 cm×1.93 cm(左侧),直肠前壁与子宫后壁局部脂肪间隙模糊。大网膜、肠系膜不规则增厚,部分呈结节状、网格状改变——腹膜、大网膜种植转移。盆腹腔积液较前略减少。

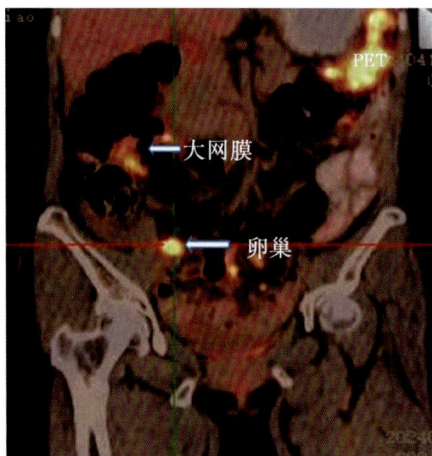

图 18-1　新辅助化疗前全腹部 CT 矢状位图像　　图 18-2　新辅助化疗后全腹部 CT 矢状位图像

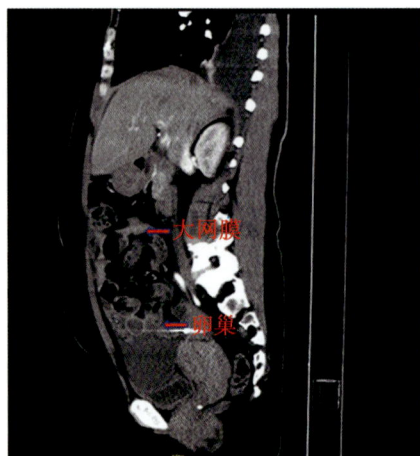

2022 年 8 月 19 日胸部 CT(新辅助化疗 2 疗程后):胸廓对称,双侧胸腔积液较前减少,左下肺局部受压实变,范围较前减小,余双肺未见异常密度影,双肺门不大。气管支气管通畅。纵隔窗示纵隔可见数枚小淋巴结影,最大者约 0.99 cm×0.69 cm,心影及大血管形态正常。纵隔淋巴结转移可能。

2022 年 8 月 19 日(新辅助化疗 2 疗程后)肿瘤标志物:CA125 2314 IU/L,HE4 48.4 pmol/L。

多学科会诊后,于 2022 年 8 月 23 日行肿瘤细胞减灭术。术中见:子宫前位,萎缩,子宫固定,后壁与肠管致密粘连,封闭后壁和直肠子宫陷凹。左侧卵巢实性肿物约 2 cm×2 cm,形态尚规则,质硬,与乙状结肠粘连固定。右侧卵巢实性肿物约 3 cm×2 cm,形态尚规则,质硬,与直肠粘连固定。腹盆腔见黄色清亮液体约 200 ml。双侧宫骶韧带、直肠子宫陷凹与直肠前壁粘连紧密封闭。膀胱腹膜反折处表面见散在直径<0.5 cm 粟粒样结节病灶。盆腔淋巴结和腹主动脉旁淋巴结未扪及明显肿大。肝脏表面,胰腺表面未扪及异常,阑尾外观未见异常。大网膜僵硬,呈饼状。小肠系膜局部可见散在质硬不规则颗粒状可疑转移结节,最大直径约 0.5 cm。横膈左侧腹膜表面可触及散在直径<1 cm 粟粒样转移质硬结节。行“腹式全子宫切除术+双侧输卵管卵巢切除术+大网膜切除术+盆腹腔腹膜多点活检术”。

术后病理:双侧卵巢高级别浆液性癌;双侧输卵管局灶见癌;宫体浆膜面及部分深肌层见

癌。大网膜、肠系膜表面病灶、右侧膈肌表面病灶、右侧骶韧带、膀胱表面腹膜、左侧骶韧带、腹主动脉表面腹膜病灶、膀胱反折腹膜均见癌组织。

7. 术后诊治经过　诊断:卵巢高级别浆液性癌ⅣA 期,术后行 TC 方案联合化疗 4 疗程。基因检测提示:BRCA1 体系体细胞突变,HRD 阴性。予 PARP 抑制剂维持治疗。

术后随访 6 个月,随访影像学胸部 CT 阴性,全腹 CT 未见复发征象;2022 年 11 月 1 日 CA125 10 IU/L。

【病例讨论与分析】

刨根问底——临床思维演练

△ 卵巢肿瘤的常见组织学类型有哪些?

△ 卵巢癌不同分期的处理原则有哪些?

△ 什么是新辅助化疗? 新辅助化疗如何在晚期上皮性卵巢癌中运用?

△ 卵巢癌基因检测的意义是什么? 其对维持治疗药物选择的指导如何?

医师 A:卵巢肿瘤是最常见的妇科肿瘤,可发生于任何年龄,其组织学类型如下。①上皮性肿瘤:是最常见的组织学类型,占 50%～70%。可分为浆液性、黏液性、子宫内膜样、透明细胞和浆黏液性肿瘤等。②生殖细胞肿瘤:为来源于生殖细胞的一组肿瘤,占 20%～40%,可分为畸胎瘤、无性细胞瘤、卵黄囊瘤、胚胎性癌、非妊娠性绒毛膜癌、混合型生殖细胞肿瘤等。③性索间质肿瘤:来源于原始性腺中的性索及间叶组织,占 5%～8%。此类肿瘤常有内分泌功能,又称为卵巢功能性肿瘤。可分为颗粒细胞瘤、卵泡膜细胞瘤、纤维瘤、睾丸母细胞瘤。④转移性肿瘤:由其他器官或组织转移至卵巢形成的肿瘤。占卵巢肿瘤的 5%～10%。其中最常见的卵巢转移性肿瘤是库肯伯格瘤。

医师 B:卵巢癌分为Ⅳ期。Ⅰ期肿瘤局限在一侧或双侧卵巢。Ⅱ期一侧或双侧卵巢肿瘤伴有盆腔内肿瘤侵犯。Ⅲ期卵巢癌伴病理证实的盆腔外腹腔转移和(或)腹膜后[盆腔和(或)腹主动脉旁]淋巴结转移。Ⅳ期卵巢癌伴超出腹腔外的远处转移。

卵巢癌手术分为全面分期手术和肿瘤细胞减灭术两类。全面分期手术适用于临床Ⅰ期的卵巢恶性肿瘤患者。目的在于切除肿瘤,全面手术病理分期,并在此基础上评价预后、制订化疗方案。肿瘤细胞减灭术适用于术前或术中评估有卵巢外转移的中晚期患者。手术目的在于最大限度地切除所有肉眼可见的肿瘤,降低肿瘤负荷,提高化疗疗效,改善预后。

肿瘤细胞减灭术分为初次肿瘤细胞减灭术和间隔(中间)肿瘤细胞减灭术。如初诊患者经妇科查体及影像学检查等综合判断有可能实现满意减瘤(残存肿瘤直径≤1 cm),则可直接手术,称为初次肿瘤细胞减灭术(primary debulking surgery,PDS)。如判断难以实现满意减瘤或年老体弱难以耐受手术者,则在取得细胞学或组织学病理诊断后先行新辅助化疗 2～4 个周期,一般不超过 4 个周期,经评估化疗有效可以满意减瘤再行手术;或者初次减瘤术后残存较大肿瘤,经化疗 2～3 个疗程后再行手术者称为间隔(中间)肿瘤细胞减灭术(interval debulking surgery,IDS)。该患者病例病情危重,初次肿瘤细胞减灭术不能达到满意的减瘤,因此选择新辅助化疗 2 次后 IDS。

医师 C：肿瘤负荷严重的患者，常常体能状态 ECOG 评分低，手术的耐受性差。对于经评估难以达到理想减灭或不能耐受手术的患者，为了降低肿瘤负荷，可选择 IDS 术前先给予新辅助化疗。新辅助化疗前需要取得上皮性卵巢癌的病理证据。病理确诊证据首选肿瘤病灶活体组织检查(活检)。获取活检标本的途径有腹腔镜手术、开腹手术、超声引导下穿刺活检等。对于不能取到活检的患者，可进行腹水细胞学检查。美国临床肿瘤学会以及美国妇科肿瘤学会联合发布的初治卵巢癌行新辅助化疗的临床实践指南和美国国立综合癌症网络指南推荐，在特殊情况下(如无法进行活检时)，可抽取腹水进行细胞学检查，如果在腹水中查到形态学特点明确符合的腺癌细胞，并结合 CA125/CEA 比值＞25，基于获益大于伤害的原则，可用于新辅助化疗前的卵巢癌诊断。该例患者就是进行了胸腔积液和腹水的细胞学检查找到腺癌细胞，并结合 CA125/CEA 比值＞25 诊断原发性卵巢上皮性恶性肿瘤，然后进行新辅助化疗。

NCCN 实践指南建议，所有用于一线术后辅助化疗的静脉用药方案均可用于新辅助化疗，其中包括：①常规的紫杉醇(或多西他赛)联合卡铂 3 周疗；②剂量密集型紫杉醇联合卡铂方案(紫杉醇周疗)；③紫杉醇和卡铂周疗(两个药物均每周 1 次)；④卡铂联合多柔比星脂质体，每 4 周重复。SGO 和 ASCO 关于晚期上皮性卵巢癌新辅助化疗的临床实践指南中，建议用铂类联合紫杉类双药方案，其他含铂的联合方案可根据患者的具体情况个体化选用。

医师 D：卵巢癌具有一定的遗传性和家族聚集特征，目前已知与卵巢癌相关的遗传易感基因约有 20 个，其中以乳腺癌易感基因(breast cancer susceptibility gene，BRCA)影响最为显著。BRCA1 和 BRCA2 胚系突变携带者在一生之中发生卵巢癌的累积风险分别达 54% 和 23%，是罹患卵巢癌的高危人群。这两个基因突变的检测，不但有助于确定卵巢癌的高危个体，而且对于卵巢癌患者兼有预测预后和指导治疗药物选择的意义。研究表明，15%～25% 的卵巢癌患者携带 BRCA1/2 突变，约 50% 的上皮性卵巢癌患者具有 HRD 突变。在新诊断晚期卵巢癌中常规检测 BRCA 和 HRD 突变对于疗效预测及预后判断具有参考价值。因此，国内外权威指南一致推荐：卵巢癌患者在初次病理学检查确诊时，需要明确肿瘤的 BRCA1/2 突变状态，以指导后续维持治疗。

在 BRCA1/2 基因突变患者中，PARP 抑制剂通过抑制 PARP 酶的活性，抑制肿瘤细胞 DNA 损伤修复，尤其同源重组修复机制，促进肿瘤细胞凋亡，从而实现抗肿瘤的效果。BRCA1/2 突变或 HRD 阳性的卵巢癌患者是 PARP 抑制剂单药以及与贝伐珠单抗联合的双药维持治疗的主要获益人群。奥拉帕利是第一个应用于临床的 PARP 抑制剂，目前我国获批适应证包括 BRCA1/2 突变的晚期卵巢癌一线化疗有效(完全缓解或部分缓解)后的维持治疗、铂敏感复发卵巢癌化疗有效后的维持治疗。尼拉帕利是另一种口服 PARP 抑制剂，目前该药在我国获批的适应证包括卵巢癌一线化疗或铂敏感复发化疗达完全缓解或部分缓解后的维持治疗，不考虑 BRCA1/2 突变状态。我国自主研发的 PARP 抑制剂氟唑帕利已获批的适应证有两个，即胚系 BRCA1/2 突变的二线化疗后铂敏感复发卵巢癌的治疗以及铂敏感复发卵巢癌化疗有效后的维持治疗。该患者基因检测为 BRCA1 体系体细胞突变，HRD 阴性，因此根据指南推荐，予奥拉帕利维持治疗。

【专家点评】

病例中关键点出现在哪里?

1. 晚期上皮性卵巢癌患者手术治疗方案的选择

手术治疗仍是晚期上皮性卵巢癌的治疗基石,国内外各项临床研究结果一致显示,满意的肿瘤细胞减灭术能使患者获得更理想的 PFS 及 OS,那么,晚期上皮性卵巢癌患者选择 PDS 还是 IDS? 术前评估初次肿瘤细胞减灭术能达到满意减瘤术的患者,推荐行 PDS。如术前评估直接手术无法达到满意减瘤效果,或者患者一般情况差,评估无法耐受手术,则推荐行 IDS。

结合本例患者病情,患者诊断为Ⅳ期上皮性卵巢癌,一般情况较差,病情较重,若直接行 PDS,麻醉及手术风险较高,且难以达到理想的减瘤效果。经综合评估患者病情后,先行腹水穿刺缓解患者症状,同时获得细胞学病理后进行新辅助化疗,2 次新辅助化疗后患者肿瘤标志物明显下降,胸腹水明显减少,一般情况好转后行中间型肿瘤细胞减灭术,手术效果满意,患者术后恢复良好。

2. 患者维持治疗方案的选择

患者术后病理提示卵巢高级别浆液性癌,诊断为卵巢高级别浆液性癌ⅣA 期。基因检测提示 BRCA1 体系体细胞突变,HRD 阴性。该患者初始治疗完成后评估为临床完全缓解,根据指南推荐予 PARP 抑制剂维持治疗,以期延长患者的 PFS 和 OS。

(罗喜平　文　斌)

参 考 文 献

[1] Armstrong DK,Alvarez RD,Backes FJ,et al. Ovarian cancer including fallopian tube cancer and primary pertoneal cancer,Version 1. 2022,NCCN Clinical Practice Guidelines in Oncology(NCCN Cuidelines).

[2] Wright AA,Bohlke K,Armstrong DK,et al. Neoadjuvant chemotherapy for newly diagnosed advanced ovarian cancer:society of gynecology oncology and American society of clinical oncology clinical practice guideline[J]. J Clin Oncol,2016,34(28):3460-3473.

[3] Pennington KP. Germline and somatic mutations in homologous recombination genes predict platinum response and survival in ovarian,fallopian tube,and peritoneal carcinomas. Clin Cancer Res,2014,20(3):764-775.

[4] NCCN. Ovarian Cancer Including Fallopian Tube Cancer and Primary Peritoneal Cancer Version 4. 2022.

[5] Graybill WS,Pothuri B,Chase DM,et al. Poly(ADP-ribose)polymerase(PARP)inhibitors as treatment versus maintenance inovarian carcinoma[J]. Gynecol Oncol,2017,146(1):11-15.

[6] Suidan RS,Ramirez PT,Sarasohn DM,et al. A multicenter prospective trial evaluating the ability of preoperative computed tomography scan and serum CA-125 to predict suhoplimal cytoreduction at primary debulking surgery for advanced ovarian,fallopian tube,and peritoneal cancer[J]. Gynecol Oncol,2014,134(3):455-461.

［7］ Suidan RS,Ramirez PT,Sarasohn DM,et al. A niulticenter assessment of the ability of preoperative com-puted tomography scan and CA-125 to predict gross residual disease at primaiy debulking for advanced epithelial ovarian cancer［J］. Gynecol Oncol,2017,145(l):27-31.

病例 19　子宫内膜与卵巢原发性双癌

【病历摘要】

患者,54 岁,因"发现腹部包块半年,月经量增多 4 个月,腹痛 1 周"入院。

1. 现病史　患者半年前扪及右下腹包块,当时未予重视。近 4 个月月经量增多,比原来约增加一倍,无痛经。1 周前无明显诱因出现右下腹疼痛,行走或翻身时加重,疼痛未向其他部位放射。无发热,无里急后重感。拟"盆腔包块性质待查"入院。起病以来,患者胃纳可,大小便正常,体重无明显减轻。

2. 既往史　高血压病 2 年,血压最高达 170/80 mmHg,自服降压药。否认冠心病、糖尿病等慢性病史,否认肝炎、结核、伤寒、疟疾等传染病史,否认重大手术、外伤及输血史。药物过敏史不详,否认食物过敏史。预防接种史不详。

月经婚育史:初潮 13 岁,月经周期 28～30 天,经期 4～5 天,末次月经 2022 年 8 月 12 日。已婚,$G_3P_1A_2$。

3. 入院查体　生命体征平稳,心肺听诊无异常。身高 159 cm,体重 70 kg,BMI 27.7 kg/m²。

妇科检查:外阴发育良好,阴道通畅,内见血性分泌物,宫颈口见糟脆鱼肉样组织物溢出,质脆,触之易出血、无举痛。宫体稍大,前位、质中、无压痛、宫体左侧壁触及一结节。右侧附件触及一包块,大小约 8 cm×7 cm,表面光滑、质硬、活动欠佳,压痛(+)。三合诊:双侧主、骶韧带未扪及增厚。

4. 辅助检查

2022 年 8 月 23 日肿瘤标志物:CA125 202.00 U/ml,HE4 183.9 pmol/L。

2022 年 8 月 23 日 TCT 和 HPV 均为阴性。

宫腔镜检查提示:宫颈管及宫腔见弥漫性乳头状突起赘生物,见腺体囊性扩张及腺体开口,表面灰白,见粗大异常血管,组织糟脆。

宫腔镜分段诊刮病理:(宫颈、宫腔)考虑子宫内膜复杂性非典型增生,局部癌变。

2022 年 8 月 24 日盆腔 MRI:①宫腔内膜信号不均匀,并见小团片状 T2WI 稍高信号影,范围约 2.1 cm×3.0 cm,增强后不均匀强化,病灶与子宫右侧壁分界欠清——符合子宫内膜癌改变;②宫颈内膜厚度约 0.5 cm,信号欠均匀,边缘毛糙;③右侧附件区可见一欠规则囊实性肿块影,囊性病灶未见强化,并见多发条索状分隔强化灶,病灶大小约 8.6 cm×8.1 cm×8.0 cm——考虑恶性肿瘤,卵巢子宫内膜样癌? 囊腺癌? ④子宫多发肌瘤(Ⅳ型、Ⅴ型、Ⅵ型),左侧卵巢形态正常,盆腔少量积液(图 19-1,图 19-2)。

5. 诊断　①右侧卵巢恶性肿瘤;②子宫内膜癌Ⅱ期。

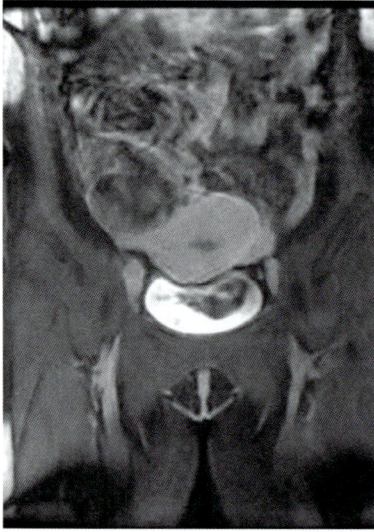

图 19-1　盆腔 MRI 冠状位图像

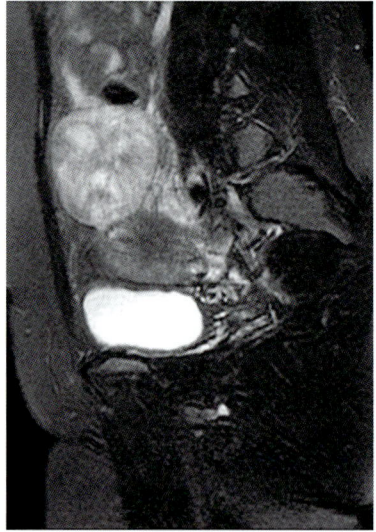

图 19-2　盆腔 MRI 矢状位图像

6. 诊治经过

术前诊断：①右侧卵巢恶性肿瘤？②子宫内膜恶性癌Ⅱ期？2022 年 8 月 30 日行腹式广泛性子宫切除术＋双侧输卵管卵巢切除术＋盆腔淋巴结清扫术＋腹主动脉旁淋巴结切除术＋大网膜切除术＋盆腔粘连松解术＋肠粘连松解术。术中探查子宫：前位，增大如孕 5 周，左后壁可见一肌瘤样结节明显外凸，大小约 4 cm×4 cm×3 cm，宫颈呈筒状增粗。右侧附件：右侧卵巢肿物大小约 8 cm×8 cm×7 cm，囊实性，表面光滑，未见破口，与大网膜及右侧盆壁粘连；输卵管外观未见异常。左侧附件外观未见异常。直肠子宫陷凹可见少量腹水，双侧宫骶韧带增粗变短。盆腔淋巴结和腹主动脉旁淋巴结未扪及肿大。肝脏表面、胰腺表面未扪及异常，阑尾外观未见异常。术中切除右侧附件，切开右侧卵巢肿物可见浑浊黄绿色囊液及乳头状实性组织物。术中冰冻病理：（右附件）考虑为卵巢恶性上皮性肿瘤，见片状出血坏死。输卵管未见肿瘤。

术后大体病理结果：右侧卵巢恶性上皮性肿瘤，符合卵巢子宫内膜样癌。右侧输卵管未见癌。免疫组化：ER（50％弱-中＋），PR（80％＋），Vimentin（部分），CK7（－），CK20（－），PAX-8（＋），WT-1（－），Calretinin（－），p16（部分＋），p53（野生型），Ki-67（80％＋）。（子宫）①子宫内膜样腺癌（FIGO 1 级）残留，浸润深度＜1/2 肌层，局灶累及宫颈管内膜及间质，未见脉管及神经侵犯，宫旁及阴道壁断端未见癌。腹主动脉旁淋巴结、盆腔淋巴结未见癌转移。

7. 术后诊断

①子宫内膜癌Ⅱ期（子宫内膜样腺癌）；②右侧上皮性卵巢癌ⅠA 期（子宫内膜样癌）；③多发性子宫平滑肌瘤；④盆腔粘连；⑤肠粘连。

术后行放化疗辅助治疗。定期随访 4 个月，CA125 及 HE4 阴性，胸腹部 CT 未见明显复发。

【病例讨论与分析】

刨根问底——临床思维演练

△ 子宫内膜与卵巢原发性双癌的定义和诊断是什么？

△ 原发性双癌如何治疗？

医师 A：子宫内膜与卵巢原发性双癌(synchronous primary endometrial and ovarian cancer, SEOC)是指同期原发于子宫内膜与卵巢的两个独立性肿瘤。女性生殖系统同期发生两种或两种以上原发性恶性肿瘤的概率为 $1\%\sim2\%$，其中子宫内膜与卵巢原发性双癌最常见(占 $50\%\sim70\%$)。SEOC 与转移癌区别的要点如下。

(1)子宫内膜与卵巢两个部位的癌灶无直接联系。

(2)子宫内膜病灶通常无或仅有浅肌层浸润。

(3)无淋巴脉管间隙浸润。

(4)肿瘤主要局限于卵巢实质和子宫内膜，无卵巢表面浸润。

(5)常伴子宫内膜非典型增生。

(6)肿瘤常局限于原发部位，或仅伴微小转移。

(7)同时可伴卵巢型子宫内膜异位症。

(8)两处肿瘤的病理类型可相同，也可不同。

该病例中患者术后大体病理符合上述的(1)、(2)、(3)、(4)、(6)、(8)，其中第(1)点的支持证据为双侧输卵管未见癌，因此考虑为 SEOC。

医师 B：SEOC 的治疗。①手术为首选治疗方案。行全面分期手术，包括子宫全切除术＋双侧附件切除术＋盆腔淋巴结切除术±腹主动脉旁淋巴结切除术＋大网膜切除术＋腹水细胞学检查；对于子宫内膜癌侵犯子宫颈间质者行改良广泛性或广泛性子宫切除术，该患者术前已考虑宫颈受累，因此选择广泛性子宫切除术。②SEOC 术后辅助化疗方案。取决于子宫内膜癌及卵巢癌各自的手术病理分期及复发风险。根据 NCCN 子宫内膜癌及卵巢癌的相关指南，对于 Ⅰ 期子宫内膜癌分化程度较好的病灶(G1～G2)术后可观察，但对于 60 岁以上的老年人及合并脉管浸润的患者建议补充阴道近距离放疗。对于分化程度较差(G3)的病灶若无浸润证据可观察或补充阴道近距离放疗，而对于 70 岁以上的患者或有脉管浸润的患者需补充放疗。对于 Ⅱ 期及以上患者需补充放化疗。对于卵巢子宫内膜癌病灶而言，Ⅰ A～Ⅰ B 期患者可术后随访，对于 Ⅰ C 期及以上的患者需补充化疗。该患者卵巢病灶局限，术中未见病灶破裂，盆腹腔未见转移种植病灶。根据病理结果考虑卵巢内膜样腺癌 Ⅰ A 期、子宫内膜癌 Ⅱ 期，建议患者手术后补充放化疗。

医师 C：由于 SEOC 患者诊断时通常为早期，病理类型多为子宫内膜样癌，肿瘤组织分化好，因此，总体预后较好。研究显示，SEOC 患者的 5 年无进展生存率为 $65\%\sim69\%$，5 年总生存率为 $80\%\sim86\%$，5 年复发率约为 8%。

【专家点评】

病例中关键点出现在哪里？

子宫内膜与卵巢原发性双癌的诊断要点

由于 SEOC 病灶多为早期,分化好,预后相对较好,因此,术后精准诊断双原发癌,可避免患者过度治疗。但由于 SEOC 常因子宫内膜及卵巢两处癌灶的病理类型相同或病理特征不典型而被误诊为转移性肿瘤,从而增加患者不必要的术后辅助治疗疗程,患者获益率低。因此,术后病理精准诊断是此类疾病治疗和预后的关键。

(罗喜平　文　斌)

参 考 文 献

[1]　沈明虹,段华,汪沙.子宫内膜与卵巢原发性双癌的研究进展[J].中华妇产科杂志,2020,55(11):798-801.

[2]　Zaino R. Simultaneously detected endometrial and ovarian carcinomas-a prospective clinicopathologic study of 74 cases:a gynecologic oncology group study. Gynecol Oncol,2001,83:355-362.

[3]　Wang T,Zhang X,Lu Z,et al. Comparison and analysis of the clinicopathological features of SCEO and ECOM. J Ovarian Res,2019,12(1):10.

[4]　Jain V. Clinicopathological Characteristics and Prognostic Factors of Synchronous Endometrial and Ovarian Cancers-A Single-Institute Review of 43 Cases. Int J Gynecol Cancer,2017,27,938-946.

病例 20　重症葡萄胎

【病历摘要】

患者,17 岁,主因"停经 2^+ 月,咳嗽 1^+ 周伴阴道流血 2^+ 小时"入院。

1. **现病史**　既往月经规律,末次月经 2022 年 8 月(具体不详)。1^+ 周前咳嗽咳痰,无发热、咯血,无鼻塞、流涕,自行服用"感冒药",症状未缓解。2^+ 小时前在门诊行腹部超声检查时出现阴道流血,较平素月经量多,无腹痛及组织物排出。起病以来,偶有呼吸急促,无咯血,无恶心、呕吐,精神睡眠食欲可,大小便正常,体重变化不详。

2. **既往史**　平素身体健康状况一般,否认高血压、冠心病、糖尿病等慢性病史,否认肝炎、结核、伤寒、疟疾等传染病史,否认重大手术、外伤及输血史。药物过敏史不详,否认食物过敏史。预防接种史不详。

月经婚育史:初潮 13 岁左右,月经周期 30 天,经期 5～7 天,末次月经 2022 年 8 月(具体不详)。未婚,有性生活史,G_0P_0,未严格避孕。

3. **入院查体**　T 36.8 ℃,P 26 次/分,R 116 次/分,BP 139/88 mmHg,SpO_2 85%～97%,呼吸急促,神志淡漠,对答切题,双肺呼吸音粗,双肺可闻及湿啰音,心律齐,心脏各瓣膜区未闻及明显杂音。腹部膨隆,全腹无压痛及反跳痛,双下肢无水肿及压痛、肿胀。

妇科检查:腹部膨隆,触诊宫底位于脐上两横指(孕 26 周左右大小),无压痛。阴道畅,见少许暗红色血污。宫颈光滑,无组织物嵌顿,未见活动性出血。阴道及宫颈均未见紫蓝色结节。

4. **辅助检查**

2022 年 10 月 25 日我院经腹联合会阴超声提示:子宫大小约 184 mm×101 mm×156 mm,边界清,内部回声不均匀,可见多发细小无回声,其边缘及内部未见明显彩色血流信号——葡萄胎。宫颈管内见无回声区,大小 49 mm×47 mm——积血?似探及左侧卵巢大小约 55 mm×37 mm,右侧附件显示不清。床边尿 hCG 试验(1:100 稀释)阴性。

5. **诊断**　①葡萄胎?②肺炎?

6. **诊治经过**

(1)入院后患者咳嗽伴呼吸急促、心悸,呈躁狂状态,脱氧状态下 SpO_2 最低达 70%,面罩给氧下 SpO_2 波动在 85%～97%,心率波动在 100～130 次/分,呼吸频率波动在 30～50 次/分,血压维持在 120～130/60～90 mmHg。入院后 6 小时入量 500 ml,尿色深,尿量约 100 ml。遂转入内科重症监护室(MICU)治疗,予气管插管＋呼吸机辅助呼吸。

(2)检验结果:WBC $8.08×10^9$/L,Hb 62 g/L,CRP 13.05 mg/L,PCT 0.372 ng/ml,D-二聚体 4.45 mg/L,BNP 631.70 ng/L,总蛋白 39.8 g/L,白蛋白 19.7 g/L,血 β-hCG＞225 万 IU/L,P＞127.2 nmol/L,TSH 0.01 mIU/L,FT3 11.56 pmol/l,FT4 26.57 pmol/l,肝功能、心梗三联、APTT、PT 均正常范围,甲/乙流感病毒抗原、尿蛋白均阴性。

（3）床边心电图：窦性心动过速；PR 间期缩短。

（4）胸部 CT：两肺野纹理增多，双肺内见多发散在小斑片状模糊影——考虑双肺肺炎并双侧少至中量胸腔积液。

（5）床旁心脏超声：心内结构未见异常，左心收缩功能正常。射血分数（EF）59%，左心室缩短分数（FS）35%。泌尿系超声、肝胆胰脾超声未见明显异常。

（6）妇科超声：子宫增大超过超声测量窗径，估测约 300 mm，前后径约 171 mm，横径约 194 mm。宫腔内充满混合性回声团，其内见数个细小无回声区，呈蜂窝状，子宫肌层回声显示不清——葡萄胎？宫腔内另见不规则无回声区约 66 mm×56 mm——积血？左卵巢大小 66 mm×56 mm，内见多个无回声区，大小约 38 mm×28 mm——左侧卵巢黄素化囊肿？

初步诊断：①葡萄胎？②双肺肺炎；③双侧胸腔积液；④重度贫血；⑤低蛋白血症；⑥窦性心动过速。

（7）手术经过：转入 MICU 后予输注悬浮红细胞 6U、白蛋白改善贫血及低蛋白血症，予呋塞米利尿、美罗培南抗感染、丙硫氧嘧啶治疗甲亢，经处理后，患者在镇静镇痛状态下呼吸频率 14 次/分，心率 82 次/分，血压 132/90 mmHg，外周 SpO_2 100%。2022 年 10 月 26 日上午输血后复查 Hb 91 g/L，经多学科会诊讨论后，急诊行床边超声引导下葡萄胎清宫术。术中共吸刮出组织物及血块约 3500 ml，漂洗后组织物约 2500 g，肉眼可见大量葡萄籽样结构，大小 2～10 mm 不等（大葡萄籽为主），伴大量血块。术中出血 300 ml，输红细胞 4 U。

（8）术后恢复：术后予抗感染、促宫缩等处理，患者阴道流血少，无发热、腹痛等，双下肢及外阴水肿明显。术后第 1 天拔除气管插管，改经鼻高流量氧疗，呼吸急促逐渐缓解，咳嗽、咳痰不明显，听诊双侧中下肺可闻及湿啰音。术后第 4 天无呼吸急促，改鼻导管低流量给氧。术后第 7 天出院。

（9）术后复查结果如下。

术后第 3 天胸部 CT：叶间裂和胸腔积液增多，双肺肺纹理增多。

术后第 7 天胸片：双肺透亮度较前增高，双肺渗出较前减少。

术后第 5 天妇科超声：子宫大小 91 mm×58 mm×108 mm，内膜厚 9 mm。

术后病理：（宫腔）绒毛组织及少许蜕膜组织，绒毛间质高度水肿，滋养细胞增生。免疫组化：细胞滋养细胞 p57（－）、Ki-67（60%＋）——符合完全性水泡状胎块。

术后第 7 天：β-hCG 8.9 万 IU/L，Hb 99 g/L。

【病例讨论与分析】

刨根问底——临床思维演练

△ 葡萄胎的典型临床表现有哪些？

△ 葡萄胎的诊断及分类是什么？

△ 葡萄胎的处理原则是什么？

△ 预防性化疗的指征及意义是什么？

△ 预防性化疗的意义与时机是什么？

医师 A：由于多数患者在早期妊娠时即已得到诊治，有典型症状患者现已少见。典型葡萄胎的症状包括：停经后阴道流血、子宫异常增大及变软、妊娠呕吐、子痫前期征象、甲状腺功能亢进、腹痛、卵巢黄素化囊肿等。本例患者由于仅 17 岁，对妊娠的认识性不足，因此就诊时较晚，出现典型表现。其中子宫异常增大及甲亢明显，而阴道流血和卵巢黄素化囊肿程度较轻。子宫异常增大可能是葡萄胎组织大量生长以及宫腔积血所致，本例患者的葡萄胎组织大量生长，呈现类似恶性肿瘤的恶病质——中度贫血、低蛋白血症以及相应的凹陷性水肿。由于 hCG 的 α 亚单位与 TSH 相似，故有刺激甲状腺的作用，出现甲亢；同时 hCG 刺激卵巢卵泡膜细胞发生黄素化，出现卵巢黄素化囊肿。

医师 B：目前葡萄胎的诊断多依赖于超声检查，同时辅以血 hCG 测定，病理检查则是"金标准"。当超声下出现典型的宫腔"落雪征""蜂窝状"时，其敏感性较高。部分性葡萄胎或早期葡萄胎仅表现为孕囊形态不规则，蜕膜、胎盘回声增强等，容易漏诊。

hCG 检测是诊断葡萄胎的重要辅助检查，尤其是用于病情监测与术后随访，在检测中有几点注意事项：①血或尿 hCG 的浓度极高且测试样品未经充分稀释时，免疫测定中所用的捕获抗体和示踪抗体被饱和，使得二者不能通过结合 hCG 而形成三明治状，因此检测结果呈阴性（如本例尿 hCG 检测呈阴性），即"钩状效应"，需要重视；②一些医院血 hCG 值测定上限值为 10 万～20 万 IU/L，不利于术后随访时对比 hCG 值下降情况。此时，需要将样本进行多倍稀释，尽量得出相对精确的 hCG 值。本例患者样本，虽经过多次稀释，仅能得到 hCG＞225 万 IU/L 的结果，但数值远远超过一般葡萄胎 hCG 的水平，也侧面反映了葡萄胎的病情严重性。

葡萄胎分为完全性葡萄胎和部分性葡萄胎，继发于完全性葡萄胎的妊娠滋养细胞肿瘤（GTN）风险远高于部分性葡萄胎。由于葡萄胎诊断时间的提前，常规病理鉴别分类可能较困难，此时免疫组化测定 P57 表达有助于诊断。P57KIP2 是一种父源印迹、母源表达的印记基因，由于完全性葡萄胎一般是双雄来源双倍体，无母源性染色体，故不表达该基因，P57 染色阴性；而部分性葡萄胎多为三倍体，拥有母源性染色体，则 P57 染色阳性。对于一些复杂案例，依托于分子生物学技术的 STR（短串联重复序列）检测方法，可明确葡萄胎组织的 DNA 来源及受精类型，可对葡萄胎进行精确分型。

医师 C：葡萄胎诊断一旦成立，应及时清宫，但清宫前应注意有无休克、甲状腺功能亢进、贫血等合并症，出现时应先对症处理，稳定病情。大周数葡萄胎如本例患者子宫如孕 26 周，手术风险非常大：①子宫穿孔和出血多的风险，手术应在超声引导下，由经验丰富的妇科医师操作，选择大号吸管，速战速决，不强求一次清干净；②注意围手术期监护，警惕发生甲状腺危象、心力衰竭等。

医师 D：预防性化疗在葡萄胎中的应用一直存在争议。NCCN（2022）指南提到，当无随访条件时，对于有高危因素即后续 GTN 风险异常升高的患者（年龄＞40 岁，hCG＞10 万 IU/L，子宫明显大于孕周，黄素化囊肿直径＞6 cm），可考虑使用 MTX 或放线菌素 D 的预防性化疗，预防性化疗至 hCG 降至正常为止。即使经过预防性化疗，仍有部分完全性葡萄胎患者进展为GTN，且早期发现的 GTN 治愈率接近 100％，因此只要有条件进行密切随诊，可以不进行预防性化疗。本例患者虽然存在两个高危因素（高水平 hCG 及子宫明显大于孕周），但考虑患者才 17 岁，化疗带来的心理影响可能超过疾病本身，且患者有随访条件，因此并未给予预防性化疗。建议术后严密随访，每周一次，直至连续 3 次 hCG 阴性。当 hCG 自然降至阴性后，GTN

风险非常低(完全性葡萄胎进展为 GTN 的概率为 0.25％,部分性葡萄胎进展为 GTN 的概率为 0.03％),因此随后可每 1～3 个月随访 1 次,共 6～12 个月。

【专家点评】

病例中关键点出现在哪里?

何时手术,以及如何手术是关键问题

本例患者病情较重,何时手术处理是相对棘手的问题。原则上,患者一经诊断葡萄胎,应及时清宫。但正如本例患者,需要评估全身脏器功能,有无合并贫血、甲亢、子痫前期等,待生命体征平稳后再手术。经过评估后发现患者合并肺炎、贫血、甲亢,予对症处理如气管插管、输血、降心率等改善病情后,再尽快手术。手术去除病灶方能降低 hCG 水平,避免进一步宫腔出血,从源头改善甲亢和贫血等。

对于孕周较大的葡萄胎,手术中需要重点注意甲状腺危象和肺栓塞的发生,需要麻醉科协助做好心血管及呼吸功能支持治疗。因宫腔组织多,子宫如同气球样,肌层很薄,子宫穿孔风险大。术中可在床边超声引导下,使用最大号的吸管吸引,一旦葡萄胎组织基本清空后,子宫缩小,肌层逐渐增厚并恢复收缩能力,宫腔出血将明显减少。对于子宫较大(大于孕3 个月)不必强求一次清除干净,避免增加手术时间和术中出血。清宫前子宫较大者,术后恢复过程类似于产褥期,出现血容量及回心血量增加,当患者合并贫血及低蛋白血症时,耐受性差,术后需加强液体量监测,注意心力衰竭的风险。

大孕周、合并多种合并症的葡萄胎临床已不多见,临床诊断不难,重点是在充分评估和准备后进行手术,并进行围手术期监护和处理,以减少严重并发症的发生。

(罗喜平　孙小丽)

参 考 文 献

[1] 王丽娟,林仲秋.妊娠滋养细胞疾病 FIGO 肿瘤报告(2018 年)更新与 NCCN(2019)指南的异同与分析[J].实用妇产科杂志,2019,35(6):424-428.

[2] 王丽娟,李睿歆,林仲秋.2021 FIGO《妊娠滋养细胞疾病诊治指南》解读[J].中国实用妇科与产科杂志,2022,38(2):181-185.

[3] 向阳.妊娠滋养细胞肿瘤协和 2017 观点[M].北京:科学技术文献出版社,2017.

病例 21 绝经过渡期子宫内膜增生 不伴不典型增生

【病历摘要】

患者,47 岁,因"月经不规律 1 年,超声发现子宫内膜异常 2 个月"于 2012 年 11 月 24 日门诊就诊。

1. **现病史** 既往月经规律,近 1 年月经稀发,月经周期 1～2 个月,经期 5～7 天,量中,无痛经,末次月经 2012 年 10 月 16 日。近 2 个月两次超声提示子宫内膜回声不均,子宫内膜息肉可能,要求宫腔镜检查。患者无经间期出血、腹痛、潮热、出汗、烦躁、睡眠障碍等不适。

2. **既往史** 平素体健,否认高血压、糖尿病病史;有甲状腺结节病史,轻度甲减,曾治疗半年后甲功正常。2011 年因"子宫内膜息肉"在外院行宫腔镜手术。

月经婚育史:平素月经规律,月经周期 30 天,经期 4～5 天,量偏少,色暗黑,无痛经。$G_4P_2A_2$。

家族史:父母体健,有 3 个姐姐,其中一位 50 岁时发现卵巢癌晚期,半年后去世。

3. **入院查体** 身高 156 cm,体重 50 kg,BMI 20.5 kg/m^2。BP 124/82 mmHg。妇科检查无特殊。

4. **辅助检查**

血常规、甲功三项、空腹血糖、血脂、CA125 均正常。

2012 年 11 月 24 日超声:内膜厚 12 mm,宫腔内见 7 mm×6 mm 高回声,边界欠清。

2012 年 11 月 26 日宫腔镜检查:内膜增厚,前壁见多个息肉样突起,最大个大小约 6 mm×8 mm,行诊刮术,刮出内膜组织物 10 g 送病理。病理结果:子宫内膜单纯性增生伴内膜息肉,部分复杂增生。

5. **诊断** ①子宫内膜增生不伴不典型增生;②子宫内膜息肉;③绝经过渡期。

6. **诊治经过** 术后宫腔内放置曼月乐环,术后半年行诊刮术及更换曼月乐环,病理结果提示子宫内膜分泌反应,间质蜕膜样改变;半年后再次行诊刮术及更换曼月乐环,病理结果提示子宫内膜间质蜕膜样改变。患者于 2012—2018 年一直宫内放置曼月乐环,月经无明显来潮,偶有少量阴道出血,其间每 6～12 个月随访,超声提示内膜厚度 3～5 mm,环位正常。2018 年 6 月患者 52 岁时已有 1$^+$ 年无阴道出血,查性激素显示 FSH 45 U/L,LH 34 U/L,E2<37 pmol/L,考虑患者已绝经,遂取出曼月乐环。

2019 年 3 月 26 日患者绝经 2$^+$ 年,取环后 9$^+$ 月,常规复查超声提示内膜 3 mm,回声不均匀(图 21-1),予以观察随访,嘱患者半年后复查,患者未遵医嘱。

2020 年 8 月 5 日患者 54 岁,绝经 3$^+$ 年,取环后 2$^+$ 年,阴道流血 2 天再次就诊。无诱因出

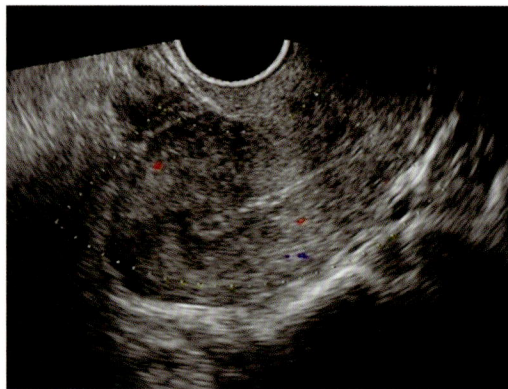

图 21-1　超声子宫内膜影像

现少量阴道流血,色暗红,无腹痛、发热等不适,复查超声提示:子宫大小正常,内膜 6 mm,回声不均匀,子宫前壁肌层回声欠均匀(图 21-2)。2020 年 8 月 12 日行宫腔镜检查,见子宫后壁及左侧宫角内膜增厚,不规则结节状隆起,腺管囊性增生,腺体开口扩张,黄白色,可见异型血管;诊刮后病理结果提示子宫内膜腺癌(图 21-3)。2020 年 8 月 20 日行腹腔镜下全子宫切除术＋双侧附件切除术＋盆腔淋巴结清扫术,术后病理示子宫内膜腺癌,G1 期,未侵犯肌层,余处未见癌。术后定期随访至今。

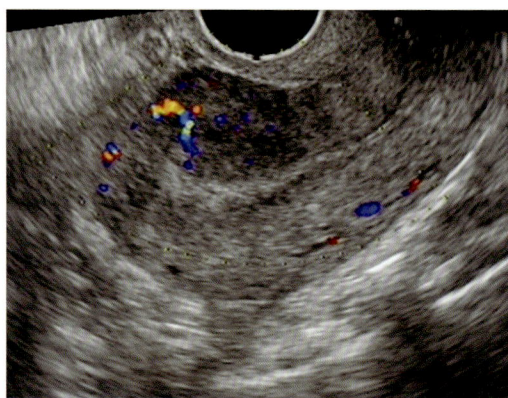

图 21-2　超声子宫内膜影像

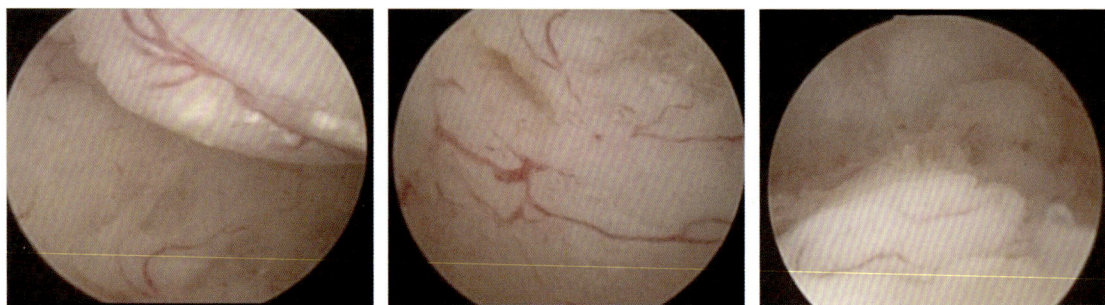

图 21-3　宫腔镜子宫内膜影像

【病例讨论与分析】

> ### 刨根问底——临床思维演练
>
> △ 绝经过渡期子宫内膜增生不伴不典型增生(EH)的特点是什么?
>
> △ 绝经过渡期 EH 如何诊断?
>
> △ 绝经过渡期 EH 的治疗方案如何选择?
>
> △ 绝经过渡期 EH 子宫内膜逆转后如何随访?

医师 A:子宫内膜增生定义为子宫内膜增生程度超出正常增生期范畴,内膜腺体结构(大小和形态)改变、腺体和间质比例增加(>1:1)。2014 年,WHO 修订了子宫内膜增生的分类,根据细胞异型性的存在与否将子宫内膜增生分为两组:①无异型性的增生,即子宫内膜增生不伴不典型增生(EH);②子宫内膜不典型增生(AH)。子宫内膜增生的常见高危因素有:月经及生育因素(月经初潮过早、绝经晚、长期无排卵、多囊卵巢综合征、未育或不孕等)、医源性因素(如无拮抗的外源性雌激素治疗或应用他莫昔芬)、内科合并症(如肥胖、糖尿病、高血压)、遗传因素(如林奇综合征等)、分泌雌激素的卵巢肿瘤(如颗粒细胞瘤等)。

子宫内膜增生约 50% 发生在绝经过渡期及绝经后期,这个时期由于卵巢功能的减退或衰竭,稀发排卵或持续无排卵,缺乏孕激素对雌激素的拮抗,更加容易出现子宫内膜增生甚至癌变。该患者处于绝经过渡期,月经周期延长,提示存在排卵障碍,是患者出现 EH 的一个高危因素;患者的姐姐(一级亲属)50 岁时患卵巢癌晚期,不排除存在遗传因素这个高危因素,遗憾的是该患者及其姐姐均未行基因分型检测,无法判断是否存在林奇综合征或 Brca 基因突变等遗传因素。另外,绝经过渡期的女性还容易合并代谢相关疾病,如向心性肥胖、糖尿病、高血压等,这些也是子宫内膜增生的高危因素。

医师 B:绝经过渡期女性出现异常子宫出血或超声提示子宫内膜回声异常,应进行针对性的评估,识别和监测可能存在的危险因素,对于高度怀疑子宫内膜病变者,建议行子宫内膜活检或诊断性刮宫术,宫腔镜下定位活检有助于减少漏诊,EH 最终确诊需要依据病理结果。经阴道超声检查是评估子宫内膜增生的首选影像学检查方法,对于绝经前女性,正常内膜与病变内膜厚度有重叠,增殖期子宫内膜双层厚度 4～8 mm,分泌期子宫内膜双层厚度 8～14 mm,此时超声要更加关注内膜的形态、轮廓方面的影像学表现,子宫内膜增生一般表现为内膜局限或弥漫性增厚且回声不均匀或有息肉样结构,可有单发或多发突起呈蜂窝状或网孔状。对于有异常出血的绝经后女性,子宫内膜厚度>4 mm,需要进一步病理评估。该患者在绝经取环后 9⁺ 月时虽然超声提示子宫内膜厚度才 3 mm,但从超声影像中可以看到内膜回声是不均匀的,其内见粗颗粒样积液回声,结合患者 EH 的病史,需要予以重视,可以考虑进一步宫腔镜检查。另外,磁共振成像(MRI)有助于鉴别浸润性癌,具有评估子宫内膜增生和其他子宫内膜病变的潜力。

医师 C:积极去除高危因素是 EH 最基础的治疗,如:减重、改善代谢及心血管疾病情况、纠正不良的生活方式等;药物治疗首选孕激素,包括口服高效孕激素和宫内放置曼月乐环,由于绝经过渡期女性往往合并代谢、心血管问题,血栓风险也是增高的,故首选使用曼月乐环治疗,曼月乐环较口服孕激素可以获得更高的内膜逆转率和更低的复发率;对于不接受或不适合曼月乐环的患者可考虑连续或周期性口服高效孕激素。口服孕激素应至少使用3～6个月,曼月乐环则可长期使用、定期更换。治疗期间建议每6个月行子宫内膜病理检查以评估疗效,连续2次、间隔6个月的组织学病理检查均无异常发现时,可考虑终止子宫内膜病理评估。

对药物治疗有禁忌或不耐受、随访不便、依从性较差、治疗后仍有持续异常子宫出血、完成孕激素规范治疗后复发或子宫内膜癌风险较高者,如连续药物保守治疗超过12个月未达完全缓解,或治疗期间出现病情进展,建议行全子宫切除术。

医师D:绝经过渡期EH患者经治疗子宫内膜达到完全逆转后,对于有生育要求者,由于绝经过渡期卵巢功能减退,需由生殖专家评估其生育能力,常常需要辅助生育技术助孕;大部分的绝经过渡期女性无生育要求,同样由于卵巢功能减退至衰竭这一过程无法避免,不规则排卵以及无排卵的高危因素将随着年龄的增长始终存在,因此绝经过渡期EH治疗后连续两次间隔6个月的病理结果阴性后仍应给予长期随访,建议每年至少随访1次,随访内容包括临床症状和体征评估、体格检查和超声检查等,必要时进行子宫内膜组织病理评估。

【专家点评】

病例中关键点出现在哪里?

绝经过渡期EH需要长期随访,内膜完全缓解后的复发率很高,其原因是许多EH的高危因素无法完全去除而持续存在,比如肥胖、排卵障碍、代谢疾病、遗传因素等。

1. EH患者如果使用曼月乐环管理长达5年,平均随访74.7个月后观察到EH的复发率为12.7%;如果口服孕激素治疗3～12个月后停药,平均随访87.6个月后发现EH的复发率为28.3%,复发率是使用曼月乐环治疗的2倍。绝经过渡期EH女性可以考虑长期放置曼月乐环直至绝经,绝经后随着雌激素水平的绝对下降,EH的风险相对降低。取出曼月乐环后无孕激素的长期保护作用,在取环后1年内仍需要严密随访,警惕复发。该患者在绝经取环后9[+]月时超声出现可疑声像,不排除存在子宫内膜增生复发的情况,遗憾的是当时未进一步宫腔镜评估。患者在取环后2[+]年时出现绝经后出血的症状,进一步评估诊断为早期子宫内膜腺癌,及时手术治疗,预后尚好。

2. 绝经过渡期EH使用曼月乐环可用至绝经,如果内膜已完全缓解,绝经后可考虑取环,但仍然需要严密随访,特别是在取环后1年内,超声提示异常应及时复查宫腔镜。绝经后子宫内膜厚度通常为2～3 mm,当厚度≥5 mm时为子宫内膜增厚,特别是同时伴有异常子宫出血时,内膜癌的风险很高。当然,除了关注子宫内膜厚度,超声检查有其他阳性表现:血流增加、子宫内膜不均匀、粗颗粒样积液回声等,也需要引起重视。

(罗喜平　余　凡)

参 考 文 献

[1]　马晓欣,郁琦,向阳,等.绝经过渡期和绝经后期子宫内膜增生长期管理中国专家共识(2022 年版)[J].中国实用妇科与产科杂志,2022,12(38):1195-1200.

[2]　李雷,陈晓军,崔满华,等.中国子宫内膜增生管理指南[J].中华妇产科杂志,2022,57(8):566-574.

[3]　Gallos ID,Krishan P,Shehmar M,et al. Relapse of endometrial hyperplasia after conservative treatment:a cohort study with long-term follow-up. Hum Reprod,2013,28(5):1231-1236.

病例 22　误诊为异位妊娠的侵蚀性葡萄胎

【病历摘要】

患者,30 岁,因"人流术后 2$^+$ 月,下腹胀痛半个月"于 2013 年 7 月 10 日入院。

1. 现病史　患者平素月经规律,末次月经 2013 年 2 月 24 日,自查尿 hCG 阳性。2013 年 4 月 18 日在当地医院以"稽留流产"行清宫手术,未送病检。术后阴道流血持续约 1$^+$ 月停止,术后有性生活,自诉以"避孕套"避孕,术后月经未复潮,近半个月感下腹胀痛,以右侧明显,呈持续隐痛,可忍受,无向其他部位放射。2013 年 7 月 3 日外院 B 超提示右侧卵巢旁见大小约 5.0 cm×3.4 cm 混合回声团块,MRI 提示盆腔右侧病灶,考虑异位妊娠。血 β-hCG 69000 IU/L。遂来我院就诊,拟"异位妊娠?"收入我科。起病以来,患者偶有恶心,无咳嗽、呕吐等不适。精神、饮食、睡眠正常,大小便正常。体重无明显改变。

2. 既往史　平素身体健康状况一般,否认高血压、冠心病、糖尿病等慢性病史,否认肝炎、结核、伤寒、疟疾等传染病史,否认重大手术、外伤及输血史。药物过敏史不详,否认食物过敏史。预防接种史不详。

月经婚育史:初潮 15 岁,月经周期 28～33 天,经期 4～5 天,末次月经 2013 年 2 月 24 日。已婚,G$_4$P$_3$A$_1$,2007 年 12 月,2009 年 5 月及 2011 年 7 月各足月顺产一活婴,人流一次,避孕套避孕。

3. 入院查体　生命体征平稳,心肺听诊无异常。

妇科查体:外阴发育正常,阴道通畅,少许分泌物,黏膜粉红,未见异常赘生物及结节,宫颈光滑,有举痛、摇摆痛,宫颈口未见活动性出血。子宫后位,略大于正常,质软,活动好,轻微压痛。右附件似可扪及包块,大小约 5.0 cm×4.0 cm,轻压痛。左侧附件未扪及明显包块及压痛。

4. 辅助检查

2013 年 7 月 10 日我院 B 超提示:子宫后位,长径 5.0 cm,前后径 4.4 cm,横径 5.3 cm。宫腔内未见孕囊,宫内膜厚 0.5 cm。子宫右旁见一混合性包块 4.7 cm×3.2 cm,边界清,包块与右卵巢分界清,包块边缘可见血流信号。左卵巢大小 2.5 cm×2.3 cm,右卵巢大小 2.3 cm×1.7 cm(图 22-1)。

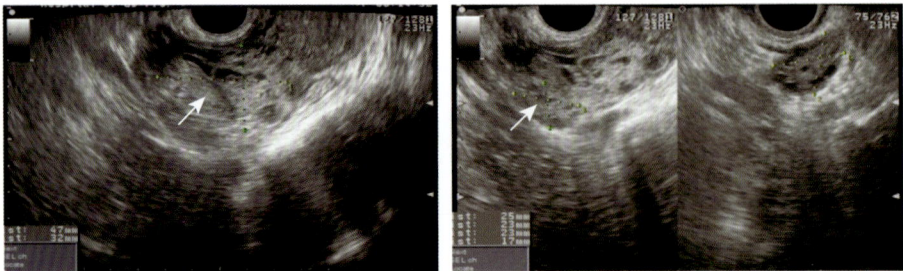

图 22-1　经阴道妇科超声

2013 年 7 月 10 日我院血 β-hCG：66256.45 IU/L，孕酮 10.4 nmol/L。

5. 诊断　异位妊娠？

6. 诊治经过　2013 年 7 月 12 日气管插管全麻下行腹腔镜探查术（图 22-2）。术中见子宫右旁一紫蓝色包块，大小约 4.0 cm×5.0 cm，质软，海绵样，右侧盆腔血管怒张，双侧输卵管及卵巢均未见异常。盆腔内积血约 20 ml。为明确诊断，术中行腹腔镜下宫旁包块活检术，过程中易出血，局部用百克钳电凝及 0/1 号可吸收线"8"字缝合止血。活检包块快速冰冻病理考虑妊娠滋养细胞肿瘤（GTN），术中出血约 50 ml，术毕。术后病理提示：（右侧宫旁）绒毛组织，绒毛间质水肿，滋养细胞中度增生，核异型明显，核分裂易见，符合侵袭性水泡状胎块（图 22-3）。术后诊断，侵蚀性葡萄胎 Ⅱ 期，预后评分 3 分。遂于 2013 年 7 月 12 日至 2014 年 2 月 12 日行 5-FU＋放线菌素 D 联合方案化疗 8 疗程。治疗过程中监测血 β-hCG 下降直至正常，后续随访无异常。

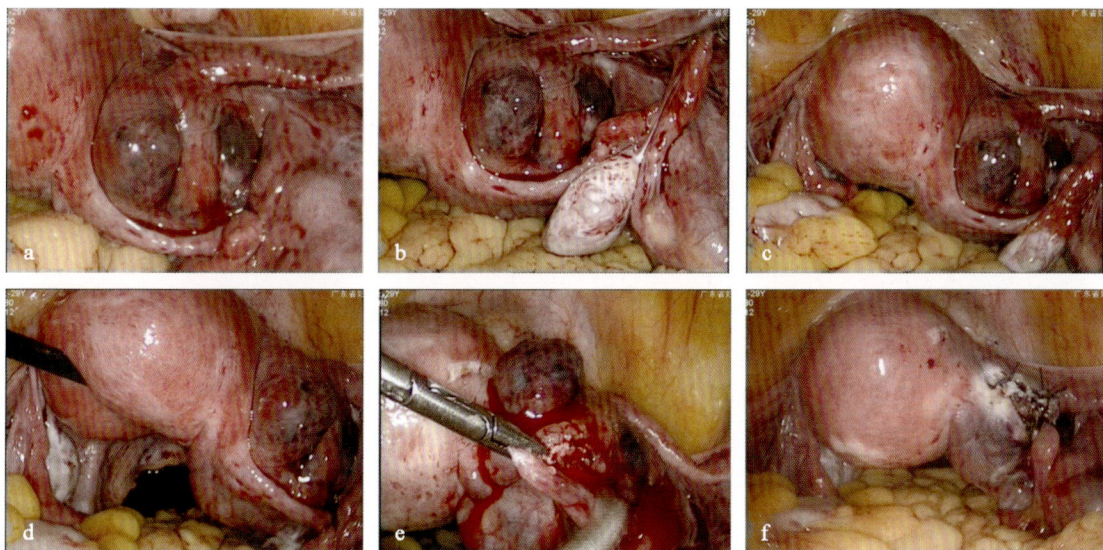

图 22-2　腹腔镜探查术

a～c. 子宫右侧紫蓝色包块；d. 子宫双附件全貌及盆腔积血；e、f. 腹腔镜下子宫右侧包块活检术后

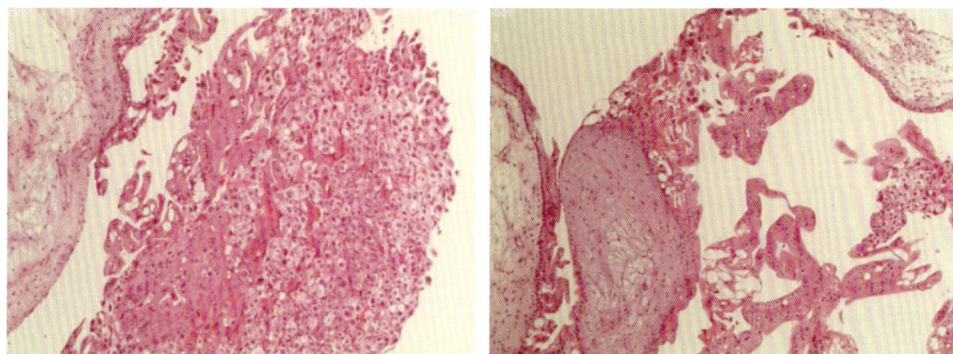

图 22-3　活检病理图片

【病例讨论与分析】

> ### 刨根问底——临床思维演练
> △ 侵蚀性葡萄胎的定义及流行病学。
> △ 侵蚀性葡萄胎与绒毛膜癌的区别。
> △ 侵蚀性葡萄胎的治疗方案。
> △ 侵袭性葡萄胎的预后及随访。

医师A：妊娠滋养细胞疾病是一组来源于胎盘滋养细胞的增生性疾病，根据组织学不同将其分为葡萄胎、侵蚀性葡萄胎、绒毛膜癌、胎盘部位滋养细胞肿瘤及上皮样滋养细胞肿瘤，后4种属于GTN。其中，侵蚀性葡萄胎又称恶性葡萄胎，是指葡萄胎组织侵入子宫肌层或转移至子宫以外，水肿绒毛可累及阴道、外阴、阔韧带或盆腔。若葡萄胎组织穿破子宫壁，可引起腹腔内大出血，也可侵入阔韧带内形成宫旁肿物。

医师B：侵蚀性葡萄胎和绒毛膜癌均属于GTN。侵蚀性葡萄胎恶性程度低于绒毛膜癌，预后较好，主要发生于育龄期女性，其全部继发于葡萄胎妊娠。绒毛膜癌可继发于葡萄胎妊娠，也可继发于非葡萄胎妊娠如流产、足月妊娠或异位妊娠，绒毛膜癌恶性程度较高，发生转移早而广泛。若在子宫肌层内或子宫外转移病灶组织中见到绒毛或退化的绒毛阴影，则诊断为侵蚀性葡萄胎；若仅见成片滋养细胞浸润及坏死出血，未见绒毛结构者，则诊断为绒毛膜癌。继发于葡萄胎排空半年以内的滋养细胞肿瘤多数为侵蚀性葡萄胎，而一年以上者多数为绒毛膜癌，半年至一年者，绒毛膜癌和侵蚀性葡萄胎均有可能。对于没有组织学诊断，继发于葡萄胎妊娠后的侵蚀性葡萄胎或绒毛膜癌可以统一诊断为GTN，两者的治疗和随访无明显区别。

医师C：侵蚀性葡萄胎治疗原则以化疗为主，辅助手术及放疗等其他治疗。具体化疗方案的选择需依据FIGO分期及预后评分系统等选择。预后评分<7分者为低危型GTN，预后评分≥7分或者Ⅳ期者为高危型GTN。低危型GTN可选用单药方案化疗，可选择MTX和放线菌素D，治疗过程中需监测hCG，以便于判断对于化疗的反应，以便及时更改化疗方案。低危型GTN在hCG阴性后巩固化疗1个疗程。高危型GTN化疗采用联合化疗方案，首选EMA/CO化疗，治疗中监测方法同低危型GTN。高危型GTN在hCG阴性后巩固化疗2~3个疗程。

本案例患者诊断为侵蚀性葡萄胎Ⅱ期，预后评分为3分。我们选用了我国治疗GTN的特色药物5-FU联用放线菌素D化疗方案，效果较好，血β-hCG如期下降至转阴。

医师D：在发现有效化疗药物之前，侵蚀性葡萄胎的死亡率可达25%。目前，侵蚀性葡萄胎几乎是一个可以治愈的肿瘤。治疗结束后应该严密随访，第一次在出院后3个月，然后每6个月1次直至3年，此后每年1次直至5年。

【专家点评】

病例中关键点出现在哪里？

　　侵蚀性葡萄胎属于罕见病,临床容易发生误诊或漏诊,导致延误治疗或者过度治疗。因此,临床上应强调诊断的规范化。侵蚀性葡萄胎的临床表现没有特异性,包括阴道流血、月经不规律,转移病灶如肺转移,出现咯血、咳嗽,阴道壁转移出现阴道壁紫蓝色结节,破溃时发生阴道不规则流血等症状。诊断主要依据既往葡萄胎病史及血 β-hCG 水平异常,影像学及病理支持诊断,但不是必需的。诊断要点:葡萄胎清宫术后,在排除再次妊娠和妊娠物残留后,血 β-hCG 持续高水平或一度下降后再次上升:①升高的血 β-hCG 水平呈平台(±10%)达 4 次(第 1、7、14、21 天),持续 3 周或更长;②血 β-hCG 水平连续上升(>10%)达 3 次(第 1、7、14 天),持续 2 周或更长;③血 β-hCG 水平持续异常达 6 个月或更长。若获得病理组织,病理诊断为侵蚀性滋养细胞肿瘤可直接确诊。

　　本案例患者 2⁺月前行"稽留流产清宫术",遗憾的是未送病检(无法了解其是葡萄胎妊娠还是宫内其他妊娠),未监测血 β-hCG,术后性生活采取了非高效避孕(避孕套),导致诊断困难,误诊为妇科常见病异位妊娠,最终依靠腹腔镜探查术中病理活检确诊。但仔细分析病程经过发现,该患者血 β-hCG 大于 6 万 IU/L,超声检查仅提示附件包块。临床经验提示若患者血 β-hCG 大于 1 万 IU/L 以上,无论是宫内还是宫外异位妊娠,大部分可见胎心。故该患者异位妊娠诊断应谨慎,应与 GTN 等疾病进行鉴别诊断。术中若发现盆腔病灶与术前诊断不相符,应再次进行鉴别诊断,避免出现见山是山、见水是水。该病例若术者见到病灶就行切除术,可能会出现难以控制的大出血,甚至危及患者生命。

（罗喜平　李智敏）

参 考 文 献

[1]　王丽娟,林海雪,林仲秋.《2022 NCCN 妊娠滋养细胞肿瘤临床实践指南(第 1 版)》解读[J].中国实用妇科与产科杂志,2022,38(1):78-84.

[2]　向阳,周琦,吴小华,等.妊娠滋养细胞疾病诊断与治疗指南(第四版)[J].中国实用妇科与产科杂志,2018,34(09):994-1001.

[3]　曹泽毅.中国妇科肿瘤学 [M].北京:人民军医出版社,2011:1435-1439.

病例 23 原发性绒毛膜癌侵蚀盆腔血管致失血性休克

【病历摘要】

患者,20 岁,主因"剧烈下腹痛 6 小时余"入院。

1. 现病史 平素月经规律,月经周期 28 天,经期 7 天,月经量中,无痛经,末次月经 2020 年 9 月 15 日。6 小时前用力大便时突然出现剧烈下腹痛,呈撕裂样疼痛,疼痛不能耐受,伴恶心、呕吐,呕吐物为胃内容物,呈褐色,伴头晕、乏力、晕厥,后急诊于当地医院。子宫附件彩超检查示:右侧盆腔混合回声包块(118 mm×59 mm)——来源于血管? 盆腹腔大量积液;子宫声像图未见明显异常。腹部 CT 检查示:子宫、膀胱分辨困难,右侧盆腔较大实性肿块,内密度不均匀;大量腹腔积液;右侧肾盂、肾盏及输尿管腹、盆段积水扩张,考虑盆腔占位压迫所致;右侧髂血管区金属影。血常规检查示:WBC 23.9×10^9/L,Hb 68 g/L。血 hCG>10000 IU/L。否认性生活史。建议上级医院就诊,遂转至我院,急诊以"下腹痛"收入我科。患者患病以来精神、食欲差,睡眠欠佳,大小便正常,体重无明显变化。

2. 既往史 平素身体健康状况一般,否认高血压、冠心病、糖尿病等慢性病史,否认肝炎、结核、伤寒、疟疾等传染病史,1 年前因"腹部血管畸形"于外院行介入栓塞术(具体情况不详),否认其他重大手术、外伤及输血史。药物过敏史不详,否认食物过敏史。预防接种史不详。

月经婚育史:初潮 13 岁,月经周期 28 天,经期 7 天,末次月经 2020 年 9 月 15 日。未婚无性生活史。

3. 入院查体 体温 36.7 ℃,脉搏 120 次/分,呼吸 20 次/分,血压 111/48 mmHg。发育正常,营养中等,面容痛苦,被动体位,平车推入,查体合作,神志清楚。全身皮肤黏膜无黄染、皮肤温度湿冷,全身浅表淋巴结未及肿大。头颅正常,眼睑无水肿,结膜苍白,巩膜无黄染,腹部平坦,无腹壁静脉曲张,未见肠型及蠕动波,全腹质韧,压痛阳性,反跳痛阳性,肝脾肋下未触及,移动性浊音阳性。

妇科情况:外阴发育正常,处女膜完整;肛诊子宫形态规则,正常大小,压痛阳性;右附件区扪及一直径约 10 cm 左右囊实性包块,压痛明显,左附件区未扪及异常,右下腹穿出不凝血 10 ml。

4. 辅助检查

2020 年 9 月 25 日外院子宫附件彩超检查示:右侧盆腔混合回声包块(118 mm×59 mm)——来源于血管? 盆腹腔大量积液;子宫声像图未见明显异常。

2020 年 9 月 25 日外院腹部 CT:子宫、膀胱分辨困难,右侧盆腔较大实性肿块,内密度不均匀;大量腹腔积液;右侧肾盂、肾盏及输尿管腹、盆段积水扩张,考虑盆腔占位压迫所致;右侧髂血管区金属影。

2020 年 9 月 25 日我院血常规示:WBC 23.9×10^9/L,Hb 68 g/L。

2020 年 9 月 25 日我院血 hCG ＞10000 IU/L。

5. 诊断　①原发性绒毛膜癌；②腹腔内出血；③失血性休克；④右肾积水；⑤右侧输尿管扩张。

6. 诊治经过　入院后完善相关检查，考虑腹腔内出血，不排除动脉瘤破裂、卵巢囊肿破裂、异位妊娠破裂等可能，随时可能发生大出血、失血性休克、抢救无效死亡等，告知病情危重，拟行急诊剖腹探查手术，患者无家属、无住院费用，请示科室及院领导，走绿色救治通道，办理住院后立即安排急诊手术。术中见：盆腹腔积血及凝血块约 3000 ml，子宫常大，左侧附件外观正常，右侧盆侧壁可见大小约 12 cm×15 cm×15 cm 包块，与右侧附件、盆腔、膀胱粘连，骨盆右侧"冰冻状"。直肠子宫陷凹右侧壁可见汹涌出血，并有"烂肉样"组织块掉出，压迫止血同时探查。包块深坐于右侧髂血管及盆壁内侧，肿瘤黄褐色，有"烂肉样"组织自破口流出，破口处出血汹涌，打开肿瘤表面包膜可见肿物基底坐于右侧髂血管处，与周围组织粘连，右侧输尿管增粗明显，肿瘤质脆、易碎，压迫止血困难，取部分组织送冰冻活检示：在出血背景中间增生的异型细胞，提示滋养细胞肿瘤。由于瘤体破裂处出血凶猛，即行右侧髂内动脉结扎，后仍出血凶猛，生命体征极不平稳，遂行双侧髂内动脉及髂内静脉结扎。患者仍有活动性出血，右侧输尿管与瘤组织难以分离，为尽快止血，请泌尿外科医师上台在止血的同时行右侧输尿管离断及输尿管右侧腹壁再植术。患者右侧髂窝瘤体创面处有活动性出血，多次缝扎止血，瘤组织质脆效果不显著，创面渗血多，盆腔压迫止血材料及纱布卷压迫止血，盆腔渗血较前有所减少。考虑出血汹涌，短时间内出血 20 000 ml，凝血因子丢失迅速，尽管积极输注血浆及冷沉淀，创面广泛渗血无明显缓解，故嘱盆腹腔压迫妇科纱布条后，放置引流管，关腹。嘱术后严密观察腹腔，同时积极输注补充凝血因子、红细胞悬液、新鲜血浆，维持生命体征，复查凝血功能恢复、腹腔内出血停止后再拔除纱布。逐层关腹结束手术。手术困难，术中出血约 20 020 ml，血压最低 40/20 mmHg，心率最快 160～170 次/分，血气分析提示血红蛋白最低 20 g/L，输红细胞悬液 11 200 ml，血浆 7000 ml，血小板 2 U，冷沉淀 30 单位。术中请心血管外科、输血科、普外科、血液科、重症医学科等科室术中会诊，协助手术、全院抢救。术后患者血压 100/70 mmHg，心率 103 次/分，尿管畅，尿道内尿色清亮，量约 700 ml，右侧腹壁引流管通畅，引流出血性液体约 50 ml，送患者入重症医学科，给予呼吸机辅助呼吸、预防性抗感染、抑酸、纠正凝血功能紊乱、保肝等综合治疗。术后患者生命体征平稳，一般情况恢复可，住院 3 天后家属坚决要求出院回当地医院就诊，考虑患者为极其罕见的"晚期非妊娠滋养细胞肿瘤"，且复查血 hCG 仍高达 70 000 IU/L，手术切除大部分病灶后仍有肿瘤组织残留，有迅速进展转移等可能，建议转诊后尽快化疗治疗。后严密随访，患者在当地医院已行化疗治疗，血 hCG 稳步下降，病情恢复良好。

【病例讨论与分析】

刨根问底——临床思维演练

△ 什么是原发性绒毛膜癌？

△ 临床上原发性绒毛膜癌应与哪些疾病相鉴别？

△ 原发性绒毛膜癌腹腔内出血需要与哪些疾病相鉴别？

△ 腹腔内出血的处理方法有哪些？

△ 原发性绒毛膜癌如何治疗？

医师 A：绒毛膜癌是一种高度恶性滋养细胞肿瘤，一般可分为妊娠性和非妊娠性两种。大多数绒毛膜癌是妊娠性绒毛膜癌，通常继发于葡萄胎妊娠、足月妊娠、流产或异位妊娠后，育龄期女性多见。原发性绒毛膜癌又称非妊娠性绒毛膜癌，一种与妊娠无关的恶性肿瘤，男女均可发病，常发生于青春期女性，年龄一般分布在 7 个月至 35 岁之间，平均 13 岁。是一种罕见的恶性程度极高的肿瘤，发生部位 80％ 为性腺器官，也可发生于性腺外的纵隔、腹膜后等中线部位，甚至发生于胃、肺、胰腺等性腺外器官，偶见发生于脑和甲状腺的报道。由于其发生部位不同，主要经过血行播散，转移发生早且广泛，导致非特异性的临床症状，常在手术中或病理检查时才考虑到此病，极易误诊。

医师 B：原发性绒毛膜癌的临床表现根据原发部位不同，会出现一些相应的症状。初潮前的卵巢原发性绒毛膜癌患者常有性早熟。青春期后的卵巢原发性绒毛膜癌患者可有月经不调、闭经、功能失调性子宫出血或不规则阴道流血以及类似异位妊娠的症状，例如腹部胀痛伴肿块迅速增大。

卵巢原发性绒毛膜癌的鉴别诊断主要包括：①妊娠性绒毛膜癌，年龄对鉴别妊娠性和非妊娠性绒毛膜癌至关重要，发生在青春期前、无性生活史者，可诊断为非妊娠性绒毛膜癌；对于已婚育龄期女性，区别妊娠性和非妊娠性绒毛膜癌则比较困难，可行 DNA 多态性分析区别；②卵巢妊娠，发生于育龄期女性，有闭经或阴道不规则流血，破裂时急性腹痛，有内出血体征，常触及卵巢肿块，不出现转移症状及体征，阴道可有蜕膜管型排出，必要时诊刮；③其他卵巢肿瘤，如上皮性肿瘤、卵巢无性细胞瘤、颗粒细胞瘤等，hCG 为阴性。

医师 C：该患者因剧烈下腹痛、腹腔内出血紧急入院手术，术前与患者沟通告知病情时，谈到腹腔内出血不排除动脉瘤破裂、卵巢囊肿破裂、异位妊娠破裂等可能，但术中情况出乎大家意料，手术非常困难。原发性绒毛膜癌是一种罕见的恶性肿瘤，术前很容易被忽视，导致漏诊或者误诊。该患者肿瘤体积大，质地糟脆，侵犯盆腔血管，导致盆腔大量出血。临床工作中须与以下疾病进行鉴别：①输卵管妊娠破裂，患者有性生活史，多有停经史，突然出血撕裂样剧痛，自下腹部一侧向全腹部扩散，hCG 检测多为阳性；②卵巢黄体破裂，多发生于月经周期的后半期，无停经史，hCG 检测阴性；③肝脾等破裂，多有外伤史，多无停经史，hCG 检测阴性。

医师 D：绒毛膜癌因肿瘤细胞具有亲血管性，极易因肿瘤侵袭血管而发生大出血。例如，病灶侵犯子宫时，出血较凶险。因盆腔脏器及其周围血运丰富，肿瘤病灶侵犯常可引起大出血。处理上比较棘手，保守治疗有时难以奏效，动脉血管介入栓塞术和手术治疗为常用的两种方法。动脉血管介入栓塞术，不同动脉栓塞剂优缺点不同，临床上可根据数字减影血管造影（DSA）显示的血管分布情况、病灶大小、出血部位以及病灶侧支循环等选择不同栓塞剂，目前主要有明胶海绵、聚乙烯醇、弹簧钢圈、微囊或者微球微囊。动脉介入栓塞术具有对患者损伤小、见效快等优点。而手术主要对控制大出血等并发症、消除耐药病灶、减少肿瘤负荷和缩短化疗疗程等方面有一定作用。另外，手术探查可以明确盆腔病灶情况，切除组织送病理检查可以进一步明确诊断。

医师 E：绒毛膜癌治疗目前仍采取化疗为主、手术为辅的综合治疗。目前来说，原发性绒毛膜癌尚缺乏统一的治疗规范，需制订个体化方案，以尽可能提高疗效，减轻不良反应，改善患者生存质量以及延长生存时间。国内外多使用多药联合方案化疗，如 BEP、EMA/CO、FAEV 等方案。一项单中心回顾性分析显示，EMA/CO 和 FAEV 方案是最常选择的化疗方案，且有良好的耐受性和疗效。虽然原发性绒毛膜癌预后差，但早期发现、早期诊断及早期治疗对患者预后仍起着非常重要的作用。绒毛膜癌可分泌 hCG,严密监测此项指标有利于观察患者对治疗的反应及监测疾病进展。

【专家点评】

病例中关键点出现在哪里?

大多数绒毛膜癌是妊娠性绒毛膜癌,常继发于葡萄胎妊娠、足月妊娠、流产或异位妊娠后,育龄期女性多见。原发性绒毛膜癌是一种罕见的恶性程度极高的肿瘤,发生部位主要为性腺器官,也可发生于性腺外的器官,导致非特异性的临床症状,早期诊断较困难,常易误诊。

本例卵巢原发性绒毛膜癌属于罕见病例,经血清 hCG 水平测定、子宫附件彩超、盆腔 CT 检查及手术病理检查明确诊断。本例患者的特别之处在于,患者因剧烈下腹痛、腹腔内出血紧急入院手术,术中见病灶体积大,界限不清楚,质地糖脆,出血凶猛,情况复杂,手术困难,患者抢救成功得益于我院强大的综合实力以及多科室的团结协作。

对于原发性绒毛膜癌,早期诊断和治疗并规范随访,对患者预后具有重要意义。而对于此类罕见病要做出正确诊断,关键在于提高对此疾病的认识。

（薛　翔　公丕军）

参 考 文 献

[1] 陈佩玉,陈旭.原发性绒毛膜癌[J].罕少疾病杂志,2002,9(3):28-29.

[2] Axe SR,Klein VR,Woodruff JD. Choriocarcinoma of the ovary. Obstet Gynecol,1985,66(1):111-114.

[3] Waseda Y,Komai Y,Yano A,et al. Pathological complete response and two-year disease-free survival in a primary gastric choriocarcinoma patient with advanced liver metastases treated with germ cell tumor-based chemotherapy:a case report[J]. Jpn J Clin Oncol,2012,42(12):1197-1201.

[4] Serno J,Zeppernick F,Jäkel J,et al. Primary pulmonary choriocarcinoma:case report and review of the literature[J]. Gynecol Obstet Invest,2012,74(2):171-176.

[5] Ramachandran BS,Murugesan M,Ali M,et al. Primary pancreatic choriocarcinoma presenting as pancreatitis[J]. JOP,2012,13(2):217-218.

[6] Koo HL,Choi J,Kim KR,Kim JH. Pure non-gestational choriocarcinoma of the ovary diagnosed by DNA polymorphism analysis[J]. Pathol Int,2006,56(10):613-616.

[7] Shao Y,Xiang Y,Jiang F,et al. Clinical features of a Chinese female nongestational choriocarcinoma cohort:aretrospective study of 37 patients[J]. Orphanet J Rare Dis,2020,15(1):325.

病例 24　子宫内膜癌保守治疗成功并妊娠的诊疗经过

【病历摘要】

患者,29岁,因"发现子宫内膜病变半年"于2017年1月9日入院。

1. **现病史**　半年前因备孕于当地医院行子宫附件彩超提示子宫内膜增厚,建议行诊刮术。2个月前于当地医院行子宫内膜诊刮术,病理检查回示:子宫内膜增生紊乱,腺体呈非典型增生过长,部分腺上皮高度鳞化,局部有癌变趋势。当地医院考虑患者有生育要求,给予口服甲地孕酮120 mg/d治疗,1个月后为进一步治疗就诊于我院,嘱其病理切片于西京医院会诊提示复杂性增生过长伴不典型性,有癌变倾向。再次于西安交通大学第一附属医院病理会诊提示:非典型腺瘤性子宫内膜增生,部分区域可疑癌变。我院行宫腔境检查提示:宫腔大,形态大致正常,于子宫左侧壁、右侧宫角、子宫前壁分别可见3 cm×2 cm、2 cm×2 cm、1 cm×2 cm大小新生物,表面凹凸不平,呈分叶状,表面异形血管走行明显,质脆易出血,子宫内膜厚,呈息肉状增生,双侧输卵管口可见。诊刮刮出组织少许,病理检查结果提示:慢性子宫内膜炎伴腺体及上皮嗜酸性乳头状化生。考虑患者子宫内膜对药物治疗反应良好,且年轻,尚未育,生育要求迫切,随收入院拟行保守手术治疗。

2. **既往史**　2年前体检发现糖尿病,控制饮食,未监测血糖。1个月前发现中度脂肪肝。建议控制饮食及锻炼,否认高血压、冠心病等慢性病史,否认肝炎、结核、伤寒、疟疾等传染病史,否认重大手术、外伤及输血史。药物过敏史不详,否认食物过敏史。预防接种史不详。

月经婚育史:平素月经不规律,月经周期30~90天,量稍多,经期7~30天。略褐色,偶有血块。适龄结婚,G_0P_0,配偶体健。

3. **家族史**　父亲有糖尿病病史5年。

4. **查体**　生命体征平稳,身高156 cm,体重70 kg,BMI 28.7 kg/m²。妇科检查:外阴已婚未产式,阴道畅,宫颈Ⅰ度糜烂,子宫前位,常大,活动度可,双侧附件未触及异常包块。

5. **辅助检查**　诊刮病理检查(2016年11月1日,韩城市人民医院):子宫内膜增生紊乱,腺体呈非典型增生过长,部分腺上皮高度鳞化,局部有癌变趋势。西京医院会诊提示复杂性增生过长伴不典型性,有癌变倾向。再次于西安交通大学第一附属医院病理会诊提示非典型腺瘤性子宫内膜增生,部分区域可疑癌变。宫腔镜检查(2016年12月27日,本院):宫腔大,形态大致正常,于子宫左侧壁、右侧宫角、子宫前壁分别可见3 cm×2 cm、2 cm×2 cm、1 cm×2 cm大小新生物,表面凹凸不平,呈分叶状,表面异形血管走行明显,质脆易出血,子宫内膜厚,呈息肉状增生,双侧输卵管口可见(图24-1)。我院诊刮病理检查结果示:慢性子宫内膜炎伴腺体及上皮嗜酸性乳头状化生。

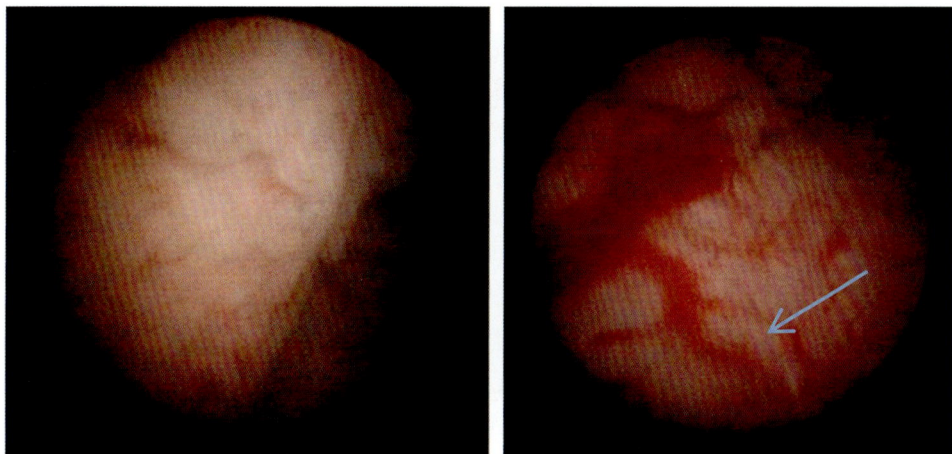

图 24-1　宫腔内新生物,箭头为异形血管

6. 初步诊断　子宫内膜癌变,糖尿病,脂肪肝(中度),肥胖症

7. 诊治经过　入院后积极完善相关辅助检查,女性肿瘤标志物无异常,空腹血糖高,OGTT 异常,请内分泌科调整降糖方案后,于 2017 年 1 月 12 日在静吸复合麻醉下行宫腔镜下子宫内膜病损电切术。术中见:宫颈管黏膜未见异常,宫腔形态基本正常,子宫内膜腺体增生明显,呈息肉样增生充满宫腔,子宫左侧壁、右侧宫角、子宫前壁分别可见 2 cm×2 cm、1 cm×2 cm、1 cm×1 cm 大小新生物,表面凹凸不平,呈分叶状,异形血管走行明显,质脆易出血。遂在宫腔镜下将子宫内膜前壁病灶切除,并钝性清理增厚的子宫内膜组织送病理检查。嘱术后继续口服甲地孕酮 240 mg 治疗,并辅以口服二甲双胍。术后病理结果(2017 年 8 月 24 日)示:子宫内膜 1、2、3 均示分泌晚期子宫内膜伴上皮嗜酸性及鳞状上皮化生;小灶上皮不典型增生;慢性子宫内膜炎。术后恢复良好。

术后规律口服甲地孕酮,每 1～2 月宫腔镜随访,均未见内膜有异常新生物及异形血管,诊刮病理检查也提示子宫内膜为药物治疗后改变,未见异常增生。术后 3 月甲地孕酮减量为160 mg,治疗半年后宫腔镜复查见内膜具备妊娠条件后于 2017 年 7 月施行胚胎移植术,移植顺利。于 2018 年 4 月剖宫产分娩一健康女婴。产后再次于我院行宫腔镜复查及诊刮未见明显异常,但月经恢复来潮后仍不规律,周期 30～90 天,患者仍有保留生育功能意愿,为防子宫内膜再次发生病变,予以放置曼月乐环,定期超声检查未见子宫内膜明显增厚。

【病例讨论与分析】

刨根问底——临床思维演练

△ 子宫内膜癌的主要危险因素有哪些?

△ 子宫内膜癌的诊断"金标准"是什么?

△ 子宫内膜癌的治疗原则是什么?

△ 早期子宫内膜癌保留生育能力的治疗原则和选择是什么?

　　医师 A:根据发病机制和生物学行为特点将子宫内膜癌分为雌激素依赖型（Ⅰ型）和非雌激素依赖型（Ⅱ型）。雌激素依赖型子宫内膜癌大部分病理类型为子宫内膜样腺癌，少部分为黏液腺癌；非雌激素依赖型子宫内膜癌病理类型包括浆液性癌、透明细胞癌、癌肉瘤等。大部分子宫内膜癌属于Ⅰ型。Ⅰ型子宫内膜癌的发生与无孕激素拮抗的雌激素持续刺激直接相关，缺乏孕激素对抗。子宫内膜长期处于过度增生的状态，进一步发展为子宫内膜癌。Ⅱ型子宫内膜癌的发生机制至今尚不完全清楚。主要危险因素有以下几点：①生殖内分泌失调性疾病，如无排卵性月经异常、无排卵性不孕、多囊卵巢综合征等。由于无周期性排卵，子宫内膜缺乏孕激素拮抗，长期的单一雌激素作用致使子宫内膜发生增生，甚至癌变。②肥胖、高血压、糖尿病，又称为子宫内膜癌三联征。有研究表明，体重指数每增加 1 个单位（kg/m^2），子宫内膜癌的相对风险增加 9%。与体重指数 <25 kg/m^2 的女性相比，体重指数为 $30\sim35$ kg/m^2 的女性发生子宫内膜癌的风险大约增加 1.6 倍，而体重指数 >35 kg/m^2 的女性发生子宫内膜癌的风险增加 3.7 倍。糖尿病患者或糖耐量异常者患病风险比正常人增加 2.8 倍；高血压患者增高 1.8 倍。③不孕不育会增加子宫内膜癌的风险，而与之相反，每次妊娠均可一定程度降低子宫内膜癌的发病风险。④有些卵巢肿瘤，如卵巢颗粒细胞瘤、卵泡膜细胞瘤等，常产生较高水平的雌激素，引起月经不调、绝经后出血、子宫内膜增生甚至内膜癌。⑤外源性雌激素。⑥遗传因素。大部分子宫内膜癌患者是散发性的，约 20% 子宫内膜癌患者有家族史。林奇综合征患者发生结肠以外恶性肿瘤的风险增高，主要包括子宫内膜癌、卵巢癌和胃癌等。⑦他莫昔芬是乳腺癌内分泌治疗药物，有研究表明，长期服用可导致子宫内膜增生，发生子宫内膜癌的风险增加。

　　医师 B:子宫内膜的组织病理学检查及子宫外转移灶活检或手术切除组织标本经病理组织学诊断为子宫内膜癌，此为"金标准"。子宫内膜癌主要包括以下几大类：子宫内膜样癌、浆液性癌、透明细胞癌、未分化癌和去分化癌、子宫内膜混合型腺癌、子宫癌肉瘤。

　　医师 C:子宫内膜癌的治疗以手术治疗为主，辅以放射治疗（放疗）、化学治疗（化疗）和激素等综合治疗。治疗方案应根据病理诊断和组织学类型，以及患者的年龄、全身状况、有无生育要求、有无手术禁忌证、有无内科合并症等综合评估以制订治疗方案。手术是子宫内膜癌的主要治疗手段，除不能耐受手术或晚期无法手术的患者外，都应进行全面的分期手术。对于伴有严重内科并发症、高龄等不宜手术的各期子宫内膜癌患者，可采用放疗和药物治疗。强调有计划的、合理的综合治疗，并重视个体化治疗。

　　医师 D:2022 年美国国立综合癌症网络（NCCN）指南推荐 EC 保留生育功能的指征为：①分段诊刮标本经病理专家核实，病理类型为子宫内膜样腺癌，G1 级。②MRI 检查（首选）或经阴道超声检查提示病灶局限于子宫内膜。③影像学检查未发现可疑的远处转移病灶。④无药物治疗或妊娠禁忌证。⑤经充分知情，患者明确保留生育功能并非子宫内膜癌的标准治疗方式，并可接受严密的医学随访观察。⑥治疗前咨询生殖专家。患者必须满足全部条件。中国的专家共识考虑到雌激素受体/孕激素受体（ER/PR）阳性患者对孕激素保守治疗的反应性较高，特别强调对分段诊刮病理进行免疫组化检查，ER/PR 阳性患者可进行保留生育功能的治疗。这与日本妇科肿瘤学会、欧洲妇科肿瘤学会、韩国妇科肿瘤学会和 NCCN 指南建议相似。2020 年欧洲妇科肿瘤学会-欧洲放射肿瘤学会-欧洲病理学会（ESGO-ESTRO-ESP）以及英国妇科癌症研究院将指征放宽到浅表肌层浸润的患者。保留生育功能治疗常用的治疗方法主要包括，激素类药物[如口服孕激素、促性腺激素释放激素激动剂（GnRHa）、芳香化酶抑制剂)]、左炔诺孕酮宫内缓释系统(LNG-IUS)、宫腔镜病灶切除手术、二甲双胍治疗、体重管理、生活方式调整以及上述不同治疗方式的联合或序贯应用等。其中,常用的孕激素为甲地孕酮和甲羟孕酮。根据多项 meta 研究总结分析表明,单纯口服大剂量孕激素治疗即有较为显著的疗效,疾病的完全缓解率为 55.0%～85.7%,活产率约为 32.3%,但复发率较高。LNG-IUS 或二甲双胍联合孕激素的疗效与单纯口服孕激素相当,复发率有不同程度下降。宫腔镜手术与激素类药物联用则可大幅度增加完全缓解率和活产率,并且降低复发率,是一种更为理想的治疗模式。

【专家点评】

病例中关键点出现在哪里?

子宫内膜癌是发生于子宫内膜的上皮性恶性肿瘤,又称子宫体癌,是女性生殖道三大常见恶性肿瘤之一,多发生于围绝经期及绝经后妇女。随着人口平均寿命的增加以及生活习惯的改变,子宫内膜癌的发病率近 20 年呈持续上升和年轻化趋势。在我国,根据国家癌症中心 2019 年公布的《2015 年中国恶性肿瘤流行情况分析》,子宫内膜癌 2015 年患者数约为 69000 例,死亡 16000 例,发病率 10.28/10 万人,占女性恶性肿瘤患者数的 3.88%。作为继宫颈癌之后第二常见的妇科恶性肿瘤,占妇科恶性肿瘤的 20%～30%。部分发达城市的子宫内膜癌发病率已达妇科恶性肿瘤第一位。为减少子宫内膜癌的发生,应对有危险因素的人群进行宣教,包括规范生活习惯、在医师指导下的激素替代治疗等。对存在子宫内膜癌危险因素者,对有遗传性家族史的患者、长期口服他莫昔芬的乳腺癌患者等应坚持定期检查。但目前为止,尚没有推荐的子宫内膜癌常规筛查方法。超声是可选择的检查方法。主要筛查方式为经阴道或经腹部超声检查,监测子宫内膜厚度及异常情况。

对于年轻的尚未生育的子宫内膜癌患者,保留生育功能的治疗很迫切。但保留生育功能治疗保留了患者的子宫和双侧附件,可能导致肿瘤进展,进而影响患者生存。因此,保留生育功能治疗的关键是严格掌握适应证,采取合适的治疗手段抑制和逆转子宫内膜病变,治疗成功后密切随访,促进生育,以及完成生育后的长期管理措施。终极目标是,平衡患者的生育需求与生存结局,在不影响患者长期生存的前提条件下帮助患者完成生育。若患者暂无生育计划,予孕激素维持治疗及定期监测。完成生育后或子宫内膜取样发现疾病进展,应立即行全子宫＋双附件切除术＋手术病理分期。许多子宫内膜样癌的年轻患者还有其他影响生育功能的因素,包括肥胖与多囊卵巢综合征,强烈建议减肥。咨询不孕不育专家可能对成功妊娠非常必要。在患者激素治疗后可能需要应用一些辅助生殖技术,包括枸橼酸氯米芬、人工授精和体外受精。同时,保留生育功能治疗的期限仍需结合患者生育愿望的迫切性、子宫内膜对药物治疗反应的渐进性以及对保守治疗安全性的评估等因素慎重决策。

（薛　翔　王海艳）

参 考 文 献

［1］　潘凌亚,陈佳钰.早期子宫内膜癌生育力保护的治疗和长期管理[J].中国实用妇科与产科杂志,2022,38（11）：1068-1074.

［2］　中国抗癌协会妇科肿瘤专业委员会.子宫内膜癌诊断与治疗指南（2021 年版）[J].中国癌症杂志,2021,31（06）：501-512.

病例 25　低级别子宫内膜间质肉瘤 I 期保守治疗后成功妊娠

【病历摘要】

患者,27 岁,主因"异常子宫出血 4 天"入院。

1. **现病史**　患者既往月经规律,月经周期 30 天,经期 5 天,末次月经 2018 年 3 月 8 日。4 天前无明显诱因出现阴道出血,无腹痛等不适,因出血量多晕倒,120 急诊送至当地医院住院治疗,因贫血给予输血治疗(具体不详),当地医院病理检查示:少许增殖期子宫内膜,患者为进一步诊疗,要求上级医院治疗,遂来我院,门诊以"子宫肌瘤"收住入院。发病以来,患者精神、食欲欠佳,大小便正常。

2. **既往史**　平素身体健康状况一般,否认高血压、冠心病、糖尿病等慢性病史,否认肝炎、结核、伤寒、疟疾等传染病史,否认重大手术、外伤及输血史。药物过敏史不详,否认食物过敏史。预防接种史不详。

月经婚育史:初潮 13 岁,月经周期 30 天,经期 5 天,末次月经 2018 年 3 月 8 日。已婚有性生活史,G_0P_0,配偶体健。

3. **入院查体**　生命体征平稳,心肺听诊无异常。

妇科检查:外阴发育正常;阴道畅,有少许出血;宫颈光滑;子宫前位,如孕 90 天大小,质硬,活动度差,无压痛;双侧附件区未触及异常。

4. **辅助检查**

2018 年 4 月 1 日我院 B 超提示:子宫大小 10.4 cm×8.5 cm×10.5 cm,体积增大,形态不规则,肌壁光点不均匀,后壁下段可探及 8.5 cm×8.0 cm 低回声结节,边界清,内部回声不均,CDFI:其内血流信号丰富,上段宫腔线居中,内膜厚 0.8 cm。

2018 年 4 月 1 日我院 MRI 提示:子宫肌层可见类圆形异常信号,直径约 7.7 cm,T1WI 显示为以稍低信号为主,T2WI 显示为高信号为主,病灶内可见多发分隔,子宫内膜受压变形移位,结合带信号连续;直肠壁未见明显增厚;盆腔未见明显肿大淋巴结。诊断意见:子宫肌层异常信号,考虑子宫肌瘤伴囊变可能。

2018 年 3 月 30 日我院生化全套提示乳酸脱氢酶 360 IU/L,血常规提示血红蛋白 85 g/L。

5. **诊断**　子宫肿瘤;中度贫血。

6. **诊治经过**　入院诊断为子宫肿瘤。完善相关检查,乳腺及上腹部泌尿系彩超、胸部 CT 未见异常,其他常规检查未见明显手术禁忌,因中度贫血,积极配输红细胞悬液 2 U。经术前与患者及家属谈话签字,于 2018 年 4 月 10 日全身麻醉下行子宫肿瘤剔除术,取耻骨联合上方约 6 cm 纵行切口逐层入腹。术中见：盆腹腔少许积液，子宫形态失常，子宫后壁可见一个大小约 7 cm×8 cm 肿瘤样结节，质中，边界不清，右侧卵巢可见多囊样改变，有滤泡样结节，右侧输卵管、左侧输卵管及卵巢外观正常。于子宫肿瘤表面做一纵行小切口切开肿瘤包膜，鼠齿钳钳夹包膜，钝性分离肿瘤与包膜间组织，肿瘤与子宫肌层间隙不明显，直至肿瘤完全剥除，见肿瘤穿透子宫内膜，遂间断缝合子宫内膜层，用 0 号爱惜康线连续缝合子宫全层，及褥式加固缝合。考虑肿瘤界限不清，肿瘤增长快，术中送快速冰冻，冰冻示：子宫梭形细胞肿瘤，考虑子宫内膜间质肿瘤，等石蜡。告知患者家属后，家属要求先关腹，等石蜡结果回报后，决定后续治疗。常规关腹。术中出血约 100 ml，未输血。

患者术后病理检查回报子宫低级别子宫内膜间质肉瘤浸及平滑肌组织。免疫：Vim（＋）、CD10（＋）、ER（＋）、PR（＋）、DES 弱（＋）、Actin（－）、Caldesmon（－）、SMA（－）、Ki-67（＋）40％。于交大一附院病理会诊示：子宫肌壁低度恶性子宫内膜间质肉瘤。于西京医院病理会诊示：子宫内膜间质肉瘤。告知患者及家属，现患者 27 岁，可考虑全子宫＋双侧输卵管切除术，保留卵巢，术后失去正常生育功能，对内分泌功能影响小，或行全子宫切除同时切除双侧附件，对内分泌功能影响大，术后仍有肿瘤复发、转移可能。患者前次手术后病理检查多家医院会诊，结果均提示低级别/低度恶性子宫内膜间质肉瘤，复发概率相对高级别、高度恶性肿瘤低，且复发后病理结果多与之前相同，患者已婚未育，有保留生育功能要求，可考虑短期化疗、孕激素等保守治疗，完成生育或复发后再行手术治疗，但复发概率较手术治疗高，一旦复发，预后较差。如保守治疗需化疗 3～6 疗程，目前有效的文献资料提示：化疗的疗效存在分歧，缺乏高级别的证据明确何种方案是有效的。患者及其家属经过充分协商要求暂不行化疗，并办理出院手续。

出院后继续口服甲地孕酮治疗 1 年半，并按时随访，无复发迹象。停药 3 个月后自然受孕，孕期产检无特殊。于 2021 年 8 月 10 日因"妊娠合并子宫瘢痕"行子宫下段剖宫产术，娩出一女活婴，重 3140 g；同时术中探查子宫，见前次手术瘢痕位于子宫后壁，此处肌层薄弱，未触及明显肿物，表面光滑，术中给予缝合加固；手术顺利，术后恢复可。术后仍动态复查，子宫附件超声及女性肿瘤标志物均正常。

【病例讨论与分析】

刨根问底——临床思维演练

△ 什么是低级别子宫内膜间质肉瘤及其流行病学特征？

△ 低级别子宫内膜间质肉瘤如何诊治？

△ 低级别子宫内膜间质肉瘤可以保留生育功能吗？

医师 A：低级别子宫内膜间质肉瘤（low-grade endometrial stromal sarcoma，LG-ESS）是子宫内膜间质肿瘤（endometrial stromal tumors，EST）中恶性程度较低的亚型。子宫内膜间质肉瘤从属于子宫肉瘤，其中 LG-ESS 是发病率仅次于子宫平滑肌肉瘤的子宫肉瘤亚型，多发生于围绝经期，发病年龄 18～83 岁，平均发病年龄为 46 岁。异常阴道流血和盆腔痛是其常见症状,约 1/3 的患者首发症状是子宫外病灶(最常见部位为肺和卵巢),约 1/4 的患者无明显临床症状。盆腔检查常可以扪及子宫增大,妇科检查可见宫颈口处有息肉样肿物。

目前尚无明确的发病风险因素,仅有部分文献报道 LG-ESS 的发生可能与长期他莫昔芬或雌激素应用史、盆腔放射治疗史、肥胖、糖尿病及初潮年龄小相关。

医师 B:LG-ESS 起病隐匿,缺乏特异性临床表现和体征,手术前多难以与子宫平滑肌瘤等子宫良性病变相鉴别。部分病例因术后病理检查结果"意外发现"而确诊,患者需行二次手术。一项包括了 628 例以良性疾病为指征,接受子宫切除术患者的回顾性研究中,隐匿性子宫恶性肿瘤的发生率为 0.47%,其中又以 EST 为最常见的病理学类型。基于 LG-ESS 表现多样且无典型表现,影像学对术前诊断的帮助有限。为此影像学检查如超声、CT、MRI 等可以预判病灶位置、淋巴结情况、肌层浸润程度、是否累及宫颈或子宫外侵犯、初次手术后是否有残余病灶等,为手术预案及术后辅助治疗提供有益指导。MRI 更能定性不确定的子宫肌层肿块,推荐将其作为首选的影像学检查方法,典型的"蠕虫袋样"边缘或壁结节等征象具有提示作用。有研究比较了超声与 MRI 在 EST 患者术前诊断的应用价值,结果显示 MRI 术前诊断的准确度远高于超声(92.86% vs 67.86%)。

病理学检查是 LG-ESS 最重要的诊断依据。诊断性刮宫或宫腔镜活检有助于提高术前诊断率。LG-ESS 病灶浸润性生长和(或)伴有淋巴管间隙浸润,常表现为低核分裂象,镜下可见螺旋小动脉样血管。LG-ESS 可有多种形态学分化,需联合检测多种免疫组化标记物,推荐免疫组化组合为 IFITM1 或 CD10 联合 h-caldesmon 染色。在 LG-ESS 中检测到多种融合基因(JAZF1-SUZ12 融合最常见),当病理学及免疫组化难以明确时,可行融合基因检测。

医师 C:手术是 LG-ESS 首选的治疗方式,分期是 LG-ESS 最重要的预后因素。早期患者的标准手术范围是全子宫切除术和双侧附件切除术。推荐疑诊 LG-ESS 患者行经腹手术,手术过程中严格遵守无瘤原则。如因良性病变行子宫切除术后病理确诊为 LG-ESS,即使无病灶残留迹象,仍推荐切除双侧附件;如进行子宫肿瘤切除术,则需要进一步切除全子宫和双侧附件。若腹腔镜术中曾行碎瘤术或子宫分碎术,推荐评估手术有关的转移风险,必要时再次进行手术。

医师 D:早期 LG-ESS 的育龄期患者是否可以行保留生育功能的手术有较多争议。一项关于子宫肉瘤行保育手术的系统综述纳入 63 例 LG-ESS 患者,大部分患者在术后接受了激素治疗,43% 接受保留生育功能手术的患者成功妊娠,54% 患者复发,其中 3 例患者为妊娠期内复发,1 例死亡。该研究结果显示,接受保留生育功能手术的 LG-ESS 患者,复发率增加,但肿瘤相关死亡率并未增加。一项回顾性分析纳入了 6 例Ⅰ A 期、11 例Ⅰ B 期行保育手术的 LG-ESS 患者,其中共 5 例患者成功妊娠并分娩,10 例复发患者均为Ⅰ B 期,该研究认为对于希望保留生育能力的Ⅰ A 期 LG-ESS 患者,可以谨慎考虑保留生育能力的手术。目前,关于 LG-ESS 患者行保育手术的相关研究多为病例报道或小样本回顾性分析,证据质量较低,故不常规推荐 LG-ESS 患者行保留生育手术。对于年轻、有强烈生育需求患者,在充分评估生育力、不伴有子宫外转移病灶且明确知情同意的前提下,可谨慎进行保留生育功能手术,强调术后需严密随访,推荐完成生育后尽早行规范的手术治疗。首次保留生育功能手术随访期间如出现复发征象,推荐行根治性手术,复发后继续保留生育功能对肿瘤结局及妊娠结局均无益处。

本案例中患者保留生育功能,且结束治疗后短时间内正常妊娠,妊娠及分娩过程顺利,增加了我们对该疾病行保留生育功能治疗的信心。因地制宜、个体化治疗,才能为每个患者争取最大的利益。

医师 E:LG-ESS 是一种预后较好的恶性肿瘤,分期是最重要的预后因素。Ⅰ~Ⅱ期、Ⅲ~Ⅳ期患者 5 年生存率分别为大于 90% 和 50%,尽管如此,Ⅰ期患者仍面临较高的复发风险。LG-ESS 具有晚期复发的特点,复发一般发生在初诊后 10~20 年,因此需重视长期随访。建议初治后 2 年内,每 3~4 个月随访 1 次;2 年后每 6 个月随访 1 次。随访内容包括症状询问、体格检查、胸腹盆腔平扫+增强 CT,必要时可行 PET-CT 等检查。对于行保育手术的患者,复发风险较高,建议缩短随访间隔。

【专家点评】

病例中关键点出现在哪里?

1. 低级别子宫内膜间质肉瘤术前诊断

该患者无明显诱因异常子宫出血,无腹痛等不适,因出血量多,晕倒,当地医院给予输血治疗,当地医院诊刮病理示:少许增殖期子宫内膜。进一步检查 B 超、MRI 提示子宫肿物,但术前无明显恶性证据。B 超提示肿物内部回声不均,血流信号丰富,MRI 也提示子宫肌层异常信号,考虑子宫肌瘤伴囊变可能。乳酸脱氢酶 360 IU/L,异常升高。术前诊断肉瘤不除外,主治医师遵循疑诊 LG-ESS 患者行经腹手术,手术过程中严格遵守无瘤原则。这为术后保留生育功能创造了条件。临床的诊断充满了陷阱与挑战,临床医师重视思辨,必然能让患者受益匪浅。

2. 低级别子宫内膜间质肉瘤保留生育功能的探索

低级别子宫内膜间质肉瘤标准手术范围是全子宫切除术和双侧附件切除术,对于年轻、有强烈生育需求患者,在充分评估生育力、不伴有子宫外转移病灶且明确知情同意的前提下,可谨慎进行保留生育功能的手术,强调术后需严密随访,推荐完成生育后尽早行规范的手术治疗。首次保留生育功能手术随访期间如出现复发征象,推荐行根治性手术,复发后继续保留生育功能对肿瘤结局及妊娠结局均无益处。对于 LG-ESS 患者行保留生育功能手术的相关研究多为病例报道或小样本回顾性分析,证据质量较低,故不常规推荐 LG-ESS 患者行保留生育功能手术,但我们在探索恶性肿瘤保育的道路上仍在坚持前行,相信也会在不远的明天收获满满。

（薛　翔　毛　会）

参 考 文 献

[1] 王星语,王茹.低级别子宫内膜间质肉瘤诊治的专家共识(2022 年版)[J].中华肿瘤防治杂志,2022,29(18):1305-1313,1329.

[2] Chunhui LI,Chunhong WANG. Molecular Alterations and Therapeutic Strategies in Low-Grade and High-Grade[J].Journal of Zhejiang University-Science B(Biomedicine & Biotechnology),2021,22(08):633-647.

病例 26 子宫平滑肌肉瘤合并肺转移、乳腺结节的诊治过程思考

【病历摘要】

患者,49 岁,主因"痛经加重伴经量增多 2 年,经期延长半年"入院。

1. 现病史 15 岁月经初潮,周期规律,经期 7 天,色暗红,量中,有血块,有痛经,可忍受,末次月经 2022 年 6 月 6 日。2 年前无明显诱因痛经进行性加重及经量增多。近 1 年痛经严重时需口服镇痛药缓解,经量较既往多 2～3 倍,伴较多大血块,伴轻微头晕、乏力不适,无月经周期改变,未进一步治疗。近半年出现经期延长至 10～12 天,伴尿频,小便次数较前增多,3～5 次/天。10 余天前月经来潮,经量多,伴较多大血块,伴头晕、乏力。今日就诊于我院,查 B 超:子宫体积增大,光点增粗,回声不均匀伴结节形成,考虑子宫腺肌瘤。血常规:血红蛋白 40 g/L。门诊以"子宫腺肌病、重度贫血"收住院。发病以来,患者神志清,精神尚可,无胸闷、心慌,有头晕、乏力,食纳可,夜休欠佳,大小便正常。体重无明显增减。

2. 既往史 平素身体健康状况一般,否认高血压、冠心病、糖尿病等慢性病史,否认肝炎、结核、伤寒、疟疾等传染病史,10 年前因左侧乳腺纤维瘤行手术治疗。否认其他重大手术、外伤及输血史,否认药物、食物过敏史。预防接种史不详。

月经婚育史:初潮 15 岁,月经周期 28～30 天,经期 7 天,色暗红,量中,有血块,有痛经,末次月经 2022 年 6 月 6 日。适龄婚育,G_2P_1,19 年前足月顺产 1 女,既往人工流产 1 次,配偶及 1 女体健。

3. 入院查体 生命体征平稳。发育正常,营养良好,贫血面容,表情自如。心肺查体未见明显异常。

妇科检查:外阴已婚已产式;阴道通畅,可见血迹;宫颈肥大,光滑,宫颈口有出血;宫体前位,增大如孕 16 周,质硬,形态不规则,活动欠佳,轻压痛;双侧附件未及明显异常。

4. 辅助检查

2022 年 6 月 17 日 B 超提示:子宫体积增大,光点增粗,回声不均匀伴结节形成,考虑子宫腺肌瘤。

2022 年 6 月 17 日血常规提示:血红蛋白 40 g/L;肿瘤标志物:神经元特异性烯醇化酶 124.00 ng/ml。

2022 年 6 月 18 日胸部 CT 提示:①双肺纹理增重;②双肺多发结节,考虑肿瘤性病变,转移待排,建议进一步检查;③左肺慢性炎症;④右乳结节,建议专科检查;⑤右侧胸膜局限性肥厚;⑥肝内稍低密度影,建议上腹部 CT 平扫及增强扫描;⑦胸椎体内低密度结节。

2022 年 6 月 21 日乳腺钼靶:①双侧不均匀致密型乳腺;②右乳上象限肿块(BI-RADS4a

类);③双乳弥漫钙化(BI-RADS3 类);④左乳上象限结节伴钙化(BI-RADS2 类)。

2022 年 6 月 22 日颅脑增强 MRI:双侧小脑半球内见花斑状稍高信号影,伪影可能。

2022 年 6 月 22 日宫腔镜检查提示子宫左前壁可见 12 cm 的肌瘤压迹,内凸向宫腔,行诊刮提示子宫内膜单纯性增生。

2022 年 6 月 22 日盆腔 MRI 提示子宫多发肌瘤,部分变性,子宫腺肌病可能,盆腔积液(图 26-1,图 26-2)。

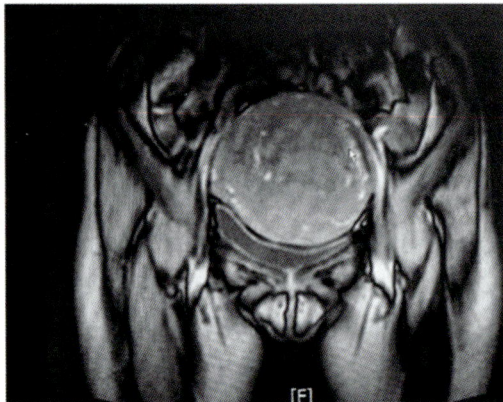

图 26-1　MRI 冠状面图示

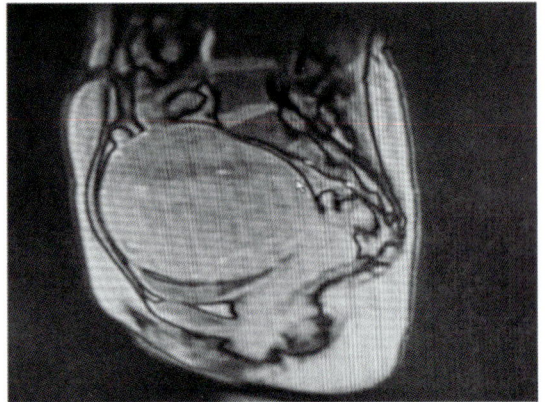

图 26-2　MRI 矢状面图示

2022 年 6 月 22 日交大一附院行 PET-CT:右侧乳腺内多个等密度及稍低密度结节影,核素异常高摄取,多考虑恶性肿瘤病变,乳腺癌可能性大;子宫宫腔内类圆形混杂密度占位影,病灶内可见分隔影及不规则软组织影,边缘见条状高密度影,核素异常高摄取,多考虑:子宫腺肌瘤,恶性病变不除外;肺部多发实性结节影,核素结节状异常高摄取,多考虑恶性肿瘤肺内转移。右侧内乳淋巴结肿大,核素轻度摄取。骨质未破坏。

5. 诊断　子宫肿瘤;重度贫血。

6. 诊治经过　入院后,积极完善检查,给予输血纠正贫血等治疗后,阴道出血逐渐减少,贫血逐渐改善,相关检查提示乳腺癌高度可疑,遂安排乳腺相关检查及手术,于 2022 年 6 月 22 日行超声引导下右侧乳腺结节穿刺活检术,穿刺病理(22-14734):右乳穿刺组织镜下示乳腺腺病瘤。于 2022 年 6 月 27 日再次行乳腺结节穿刺术,穿刺病理(22-15202):①"右乳 7 点"穿刺组织,示增生,小灶导管上皮生长活跃;②"右乳 9 点"穿刺组织,示纤维上皮性肿瘤伴局灶导管上皮非典型增生。考虑乳腺恶性肿瘤证据不足,后阴道出血逐渐增多,血红蛋白需输血治疗维持,另子宫恶性肿瘤不能完全除外,积极安排妇科手术治疗。于 2022 年 7 月 9 日行开腹探查术,术中见:盆腔无明显积液,子宫增大如孕 4 月大小,表面凹凸不平,子宫右侧壁近宫底可见约 6 cm×5 cm 肌瘤凸起,双侧输卵管及卵巢外观未见明显异常。遂行全子宫＋双侧附件切除术,术中为明确肺部病灶性质即行胸腔镜肺结节活检术。术后给予补液支持及预防感染治疗,台下剖视离体标本见:子宫肌壁间肿瘤呈灰黄色烂鱼肉状,质糟脆。送术中冰冻,提示子宫高级别肉瘤。术后 1 周患者恢复可,术后病检回报:①子宫高级别多形性平滑肌肉瘤伴大片坏死;②子宫腺肌病合并多发平滑肌瘤;③慢性子宫内膜炎,分泌期子宫内膜;④宫颈慢性炎症伴上皮鳞化、鳞状上皮增生、潴留囊肿形成;⑤双侧输卵管系膜囊肿,一侧卵巢结构未见明显异常,另一侧卵巢血管扩张、出血、囊肿形成。免疫:CK 个别(+)、EMA(-)、Vim(+)、HMB45(+)、Des(+)、Caldesmon 灶(+)、CD10 灶弱(+)、ER 弱(+)30%、PR(-)、CD68(-)、CD117(-)、SMA(-)、CyclinDI1(-)、Inhibin-a(-)、CR 个别(+)、MyoD1(-)、Myogtnin(-)、S-100(-)、P53(+)90%、P16(3+)、Ki-67(+)80%、CD31 脉管(+)、CD34 血管(+)、D2-40 淋巴管(+)。"左肺"恶性间叶源性肿瘤,结合切片 B22-1591,示转移性平滑肌肉瘤。右乳囊性增生伴钙化,纤维腺病瘤样增生、腺病瘤形成,局灶导管上皮实体状、筛状非典型增生;免疫:CD10(+)、S-100(+)、CK5/6(+)、P63(+)、ER 弱(+)5%、PR(+)5%、Ki-67(+)10%。术后 1 周出院。出院诊断:①子宫高级别平滑肌肉瘤(ⅣB 期);②子宫平滑肌瘤;③重度贫血;④子宫腺肌病;⑤乳腺肿瘤;⑥肺部继发性恶性肿瘤。出院后我院肿瘤科给予阿霉素+替莫唑胺+安罗替尼方案化疗,疗效评价 SD。现术后半年余,一般情况可,拟近日行下一周期化疗。

【病例讨论与分析】

刨根问底——临床思维演练

△ 什么是子宫平滑肌肉瘤,临床上如何做到早诊断早治疗?
△ 子宫平滑肌肉瘤的临床分期。
△ 对于这类子宫体恶性肿瘤手术方案有什么不同吗?
△ 术后需要辅助治疗吗?
△ 复发性子宫平滑肌肉瘤如何治疗?

医师 A:子宫肿瘤分为恶性上皮性肿瘤(癌)和恶性子宫间叶细胞肿瘤(肉瘤),前者包括子宫内膜样癌,浆液性、透明细胞癌和癌肉瘤等;后者包括低级别和高级别子宫内膜间质肉瘤,未分化子宫肉瘤和子宫平滑肌肉瘤等。子宫肉瘤约占女性生殖道恶性肿瘤的 1%,占子宫体恶性肿瘤的 3%~7%,子宫平滑肌肉瘤是常见亚型,占 50%。其病因尚不明确。

流行病学提示绝经后或者子宫肌瘤老年患者,发生肉瘤变的风险会更高,绝经后子宫肌瘤增大是一个重要的风险因素。他莫昔芬可使子宫肉瘤的发病风险增加 3 倍;盆腔放射治疗远期继发子宫肉瘤可能性升高。

医师 B:子宫平滑肌肉瘤患者的症状和体征常与子宫平滑肌瘤相似,术前难于区分。多见于 40 岁以上女性,通常表现为异常阴道出血(56%)、可触及的盆腔肿块(54%)和(或)盆腔疼痛(22%)。子宫平滑肌瘤与子宫平滑肌肉瘤的比例约为 800:1。如果发现平滑肌瘤短期内增大(如 6 个月内增大 1 倍),应怀疑子宫平滑肌肉瘤可能。未使用激素替代疗法的绝经后妇女,如果子宫平滑肌瘤持续增大应怀疑为恶性。影像学检查包括彩色多普勒超声检查,胸、腹、盆腔 CT 或 MRI 检查。必要时行 PET-CT 检查。MRI 弥散加权成像(diffusion weighted imaging,DWI)对肿瘤的定位和定性有帮助,但结果尚待证实。根据患者情况还可选择 X 线、静脉肾盂造影、膀胱镜、胃肠造影或胃肠镜等检查。

医师 C:随着诊断技术的发展,在鉴别肿瘤种类的方法中,有利用肿瘤标志物等血液检查法的评价,超声波断层法,CT、MRI、PET-CT 等图像检查法等,特别是利用 MRI 的诊断被认为十分有效。子宫平滑肌肉瘤和子宫肌瘤的术前诊断精度得到了提高。即使如此,子宫平滑肌肉瘤的临床表现无特异性,术前难以明确诊断。特别是变性的子宫肌瘤,常常难以与子宫肉瘤进行鉴别诊断。或许将来人工智能(AI),将有助于两者的鉴别诊断。

子宫平滑肌肉瘤的预后和临床分期是密切相关的,根据肿瘤的大小,是否超出子宫局限盆腔,是否侵犯附件,是否侵犯其他盆腔组织,是否转移到盆腔外等进行分期。

医师 D:子宫肉瘤的标准术式是全子宫切除术及双附件切除术,一般不常规施行系统性盆腔及腹主动脉旁淋巴结切除术,但术中应予探查,肿大或可疑淋巴结应予切除。①局限于子宫者,全子宫＋双附件切除;不能手术者,盆腔外照射±近距离放疗和(或)全身系统性治疗。②子宫外有病灶者,全子宫＋双附件切除＋转移病灶切除,包括转移淋巴结切除;不能手术者,盆腔外照射±近距离放疗和(或)全身系统性治疗。子宫肉瘤的手术强调完整地切除子宫肿瘤,切忌在腹腔内施行肿瘤分碎术。

术后根据相关危险因素包括子宫切除方式、肿瘤标本是否完整(完整、开放或分碎)、肿瘤大小(直径大于或小于 5 cm)、组织学类型、核分裂象多少以及有无脉管浸润等决定是否需要进一步辅助治疗。

医师 E:目前微创手术在妇科手术中所占的比例逐渐升高,但良性的子宫肌瘤微创手术需要在将肌瘤切除后腹腔内粉碎取出体外。如个别患者术前考虑子宫肉瘤风险较高,开腹手术切除是有必要的。但目前子宫肉瘤术前诊断仍存在难点,期待在未来有更准确的诊断方法,争取可以术前明确诊断,避免二次手术,为患者减少损伤及风险,增加获益与健康。

【专家点评】

病例中关键点出现在哪里?

1. 准确的诊断和手术方案来源于获取患者资料综合分析

该患者围绝经期女性,以"痛经加重伴经量增多 2 年,经期延长半年"收住院,首先考虑子宫腺肌病、贫血。入院后完善相关检查并进一步行 PET-CT 检查均提示乳腺肿块、肺部多发结节,均提示恶性肿瘤可能性大,甚至颅脑转移不除外。同时子宫腺肌瘤、恶性病变不除外。

该患者高度考虑恶性肿瘤广泛转移,但原发灶无法确定。术前根据影像学检查,高度怀疑乳腺恶性肿瘤,肺部系恶性肿瘤转移病灶性改变。住院后进一步检查子宫宫腔内类圆形混杂密度占位影,病灶内可见分隔影及不规则软组织影,边缘见条状高密度影,核素异常高摄取,恶性也不除外。但宫腔诊刮无异常病理改变。进一步行乳腺穿刺、切开活检未取得恶性证据。最后出现阴道出血、血色素下降,遂行子宫切除术及肺部结节活检术。最终定性为子宫平滑肌肉瘤ⅣB 期。由此病例可以看出子宫平滑肌肉瘤的患者诊断和处理要在获取临床资料后综合考虑,症状、体征、辅助检查皆无特异性指标,同样内膜活检往往无恶性阳性病理改变。

　　术前考虑肉瘤不除外,建议行经腹手术,手术过程中严格遵守无瘤原则,可以明显改善患者的预后。该患者当时入院是要求行腹腔镜手术而选择我院的,但入院后的一系列检查,如乳酸脱氢酶增高,核素摄取率明显增高,内膜病理虽然无肉瘤证据改变,但可见不典型增生改变,均对选择腔镜手术的方法持否定态度。

　　2. 患者诊治流程的安排以利于患者获益最大化为原则

　　患者是以阴道出血、贫血为主要问题住院的,后续的检查发现肺部和乳腺的病理改变。由于在影像学检查中提示乳腺癌的可能性较大,随即转入乳腺科治疗,但乳腺的两次活检均为不典型增生。因为阴道出血造成贫血加重又转入妇科随即手术治疗。如果抓住阴道出血的主要矛盾,综合分析患者的病例资料,在不用转科的情况下乳腺活检,及时盆腔手术,患者诊治的时间和诊治效率获益更大。当然,术中肺活检的及时获取为转移灶的确诊赢得了时间。

（薛　翔　毛　会）

参 考 文 献

［1］　Mbatani N,Olawaiye AB,Prat J. Uterine sarcomas［J］. Int J Gynecol Obstet,2018,143:51-58.

［2］　Hensley ML,Barrette BA,Baumann K,et al. Gynecologic Cancer InterGroup(GCIG)Consensus Review uterine and ovarian leiomyosarcomas［J］. Int J Gynecol Cancer,2014,24(Suppl 3):S61-S66.

［3］　Amant F,Floquet A,Friedlander M,et al. Gynecologic Cancer Inter Group(GCIG)Consensus Review for Endometrial Stromal Sarcoma［J］. Int J Gynecol Cancer,2014,24(Suppl 3):S67-S72.

［4］　Pautier P,JI Nam E,Provencher DM,et al. Gynecologic Cancer Inter Group(GCIG)consensus review for high-grade undifferentiated sarcomas of the uterus［J］. Int J Gynecol Cancer,2014,24(Suppl 3):S73-S77.

病例 27　Ⅲ型瘢痕妊娠合并葡萄胎（异位葡萄胎）

【病历摘要】

患者,40 岁,因"停经 12 周,阴道流血 3 天"入院。

1. 现病史　患者停经 12 周,末次月经 2022 年 5 月 3 日,2022 年 6 月 18 日外院超声提示宫内类妊娠囊回声,妊娠囊下方距子宫下段切口处约 1.5 cm。3 天前无明显诱因出现阴道流血,量少,不伴有腹痛等不适。2022 年 8 月 23 日外院再次复查超声提示宫腔内 13.2 cm×5.4 cm 蜂窝样回声,切口处见大小约 5.5 cm×4.7 cm 混合性回声团,边界欠清,考虑葡萄胎可能。

2. 既往史　平素身体健康状况一般,2011 年、2016 年分别于外院行剖宫产手术,否认高血压、冠心病、糖尿病等慢性病史。否认肝炎、结核、伤寒、疟疾等传染病史,否认外伤及输血史。否认药物过敏史,否认食物过敏史。预防接种史不详。

月经婚育史:初潮 15 岁,月经周期 28～30 天,经期 3～4 天,末次月经 2022 年 5 月 3 日。已婚,有性生活史,$G_3P_2A_1$,剖宫产两次,人流一次,避孕套避孕。

3. 入院查体　生命体征平稳,心肺听诊无异常。

妇科查体:外阴发育正常;阴道畅,未见明显血污,未见明显紫蓝色结节;宫颈常大,光滑,未见赘生物,未见活动性出血;子宫增大如孕 3^+ 月大小,质软,无明显压痛及反跳痛;双侧附件区未扪及明显异常。

4. 辅助检查　2022 年 8 月 25 日我院三维超声:宫腔内混合性回声团(11.8 cm×6.8 cm),内呈蜂窝状改变,其边缘及内部可见少许彩色血流信号,RI 0.29;子宫下段至宫颈上段可见混合性回声(7.7 cm×4.9 cm),内回声杂乱,与子宫下段前壁肌层分界不清,局部肌层菲薄,CDFI:混合性回声边缘及内部见丰富彩色血流信号,RI 0.58(图 27-1)。

2022 年 8 月 24 日我院血 β-hCG 437474.56 IU/L。

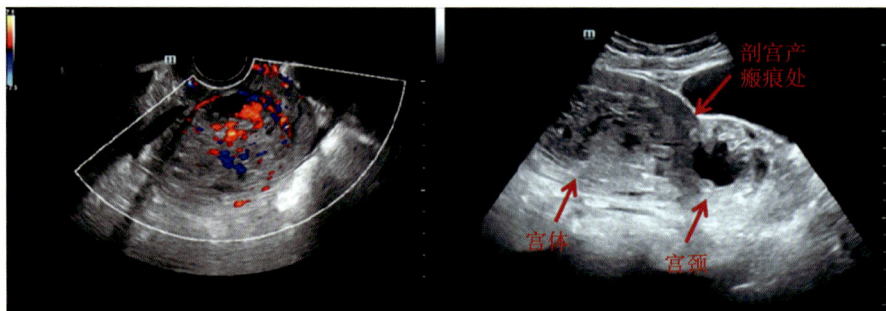

剖宫产瘢痕处

宫体　宫颈

图 27-1　三维阴道超声图

2022 年 8 月 26 日我院血 β-hCG 487154.09 IU/L。

2022 年 8 月 26 日我院肺部 CT:左下肺少许纤维灶。

5. 诊断　Ⅲ型瘢痕妊娠合并葡萄胎。

6. 诊治经过　入院后经全科室讨论于 2022 年 8 月 26 日行双侧子宫动脉栓塞术(图 27-2),2022 年 8 月 29 日行床边超声引导下清宫术,术中共清出妊娠组织物约 80 g,见明显水泡样结构,出血约 50 ml。组织物送病理,结果提示:见绒毛及滋养细胞,部分绒毛水肿明显,间质血管消失,部分组织坏死,符合完全性水泡状胎块;P57(一)。2022 年 9 月 2 日(术后第 4 天)复查血 β-hCG 8487.50 IU/L,予办理出院。

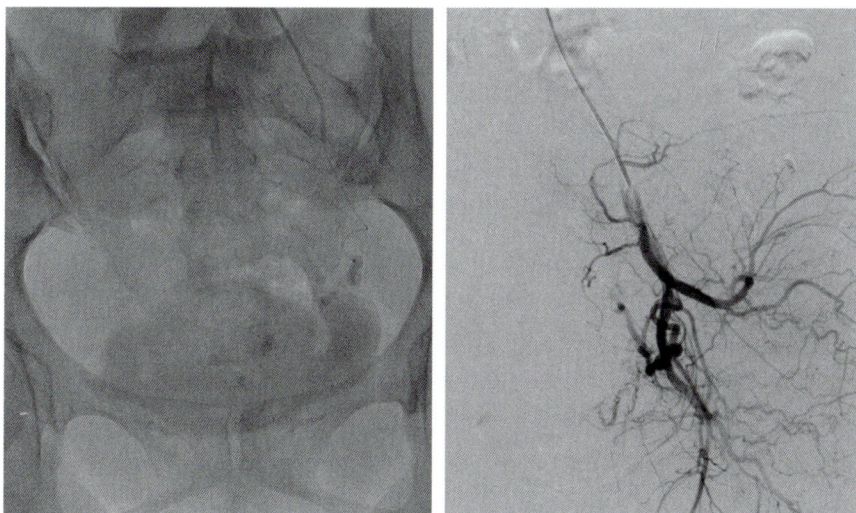

图 27-2　双侧子宫动脉栓塞影像图

出院后门诊随访,2022 年 9 月 27 日超声提示:宫腔内见大小为 2.6 cm×1.1 cm 混合回声区,宫颈前唇近峡部前壁可见混合性回声团,范围为 3.3 cm×2.8 cm,与子宫下段前壁肌层分界欠清,血 β-hCG 9295.24 IU/L。2022 年 9 月 28 日行宫腔镜检查,术中见:宫颈管内至宫腔左侧壁可见一大小为 4.0 cm×1.5 cm 组织物,边界欠清,可见血管覆盖,遂行清宫术及妊娠组织物电切术。术后病理提示:见少许绒毛组织伴滋养细胞显著增生,符合水泡状胎块。

术后定期门诊复查,2022 年 11 月 25 日血 β-hCG 降至正常,2022 年 12 月 10 日月经恢复来潮,其他均无异常。

【病例讨论与分析】

刨根问底——临床思维演练

△ 瘢痕妊娠的定义及流行病学。

△ Ⅲ型瘢痕妊娠的诊断标准。

△ 异位葡萄胎妊娠的定义及流行病学。

△ Ⅲ型瘢痕妊娠合并葡萄胎治疗后随访。

医师 A：瘢痕妊娠是指受精卵着床于前次剖宫产子宫切口瘢痕处的一种异位妊娠，是一个限时定义，仅限于早孕期。由于瘢痕妊娠可以造成清宫手术中及术后难以控制的大出血、子宫破裂、周围器官损伤，甚至切除子宫等，严重威胁妇女的生殖健康甚至生命，临床医师必须重视该疾病。瘢痕妊娠发生率为 1∶2216～1∶1800，占有剖宫产史妇女的 1.15%，其早孕期无特异的临床表现，仅有类似先兆流产的表现，如阴道少量流血、轻微下腹痛等。

医师 B：瘢痕妊娠分为Ⅰ，Ⅱ，Ⅲ型，临床上根据超声显示着床于子宫前壁瘢痕处的妊娠囊生长方向，以及子宫前壁妊娠囊与膀胱间子宫肌层的厚度进行分型。Ⅲ型瘢痕妊娠诊断标准：①妊娠囊完全着床于子宫瘢痕处肌层并向膀胱方向外凸；②宫腔以及子宫颈管内空虚；③妊娠囊与膀胱之间子宫肌层明显变薄，甚或缺失，厚度≤3 mm；④CDFI：瘢痕处见滋养层血流信号（低阻血流）。

医师 C：葡萄胎是妊娠后胎盘绒毛滋养细胞增生、间质水肿而生成，是一种良性滋养细胞疾病，分为完全性葡萄胎和部分性葡萄胎。我国葡萄胎发病率为 0.78‰，大多发生在宫腔内。若葡萄胎原发部位在宫腔以外的为异位葡萄胎妊娠，病例极少，国外报道至今也不足 300 例，发病率为 1/10 万～1/2 万，我国相关文献报道也较少，且多为个案报道。异位葡萄胎妊娠的部位多见于输卵管、卵巢，既有葡萄胎的临床特点，也有异位妊娠的特点。

医师 D：葡萄胎清宫手术易出现大出血、子宫损伤或栓塞风险。异位到子宫瘢痕的葡萄胎则风险更高，清宫手术可能发生难以控制的大出血、瘢痕部位破裂或膀胱损伤等，严重时甚至可能需要切除子宫挽救患者生命，该疾病需慎重选择治疗方案。治疗后随访应遵循葡萄胎的随访原则，每 1～2 周检测血 β-hCG，正常转阴后再随访血 β-hCG 3～4 次，之后应该每个月监测 1 次，至少 6 个月。

【专家点评】

病例中关键点出现在哪里？

瘢痕妊娠合并葡萄胎的早期诊断，治疗方案选择

（1）瘢痕妊娠合并葡萄胎非常罕见，容易发生漏诊、误诊，若将其误诊为稽留流产或葡萄胎直接清宫，可能发生术中大出血、子宫穿孔等风险。若将其简单诊断为瘢痕妊娠，选择清宫或瘢痕切开修补术，亦有可能发生不可控制的大出血。临床上需综合患者病史、异常升高血 β-hCG 及超声检查，从众多妊娠相关疾病中抽丝剥茧，寻找出真相，最终做出正确诊断，才能制订合理的治疗方案。

（2）通常情况下，葡萄胎的治疗以手术清宫为主，大于 40 岁无生育需求的患者亦可选择子宫切除。瘢痕妊娠治疗方案有宫腔镜超声监视下清宫，腹腔镜、腹式或阴式瘢痕切开修补术，介入动脉栓塞后清宫术等，临床主要根据瘢痕妊娠型别进行选择。该案例患者为Ⅲ型瘢痕妊娠，但妊娠物不是正常胚胎，而是异常的葡萄胎，其滋养细胞异常增生，具有侵蚀性，局部血运丰富。按照常规直接清宫，或瘢痕切开清除妊娠物，或切除子宫，都有可能发生意外的大出血，严重可危及患者生命，所以治疗方案的选择尤为重要，针对该患者我们选择了子宫动脉介入栓塞，减少局部病灶血流，再行清宫术，可有效避免发生大出血的风险。

（罗喜平　李智敏）

参 考 文 献

［1］　中华医学会妇产科学分会计划生育学组.剖宫产术后子宫瘢痕妊娠诊治专家共识(2016)［J］.中华妇产
科杂志,2016,51(08):568-572.

［2］　金力,范光升,郎景和.剖宫产术后瘢痕妊娠的早期诊断与治疗［J］.生殖与避孕.2005,(10),630-634.

［3］　袁岩,戴晴,蔡胜,等.超声在剖宫产瘢痕妊娠诊断的诊断价值［J］.中华超声影像学杂志.2010,19(4),
321-324.

［4］　Litwicka K,Greco E. Caesarean scar pregnancy:a review of management options［J］. Curr Opin Obstet
Gynecol,2013,25(6):456-461.

［5］　Seow KM,Huang LW,Lin YH,et al. Caesarean scar pregnancy:issues in management［J］. Ultrasound
Obstet Gynecol,2004,23(3):247-253.

［6］　Lopez CL,Lopesv GS,Resende FR,et al. Gestational trophoblastic neoplasia after ectopic molar pregnan-
cy:clinical,diagnostic,and therapeutic aspects［J］. Rev Bras Ginecol Obstet,2018,40(5):294-299.

第三部分

先天性发育异常

病例 28　变性手术后的阴道成形术

【病历摘要】

患者,30 岁,主因"人工阴道成形术后发现阴道口肿物 6 年余"入院。

1. 现病史　2009 年 9 月患者在外院行变性手术(阴茎睾丸切除术＋人工阴道成形术),术后出现直肠阴道瘘。2010 年 1 月再次在原手术医院行阴道封闭＋直肠修补术,术后一般情况可。2014 年 8 月在另一医院行腹膜法阴道成形术,自诉阴道约 5 cm 左右深度,性生活困难。2015 年 3 月发现阴道内异味,予外用保妇康栓治疗,放药后出现发热及阴道口肿物,阴道口肿物破溃后流出脓样液体,就诊后给予抗生素治疗后症状消失。自诉阴道口肿物破溃流脓症状每间隔 1～2 年发作 1 次,给予抗生素治疗后症状缓解。2 周前再次出现阴道口肿物,伴有破溃流脓症状,为进一步诊治来我院就诊,行超声检查:左侧会阴部炎性包块,中心区域为脓腔可能性大。建议手术治疗入院。自发病以来精神饮食佳,无恶心、呕吐及发热症状,二便正常。

2. 既往史　自诉阿奇霉素过敏。否认高血压、冠心病、糖尿病等慢性病史,否认肝炎、结核、伤寒、疟疾等传染病史,否认重大手术、外伤及输血史。预防接种史不详。

月经婚育史:未来月经,未婚,有性生活史。

3. 入院查体　生命体征平稳,心肺听诊无异常。

专科检查:外阴成形术后;阴道口封闭,可探及 2 cm 窦道(图 28-1)。

4. 辅助检查

2021 年 6 月 28 日我院体表肿物超声检查:左侧会阴部皮下及皮下脂肪层见低回声区,1.6 cm×1.1 cm×1.4 cm,CDFI:深部边缘区域见较丰富血流信号,包块大部分区域未见明确血流信号。考虑:左侧会阴部炎性包块,中心区域为脓腔可能性大。

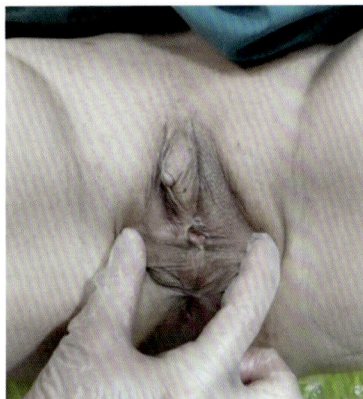

图 28-1　术前查体

2021 年 7 月 3 日我院盆腔核磁检查:人工阴道成形术后,阴道显示不清,阴道区结构紊乱,可见条状长 T2 信号,长度 2.3 cm。膀胱充盈可,形态正常,壁光整,未见明显增厚。直肠壁未见明显增厚。双侧髂骨骨质信号无异常,T1W 与 T2W 皆呈较高信号,双侧臀大肌及髂腰肌信号无异常改变。腹膜后及腹股沟区未见异常信号。

5. 诊断　会阴肿物;阴道成形术后;阴道封闭及直肠修补术史

6. 诊治经过　患者于 2021 年 7 月 19 日至 2021 年 7 月 30 日在我院住院治疗。于 2021 年 7 月 21 日在全麻下行会阴肿物切除＋阴道直肠瘘修补＋阴道成形术,术中见:外阴成形术后改变;阴道口封闭,可探及 2 cm 窦道。术中导尿管导尿并留置指示尿道,用尖刀切开粘连封闭的阴道左侧,可见一大小约 2 cm×1 cm 肿物,内含脓渣。完整切除肿物送病理。左手示指置肛门内做引导,用尖刀横行切开原粘连封闭的阴道,用双示指向两侧钝性分离,可容两指多,检查无活跃出血,阴道造穴完毕。探查找到阴道后壁与直肠前壁间瘘,瘘口范围约 1 cm,距外阴 2 cm,瘘道内似鳞状上皮覆盖。完整切除瘘口周围纤维结缔组织,3-0 可吸收线分层缝合直肠黏膜及阴道黏膜,修复瘘口。复核阴道造穴无活跃出血,在模具表面铺好生物膜,1-0 可吸收线间断缝合。然后放入造好的穴内,取出玻璃模具,使生物补片覆盖于造穴腔内,顶端、侧方和外口分别用 1-0 可吸收线缝于穴腔顶端、侧方和阴道口。在其内放置软模具,阴道扩张器表面包裹安全套两层,塞入穴腔,填入长纱条 2 根,压紧。取出阴道扩张器,丝线间断缝合双侧大阴唇,封闭阴道口(图 28-2)。手术经过顺利,麻醉可,术中出血 50 ml,尿清,术毕安返病房。术后给予抗炎、补液、外阴冲洗等对症治疗。患者目前一般情况可,外阴缝合丝线已拆除,予以出院(图 28-3),嘱患者禁性生活 3 个月,自行放置模具扩张阴道,注意保持模具及外阴清洁。

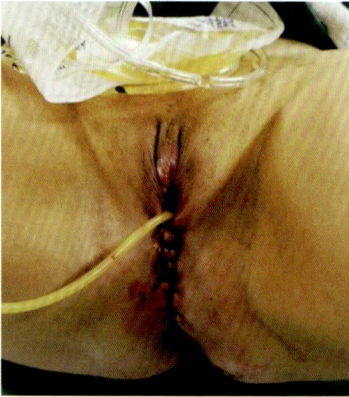

图 28-2 术毕留置尿管

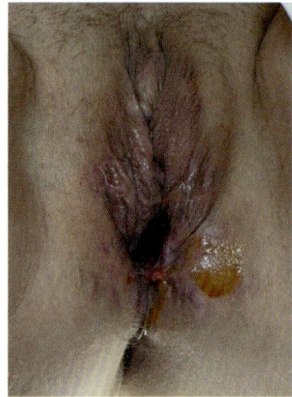

图 28-3 术后拆除缝线

术后 3 个月复查,阴道容 1~2 cm,考虑阴道狭窄,入院于 2021 年 11 月 16 日行外阴整形+阴道扩张术。2022 年 6 月 8 日开始感阴道疼痛,伴阴道流脓,予头孢口服,查体外阴成形后阴蒂大小视正常,阴蒂下尿道口正常,尿道距离狭窄阴道约 2 cm,阴道口仅容探针,成形阴道口扩张后可见脓液流出,未见明显炎症肿物。肛查直肠黏膜厚,未及异常开口。收住院予抗感染对症治疗好转。经专业组讨论建议初步全麻下行阴道扩张术,确定是否有直肠阴道瘘以及瘘口位置,有瘘行瘘修补术,无瘘后期继续自行扩张阴道。患者因对手术有顾虑,要求暂缓手术。于 2022 年 9 月 13 日再次要求手术入院,于 2022 年 9 月 15 日行麻醉下检查+会阴感染窦道切除+会阴缝合术。术中见外阴成形后阴蒂大小正常,阴蒂下尿道口正常,尿道距离狭窄阴道约 2 cm,消毒尿道口,导尿尿色清。阴道口仅容探针深度 3~4 cm,仅可容纳一弯钳宽度,弯钳适当扩张后可见脓液流出,考虑会阴感染窦道形成,留取分泌物行细菌培养。予美兰液注入成形阴道口,会阴处无美兰液外渗,肛查直肠黏膜厚,未及异常开口,指套未见蓝染,考虑目前无阴道直肠瘘。决定行会阴感染窦道切除+会阴缝合术。手术顺利,术后常规抗感染治疗,术后恢复可,予以出院。

【病例讨论与分析】

刨根问底——临床思维演练

△ 跨性别女性接受的变性手术包括哪些?

△ 跨性别女性阴道成形术相关的直肠损伤情况如何?

△ 该例患者术后并发症的特点是什么,如何处理?

医师 A:跨性别女性可能会接受一系列性别重置手术,手术次序一般为:隆胸、面颈部整形,阴茎睾丸切除、阴蒂阴道再造。男变女变性手术以阴道再造最为关键。阴道再造的方法很多,变性患者中最常用阴茎内翻阴道成形术,如皮片移植阴道再造、腹膜阴道再造、肠管阴道再造、肌皮瓣阴道再造等。阴囊皮瓣由于其位置刚好适合且血供丰富、成活率高而成为变性手术阴道再造的常用方法。由于男性尿道、前列腺和直肠的间隙非常狭窄,阴道再造最常发生的严重并发症是直肠阴道瘘。而阴囊皮瓣法的另一优点是一旦剥离腔穴损伤直肠前壁时,可直接将阴囊皮瓣覆盖即可防止瘘的发生。本例患者第一次手术采用的方法为阴茎阴囊皮瓣再造阴道、外阴,以带阴茎背血管神经蒂部分龟头组织再造阴蒂。该方法不增加任何新的供区和切口,再造的阴蒂和阴道均具有良好的性感觉及可靠的血运保证。

医师 B:直肠损伤可能发生在阴道成形造穴过程中。直肠损伤报告的发生率为 0～6.67%。损伤包括全层直肠损伤或直肠肌壁损伤。如术中发现则进行分层修补。一些学者主张临时结肠造口,但这不是常规做法。阴道成形术后可能发生直肠阴道瘘,术中的直肠损伤与之后的直肠阴道瘘存在相关性。瘘还可能继发于术中直肠供血血管损伤,一般为迟发性。其他可能的原因包括术后阴道扩张造成的损伤、脓肿、感染、血肿等。年龄、BMI、激素替代治疗的时间等因素与瘘的发生没有明确相关性。接近一半的阴道直肠瘘会自愈,剩下的需要手术处理,个别患者需要行阴道封闭。

医师 C:阴茎内翻阴道成形术后成形阴道狭窄,严重影响阴道成形术的质量。阴道狭窄的发生率为 0～12%,术后扩张缺乏是引起狭窄最常见的原因,局部感染和缺血也可能起作用。

【专家点评】

病例中关键点出现在哪里?

1. 性别认同、跨性别、性倾向、性别焦虑等概念的梳理

性别不一致和变性手术是一个比较不太受到主流社会关注的小群体。但是随着社会的进步,这种案例会越来越多。医疗工作也不可避免地会涉及相关内容,需要我们对相关领域和概念有科学的理解和认识。

性别认同是指一个人内心深切感受到基于个人体验的性别,可能与出生时被指派性别相同(也就是顺性别)或者不同(也就是跨性别),性别认同包括对身体的感觉和认知(在自愿选择的情况下,这可能会涉及通过药物、外科手术或者其他方式来改变身体的外观或功能),

也包括性别的表现形式或表达方式(包括着装、言语、举止等)。

跨性别女性指被指派性别为男性、性别认同为女性的跨性别者。称呼跨性别者时,应使用其选择的名字,而不是其出生时被赋予的名字,并且应使用与跨性别者的性别认同相符的代词。如果不确定该使用何种代词,应当询问跨性别者希望以何种代词被称呼。跨性别者与顺性别者同样应当被尊重,应当得到平等的对待。

每个人都有自己的性别认同。部分人会因生理性别和性别认同不一致而感到不适或出现有压力的症状,这种症状被称为性别焦虑(gender dysphoria)。曾经性别焦虑作为一种被称为"性别认同障碍"的精神疾病。2013 年,《精神疾病诊断与统计手册(第 5 版)》将"性别认同障碍"的诊断名称修改为"性别不安",以便更好地描述有这种感受的儿童、青年和成年人的经历。

2019 年 5 月,世界卫生组织通过了《国际疾病与相关健康问题统计分类》(ICD-11),正式将性别认同障碍从精神障碍分类中移除,而在性健康分类中增添"性别不一致"一项。这个认识的转变有助于减少社会对多元性别人群尤其是跨性别者的污名,保障他们能够平等地获得必需的卫生服务。

最近的研究提出"性别认同根植于基因"这一观点认为同性恋和性别认同不是个人的后天选择而是先天决定的。这一研究结果可以很好地解释跨性别人群除了手术治疗外,其他治疗方法,包括心理治疗、激素治疗等效果均不佳的原因。

2. 性别重置手术的阴道成形术相关的手术并发症情况

国外文献报道,475 名患者接受了阴茎内翻阴道成形术的队列,其中 70 名患者接受了额外的皮瓣移植。患者手术年龄中位数为 38.6 岁(18.1～70.8 岁)。中位随访时间为 7.8 年(范围 1.0～15.9 年)。术中最常见的并发症为直肠损伤(11 例,2.3%)、术后短期出血需要输血(23 例,4.8%)、再次手术(7 例,1.5%)或两者同时发生(2 例,0.4%)。主要并发症包括 3 例(0.6%)直肠阴道瘘,成功治疗。14 例患者(2.9%)行阴道再次成形术。阴道成形术失败后,常致直肠、尿道、膀胱间隙瘢痕形成,再次分离造穴极易损伤邻近器官。2021 年的综述总结,阴茎内翻阴道成形术的并发症发生率为 20%～70%,大多数并发症发生在术后前 4 个月内。大多数并发症是轻微的和自限性的。最常见手术切口开裂或分离(50%)、肉芽组织增生(26%)。本例患者第一次阴道成形术后出现阴道直肠瘘,进行了手术修补和阴道封闭。此后再次进行了阴道成形术,术后经历了阴道狭窄,感染、脓肿形成。来我院诊治过程中,进行了脓肿切除、阴道直肠瘘修补和生物补片法阴道成形术。术后 3 个月出现阴道狭窄,进行了外阴整形加阴道扩张术,之后又经历了会阴感染窦道形成,进行了感染窦道的切除和会阴缝合术。

(朱　兰　胡惠英)

参 考 文 献

[1] Hontscharuk R, Alba B, Hamidian Jahromi A, et al. Penile inversion vaginoplasty outcomes: Complications and satisfaction. Andrology, 2021, 9(6): 1732-1743.

［2］　Gaither TW，Awad MA，Osterberg EC，et al. Postoperative Complications following Primary Penile Inversion Vaginoplasty among 330 Male-to-Female Transgender Patients. J Urol，2018，199（3）：760-765.

［3］　Buncamper ME，van der Sluis WB，van der Pas RSD，et al. Surgical Outcome after Penile Inversion Vaginoplasty：A Retrospective Study of 475 Transgender Women. Plast Reconstr Surg，2016，138（5）：999-1007.

病例 29　阴道斜隔综合征

【病历摘要】

患者,19岁,主因"经期腹痛进行性加重4年"入院。

1. 现病史　13岁月经初潮,周期规律,经期7天,无痛经。于2013年出现经期腹痛,VAS 8分,可忍受,未予进一步诊治。近2年出现经期腹痛进行性加剧,VAS 9~10分,需服用镇痛药,影响正常生活和工作。否认经期腹泻、慢性盆腔痛。近期有性交痛,否认异常子宫出血。为进一步诊治入院。自发病以来精神睡眠可,大小便无改变。

2. 既往史　平素身体健康状况一般,否认高血压、冠心病、糖尿病等慢性病史,否认肝炎、结核、伤寒、疟疾等传染病史,否认重大手术、外伤及输血史。药物过敏史不详,否认食物过敏史。预防接种史不详。

月经婚育史:初潮13岁,月经周期30~37天,经期5~7天,末次月经2017年10月23日。未婚有性生活史,G_0P_0,未严格避孕。

3. 入院查体　生命体征平稳,心肺听诊无异常。

妇科检查:外阴发育良好;阴道通畅,左侧可触及隔后腔,张力大;可见右侧宫颈,发育正常,光滑;可及两个宫体,正常大小,活动可,无压痛;双侧附件未及明显异常;三合诊同上。

4. 辅助检查

2017年11月14日我院泌尿系B超检查提示:右肾体积大,右肾积水伴输尿管起始段扩张,左肾区未见明确肾脏样回声。

2017年11月21日我院MRI提示:双子宫、宫颈纵隔、阴道斜隔,正常左肾结构未显示。印象:符合阴道斜隔综合征,右侧附件区及盆腔内可见积液,考虑为血性渗出液,双侧宫腔积血(图29-1,图29-2)。

2017年12月1日我院B超提示:子宫先天发育异常,双子宫,两子宫之间无回声,阴道斜隔伴积血可能性大(范围约5.3 cm×3.3 cm)。

5. 诊断　阴道斜隔综合征。

6. 诊治经过　入院诊断为阴道斜隔综合征。经术前与患者及家属谈话签字,于2017年12月5日在静脉麻醉下行阴道斜隔切开术＋宫腔镜检查术＋腹腔镜检查术,金属导尿管导尿并指示尿道,暴露并钳夹右侧宫颈,探宫腔深7 cm。粗针穿刺左侧隔后腔见脓液流出,尖刀扩大切口,流出脓液,基底部有小结石颗粒,冲洗吸净,将斜隔尽可能完全切除,左手示指置肛门内指示防止副损伤。探查左侧宫颈似与右侧子宫有交通,宫腔深约7 cm,左侧子宫内置入7号扩宫棒,右侧子宫内置入宫腔镜可见左右侧子宫之间有约1 cm的瘘管相通。用1-0可吸收线间断缝合斜隔切缘。冲洗手术区,3根络合碘纱条缝合后塞入压迫阴道。留置导尿管,见尿色清。行腹腔镜探查,见双子宫排列,双侧卵巢未见异常,左侧输卵管略粗,形态尚可(图29-3)。可吸收线缝合腹壁切口,术毕。

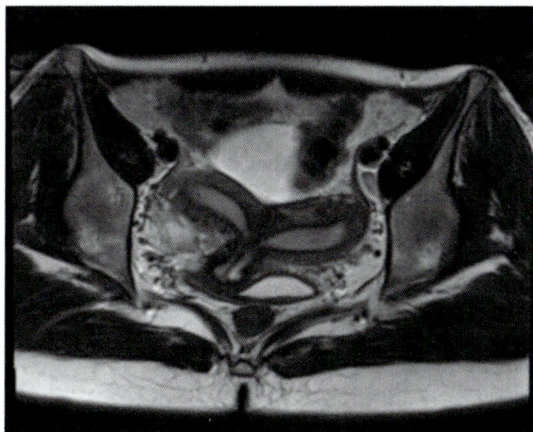

图 29-1　MRI 横断面图示

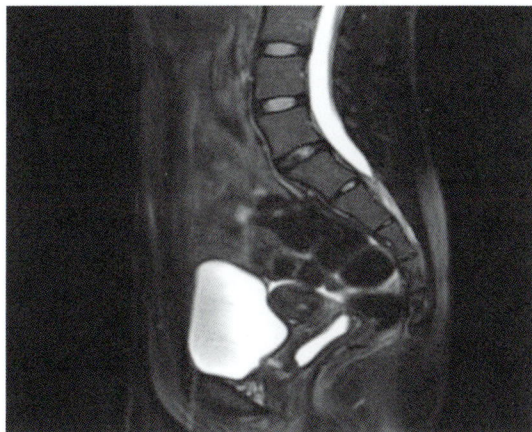

图 29-2　MRI 矢状面图示

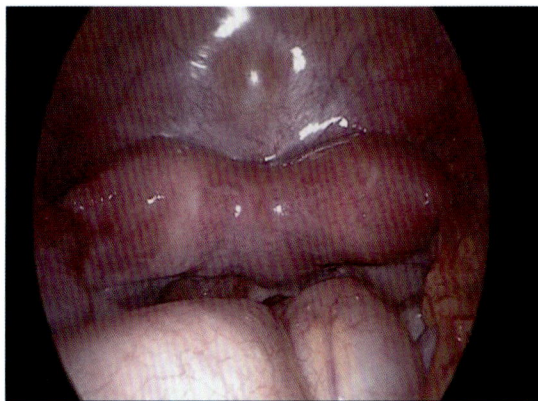

图 29-3　腹腔镜图示

　　患者术后 2 天,拔除阴道内碘仿纱条,如期出院。出院诊断:阴道斜隔综合征(Ⅲ 型)。

　　患者术后 3 年,G_1P_0,自然妊娠,停经 8^{+6} 周,β-hCG 9361.0 IU/L,子宫超声提示右侧宫角见厚壁无回声,范围约 1.5 cm×1.5 cm×1.2 cm,与右侧子宫内膜距离约 0.4 cm,提示:右侧宫角厚壁无回声,不除外异位妊娠。因"可疑宫角妊娠",患者于 2020 年 9 月 27 日在全麻下行急诊腹腔镜探查＋右侧子宫角病灶切除术＋子宫修补术＋右侧输卵管切除术＋盆腔粘连松解术。术中见:双子宫,于中部相连;右侧宫角部分外突约 1.5 cm,呈暗红色;右侧圆韧带粘连于右侧盆壁,走行迂曲,右输卵管与右侧盆壁、大网膜间有多发膜状粘连,右侧卵巢和左侧附件未见明显异常(图 29-4)。双极电刀凝切右输卵管系膜及根部,切除右输卵管和右侧宫角(进入宫腔),2-0 倒刺线连续缝合右侧宫角肌层 2 层,止血并成形(图 29-5)。

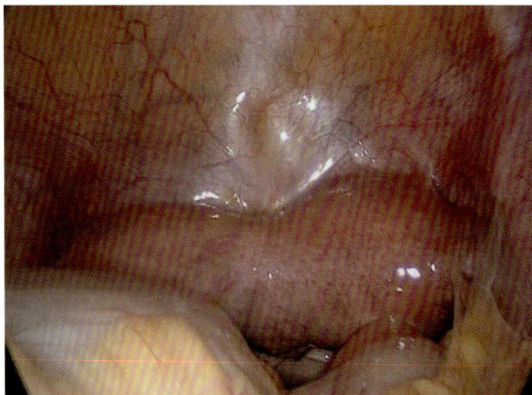

图 29-4　腹腔镜下右侧宫角妊娠

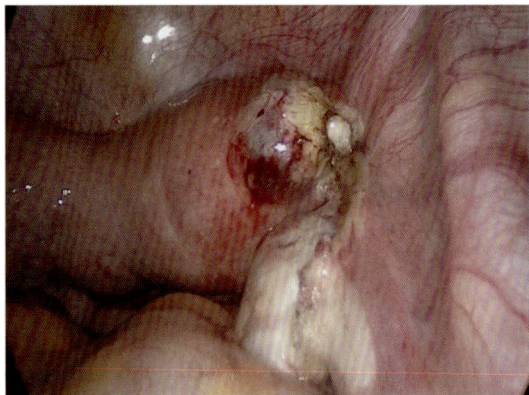

图 29-5　腹腔镜下右侧宫角妊娠术后

【病例讨论与分析】

刨根问底——临床思维演练

△ 什么是阴道斜隔综合征,临床上如何做到早诊断早治疗?

△ 对于这类生殖道畸形临床上处理有什么不同吗?

△ 阴道斜隔综合征对女性生育有影响吗?

△ 阴道斜隔综合征的并发症都有哪些,如何关注预防?

△ 阴道斜隔综合征的妊娠结局如何?

医师 A: 阴道斜隔综合征是指双子宫、双宫颈、阴道斜隔的先天性畸形,多伴斜隔阴道侧泌尿系畸形,以肾缺如多见。此种生殖道畸形并非罕见,文献报道此病占同期因生殖道畸形入院手术病例的 3.7%,占先天性生殖道梗阻病例的 7.4%。国际上最早报道是 1922 年,称为 Herlyn-Werner-Wunderlich syndrome(HWWS),临床所见为双子宫、梗阻性阴道斜隔积血及斜隔侧肾缺如。北京协和医院根据阴道斜隔上是否有孔将此综合征分为 3 型,国际上将其统分为梗阻型和非梗阻型。其主要临床表现为月经初潮后继发的经期腹痛、慢性盆腔痛和盆腔包块。

临床表现与斜隔是否有孔,或是否合并梗阻相关。梗阻型患者,即斜隔无孔,多以原发痛经为主诉,发病年龄较小,而且初潮至发病时间短,诊断的平均年龄与患者月经初潮年龄相差不超过 1 年,中位时间为 3 个月。这类患者易被误诊为原发性痛经、阴道壁囊肿、盆腔包块等,甚至术中误诊,切除斜隔侧积血的子宫和附件。非梗阻型患者,即斜隔有孔或双侧宫颈管有瘘管,可引流部分斜隔侧经血,主要以阴道脓性或血性分泌物为主诉,易误诊为青春期功血、阴道炎、盆腔炎、阴道壁肿瘤、盆腔包块等。平均发病年龄为 25 岁到 30 岁,初潮至出现症状的中位时间为 3 年。

医师 B: 阴道斜隔综合征为临床上较为常见的生殖道畸形,诊断并不困难。临床上误诊误治是因为对此疾病认识不足而造成的。对于青春期原发痛经的患者,超声提示双子宫畸形应高度怀疑阴道斜隔综合征可能。生殖道畸形常合并泌尿系统畸形,任何生殖道畸形患者常规需行泌尿系超声,如同时合并一侧肾缺如则阴道斜隔综合征诊断基本明确。进一步确诊需手术切除斜隔探查,术中可见斜隔侧阴道积血、积脓,切除斜隔可见对侧发育尚可或发育欠佳的宫颈,有时可见双侧宫颈管之间的瘘管相通。如合并包块同时行腹腔镜探查可见双子宫,斜隔梗阻侧的子宫因宫腔积血而稍大,可见同侧卵巢子宫内膜异位囊肿。

　　医师 C:对于这类生殖道畸形,手术充分切除斜隔是主要的治疗方案,我们常用"顶天立地"彻底切除斜隔。既往文献报道建议手术切除斜隔的同时,行腹腔镜明确有无双子宫畸形,但是腹腔镜单纯探查的预后和意义不明确。临床上建议不孕患者、术前检查提示盆腔子宫内膜异位症或盆腔包块的患者,在切除斜隔手术的同时行腹腔镜手术诊断治疗盆腔病变,去除病灶,改善生育。

　　医师 D:盆腔子宫内膜异位症和盆腔感染是阴道斜隔综合征常见的临床并发症。北京协和医院统计分析 1995 年至 2013 年诊治的 94 例阴道斜隔综合征患者,盆腔内膜异位症的发生率是 19.15%(18/94),高于人群中盆腔内膜异位症的发病率(6%～10%),且 100% 的卵巢内膜异位症囊肿发生在斜隔侧的卵巢。梗阻型阴道斜隔综合征并发盆腔子宫内膜异位症的概率为 37%,非梗阻型阴道斜隔综合征并发盆腔内膜异位症的概率为 11.9%。对于青春期女性周期性腹痛或月经初潮后经期腹痛进行性加重,超声提示有卵巢子宫内膜异位囊肿,均应高度怀疑先天性梗阻性生殖道畸形,而梗阻型阴道斜隔综合征和盆腔子宫内膜异位症的发生是密切相关的。盆腔感染多发生于非梗阻型阴道斜隔综合征患者,此类患者急性盆腔炎的发生率为 28%。

　　医师 E:阴道斜隔综合征并不增加原发不孕的发生率。北京协和医院 94 例阴道斜隔综合征病例分析发现,只有 6 例术后诊断为原发不孕。术后双侧子宫均可获得同等的妊娠率,且不增加病理妊娠和妊娠合并症的发生率,除外产科因素的剖宫产,多数患者可经阴道足月分娩。原发不孕的主要原因为继发的盆腔子宫内膜异位症和盆腔炎后遗症,而非双子宫畸形。再次强调对于青春期女性出现周期性腹痛、盆腔包块、超声提示双子宫、肾缺如,临床医师应首先想到阴道斜隔综合征的可能性。早诊断早治疗,手术切除斜隔解除梗阻对避免继发盆腔子宫内膜异位症和盆腔感染,改善患者生育结局和预后至关重要。

【专家点评】

病例中关键点出现在哪里?

　　1. 阴道斜隔综合征的临床表现与分型有关

　　北京协和医院将该病变分为 3 种类型。

　　无孔斜隔型(Ⅰ型):一侧阴道完全闭锁,隔后的子宫与外界及对侧子宫完全隔离,两子宫间和两阴道间无通道,宫腔积血聚积在隔后阴道腔,见图 29-6。

　　有孔斜隔型(Ⅱ型):一侧阴道不完全闭锁,隔上有一个直径数毫米的小孔,隔后子宫与对侧隔绝,经血可通过小孔引出,但引流不畅,见图 29-7。

无孔斜隔合并宫颈瘘管型（Ⅲ型）：一侧阴道完全闭锁，在两侧宫颈之间或隔后阴道腔与对侧宫颈之间有一小瘘管，隔后腔积血可通过另一侧宫颈排出，但引流亦不畅，见图29-8。

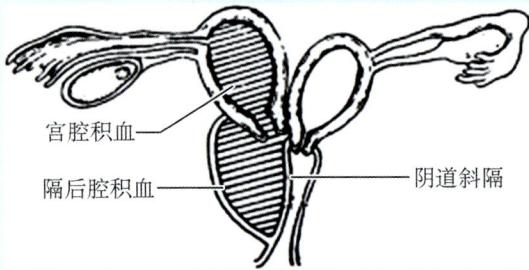

图 29-6　无孔斜隔型（Ⅰ型）

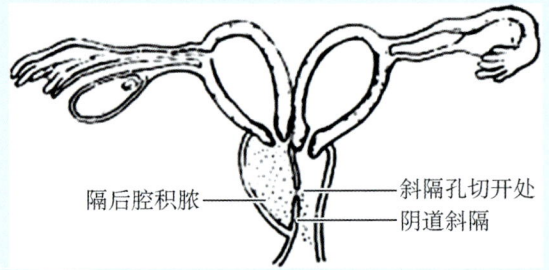

图 29-7　有孔斜隔型（Ⅱ型）

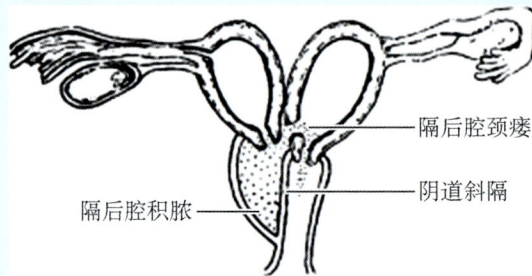

图 29-8　无孔斜隔合并宫颈瘘管型（Ⅲ型）

阴道斜隔综合征的临床症状与阴道斜隔闭锁的程度有关。B超检查能清晰显示泌尿生殖器官畸形及因阴道斜隔造成的相应梗阻图像。B超为无创检查，应作为首选的辅助检查方法。B超检查图像特征：①探及双子宫图像，伴或不伴宫腔积液；②一侧宫颈下方可见无回声区或内见密集均匀的光点；③阴道斜隔侧肾脏缺如，对侧肾脏正常或代偿性增大。阴道壁囊肿穿刺可穿出脓液或陈旧积血。MRI检查能精确地显示泌尿生殖系统各个层面的解剖结构，可准确区分子宫畸形和超声难以分辨的子宫肌层和积血的附件包块，直接显示出阴道斜隔，但是价格较高，普及率较低。

2. 要做出正确诊断，关键在于对此综合征概念上的认识

早诊断可以使梗阻的阴道斜隔尽早切除，从而可以快速缓解症状和防止并发症的发生，并保留生育能力。若不进行治疗，则该综合征可继发盆腔子宫内膜异位症、盆腔粘连及盆腔感染，严重者发生输卵管积脓和阴道积脓。

经阴道斜隔切除术是最理想的手术方式。绝大部分患者可以通过经阴道斜隔切除术治愈。降低对该病的误诊率，可以最大限度地减少不必要的开腹或腹腔镜手术。阴道斜隔综合征患者一旦畸形得以纠正，在生育能力方面与正常妇女相同，两侧子宫均可正常妊娠及分娩，但少部分患者也可有流产、胚胎停育和异位妊娠的结局。

（朱　兰　仝佳丽）

参 考 文 献

[1]　Jiali tong,Lan Zhu,Jinghe Lang. Clinical characteristics of 70 patients with Herlyn-Werner-Wunderlich syndrome. Int J Gynecol & Obstet,2013,121:173-175.

[2]　Jiali tong,Lan Zhu,Jinghe Lang. Endometriosis in association with Herlyn-Werner-Wunderlich syndrome (HWWS) Fertility & Steril,2014,102(3):790-794.

病例 30　子宫附腔

【病历摘要】

患者,26 岁,主因"左下腹痛 4 年"入院。

1. **现病史**　初潮 14 岁,月经周期 29～30 天,经期 6～7 天,量中,既往偶有痛经,可忍,VAS 2～3 分。近 4 年经期出现左下腹痛,呈阵发性、撕裂样痛,向左后腰及左大腿放射,VAS 9～10 分,需口服镇痛药,随经期结束疼痛感逐渐缓解,持续时间 3～10 天不等,伴恶心、呕吐,经期里急后重(＋)、肛门坠胀感(＋),无大便痛,小便正常,平素有同房痛。2020 年至 2021 年曾使用口服避孕药治疗,服药期间疼痛感明显缓解,停药后再次出现前述症状。现为进一步诊治入院。自发病以来精神睡眠可,大小便无改变。

2. **既往史**　平素身体健康状况一般,否认高血压、冠心病、糖尿病等慢性病史,否认肝炎、结核、伤寒、疟疾等传染病史,否认重大手术、外伤及输血史。药物过敏史不详,否认食物过敏史。预防接种史不详。

月经婚育史:初潮 14 岁,月经周期 29～30 天,经期 6～7 天,末次月经 2022 年 2 月 28 日,未婚有性生活史,G_0P_0,未严格避孕。

3. **入院查体**　生命体征平稳,心肺听诊无异常。

妇科检查:外阴发育良好;阴道通畅;宫颈光滑;子宫前位、饱满,左前壁可及外凸感,质软,活动可,无压痛,双附件未见明显异常。

4. **辅助检查**

2021 年 12 月 13 日子宫双附件彩超检查(经阴道):子宫 5.1 cm×4.9 cm×3.9 cm,内膜厚约 0.8 cm,肌层回声均。子宫左侧壁上段见混合回声,3.1 cm×2.7 cm,形态规则,边界清,向外凸,其周边呈环形厚壁肌层样低回声,中心呈低至无回声,范围约 1.5 cm×1.1 cm,CDFI:内可见较丰富条状血流信号。该低回声与宫腔不相通。左侧卵巢 2.5 cm×1.6 cm。右侧卵巢 3.1 cm×2.0 cm,内见数个无回声,较大者 1.4 cm×1.2 cm,边界清,CDFI:未见明确血流信号。盆腔未见明显游离液性暗区(图 30-1)。

2021 年 12 月 13 日糖链抗原 125(CA125):CA125 26.8 U/ml。

2022 年 3 月 29 日女性盆腔多参数量化平扫 MRI。宫体:子宫可见单宫体,双宫角,宫底轮廓平坦,双侧宫角距离约 4.8 cm,子宫宫内膜可见、高 T2 信号连续,结合带未见明显增厚,子宫左侧壁见环形厚壁短 T2 信号,内伴长 T2 短 T1 信号,不与宫腔相通,大小约 2.9 cm×2.4 cm;宫颈发育可,可见单宫颈,宫颈无分隔,宫颈内外口无闭锁,宫颈无扩张,宫颈管内无短 T1 信号,信号未见明显异常;阴道及外阴:可见,阴道无分隔,阴道无短 T1 信号,信号未见明显异常;双侧输卵管形态、信号未见明显异常;双侧卵巢见多发小囊样长 T2 信号,左侧大小约 2.9 cm×1.6 cm,右侧大小约 2.4 cm×2.1 cm;合并泌尿系畸形:所及层面未见;有盆腔积液;盆腔及双侧腹股沟区未见明显增大淋巴结;骨盆骨质未见明显异常(图30-2,图30-3)。

印象:子宫左侧壁宫腔样结构,内伴积血,残角子宫畸形?

盆腔积液

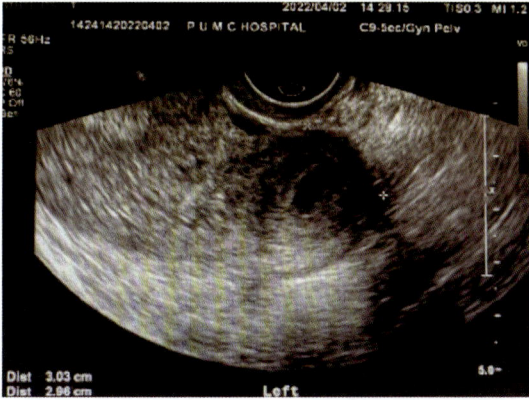

图 30-1　子宫超声图示:子宫左侧壁上段可见混合回声,3.1 cm×2.7 cm,形态规则,边界清,向外凸,其周边呈环形厚壁肌层样低回声,中心呈低至无回声,范围 1.5 cm×1.1 cm,CDFI:内可见丰富条状血流信号,该处低回声与宫腔不相通

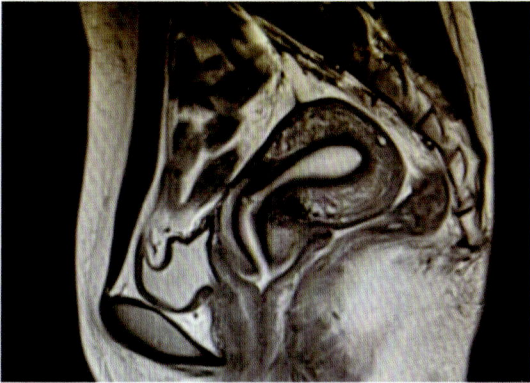

图 30-2　盆腔 MRI 矢状面图示:正常宫腔形态,宫腔内膜线连续

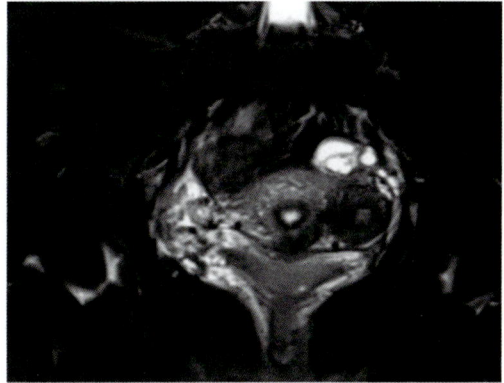

图 30-3　盆腔 MRI 冠状面图示:子宫左侧壁见环形厚壁短 T2 信号,内伴长 T2 短 T1 信号,不与宫腔相通,大小 2.9 cm×2.4 cm

5. 诊断　腹痛待查;子宫附腔畸形?

6. 诊治经过　患者入院后完善相关术前检查及化验,与患者及家属交代病情及手术相关事宜,于 2022 年 4 月 6 日在全麻下行腹腔镜子宫病灶切除+宫腔镜检查术,术中见:子宫常大,左侧圆韧带处膨隆;双侧附件未见明显异常;乙状结肠与左侧盆壁粘连。切开子宫左侧膨隆处,探及小囊腔,予切除,分层缝合关闭创面。台下转宫腔镜,见宫腔呈锥形,双侧输卵管开口清晰可见,术后复查超声提示子宫左侧壁未见囊腔样结构。

患者术后予抗生素预防感染,术后 3 天如期出院。嘱严格避孕 1 年。

术后病理:(子宫病灶)平滑肌组织,局灶见少许子宫内膜组织。

【病例讨论与分析】

> ### 刨根问底——临床思维演练
> △ 什么是子宫附腔,是子宫畸形还是子宫囊性腺肌症,如何鉴别诊断?
> △ 这类疾病临床上如何诊断?
> △ 这类疾病初次治疗后,还会复发吗,如何长期管理?

医师A:ACUM是罕见梗阻性生殖道畸形;是苗勒管组织的重复和持续存在,引带功能障碍;是发生于圆韧带起点下部的空腔肿物,内覆子宫内膜,月经来潮后出现腔内积血。常发生于未生育的年轻妇女,主要临床表现为原发痛经并渐进加重、持续盆腔痛和腹部绞痛,以单侧髂窝区为著。非甾体抗炎药或口服避孕药治疗效果不佳。妇科双合诊可触及位于左侧或右侧的宫角肿物,伴有压痛,类似子宫肌瘤。

子宫附腔因梗阻性畸形、月经初潮后、延误诊治、病程迁延易继发子宫腺肌病,临床上与子宫囊性腺肌病为主要鉴别诊断,主要依靠手术病理诊断。

子宫腺肌病的典型临床表现为继发痛经且进行性加重、月经失调、子宫增大以及不孕,根据影像学表现,分为弥漫性子宫腺肌病与局灶性子宫腺肌病,其中局灶性子宫腺肌病包括子宫腺肌瘤及子宫囊性腺肌病(囊肿直径>1 cm)。子宫囊性腺肌病的特征为子宫肌层内出现1个或多个囊腔,囊腔内含棕褐色陈旧性血性液体,囊腔内衬上皮、有子宫内膜腺体或间质成分。此患者继发痛经,伴经期腹痛、月经紊乱等症状,结合超声及MRI,符合囊性子宫腺肌病诊断。JCA因发病年龄较早,与子宫附腔区分不清,两种命名的临床和病理学特征十分相似,JCA可能是一种特殊类型的ACUM。

附腔性子宫畸形是孤立的宫腔性病变,位于子宫肌层的外侧,在圆韧带与子宫的连接下方,在显微镜下,病变内衬有腺体和间质组成的功能性子宫内膜,并且在宫腔中可以看到血液,表现为严重的盆腔疼痛或痛经,通常位于病变侧同侧。

医师B:子宫附腔的诊断要结合病史和临床表现,特定的诊断标准有以下4点。

(1)位于圆韧带下方孤立的附属空腔肿物。

(2)子宫、输卵管、卵巢发育正常(偶有例外)。

(3)空腔内衬有子宫内膜,包括腺体和基质,腔内有巧克力样液体内容物。

(4)在子宫其余部分无子宫腺肌病或子宫腺肌病囊肿,但在邻近肿物空腔的子宫肌层内可出现小的腺肌灶。

影像学检查:经阴道/直肠子宫双附件超声。

盆腔MRI:附属肿物位于子宫肌层的前外侧或阔韧带中,空腔与正常宫腔不相通(图30-4a)。

T1加权像:可观察到空腔内高信号,类似血肿的表现(图30-4b)。

T2加权像:可见血肿外一圈低信号环绕,为含铁血黄素沉积(图30-4c)。

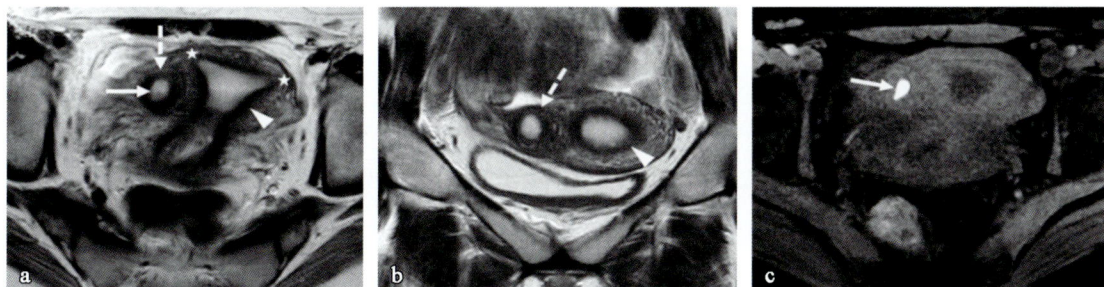

图 30-4　盆腔 MRI 图示

医师 C:附腔子宫畸形属于子宫畸形的一种,术后复发概率很小。早诊断早治疗,可避免疾病进展累及子宫肌层,继发子宫腺肌病及盆腔子宫内膜异位症,切除子宫附腔,关闭肌层组织严密缝合,术后严格避孕至少 1 年,患者预后及生育结局良好。

【专家点评】

病例中关键点出现在哪里?

子宫附腔的临床特征

子宫附腔是一种梗阻性生殖道畸形。病理生理为位于圆韧带起点下部的空腔肿物,内覆子宫内膜,子宫其余部分无腺肌症或囊性腺肌病,邻近肿物空腔的子宫肌层内可出现小的腺肌灶。典型的病理诊断:空腔侧被覆子宫内膜,由位于表面的柱状上皮细胞和腺体、基质组成,厚厚的外周层为子宫平滑肌组织。宫腔形态、输卵管、卵巢通常正常(图 30-5)。

常见于未生育年轻妇女。主要临床表现:痛经并渐进加重,以单侧髂窝区为著,药物治疗效果不佳。治疗方式为手术完整切除病灶,术后病理如不合并子宫内膜异位症,病灶切除术后无须辅助用药;如合并子宫内膜异位症,按子宫内膜异位症处理。

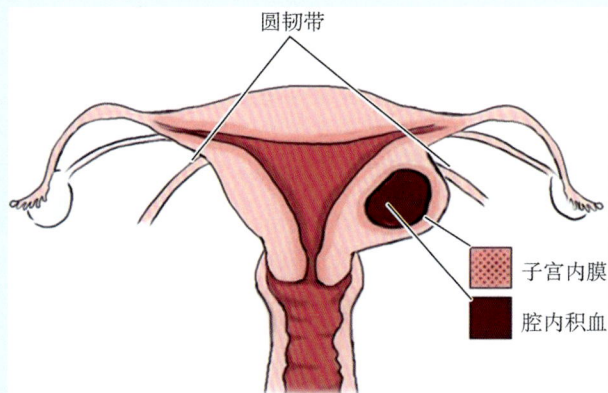

图 30-5　子宫附腔示意图

（朱　兰　全佳丽）

参 考 文 献

[1] Acién，et al. New cases of accessory and cavitated uterine masses(ACUM)：a significant cause of severe dysmenorrhea and recurrent pelvic pain in young women ［J］. Human reproduction(Oxford，England)，2012,27(3):683-694.

病例 31 复杂生殖泌尿系畸形

【病历摘要】

患者,19岁,因"青春期无月经来潮,周期性下腹痛伴血尿5年"入院。

1. **现病史** 患者13岁出现乳房、阴毛及腋毛发育,一直无月经来潮。14岁开始出现周期性下腹痛,间歇30~45天,持续3~7天,腹痛程度重,伴腰骶酸胀,腹痛时小便呈全程血尿,小便后腹痛可缓解,每次发作时待腹痛症状减轻后血尿症状亦缓解。期间有时肌注镇痛药及抗生素治疗后,疼痛可缓解。初始发病时曾到我院住院检查,考虑"1. 先天性阴道闭锁? 2. 阴道尿道瘘? 3. 子宫畸形",建议患者待性发育完善,婚前行阴道成形术及泌尿系整形术。5年来腹痛无进行性加重。有性生活1年半,性生活不满意。末次下腹痛时间为2017年8月22日。

2. **既往史** 平素身体健康状况一般,否认高血压、冠心病、糖尿病等慢性病史,否认肝炎、结核、伤寒、疟疾等传染病史,否认重大手术、外伤及输血史。药物过敏史不详,否认食物过敏史。预防接种史不详。

月经生育史:无月经来潮。婚姻史:未婚。尝试性生活不满意。$G_0P_0A_0$。

3. **入院查体** 生命体征平稳,心肺听诊无异常。身高152 cm,体重40.5 kg,指距152 cm,女性第二性征发育正常,双侧乳房、腋毛发育正常。

妇科检查:外阴发育正常,阴毛女性分布,阴道前庭处可见完整处女膜组织,未见膨出,小棉签探查及一凹陷大小约0.5 cm,会阴体见长2 cm陈旧性裂痕。肛门指诊:子宫扪及不清,形态不规则,双侧附件未扪及异常包块。

4. **辅助检查**

2012年10月15日我院外周血染色体:46,XX。膀胱镜检查见膀胱腔内积血,右侧输尿管开口可见,左侧输尿管开口未见,左侧膀胱三角后上方可见一开口,未见血液流出。尿道造影失败。

2017年9月6日我院B超:先天性子宫发育异常——考虑左侧单角子宫,右侧残角子宫合并宫内积血声像。阴道气线显示不清,请结合临床。双侧附件未见明显包块。内分泌:FSH 5.66 IU/L、LH 17.26 IU/L、E2 222 pmol/L。泌尿系B超示可疑双肾、双肾盂声像。双侧输尿管上段未见扩张。

5. **诊断** ①先天性阴道闭锁? ②阴道尿道瘘? ③子宫发育异常:左侧单角子宫合并右侧残角子宫? ④泌尿系畸形:双肾、双肾盂?

6. **诊治经过** 入院后完善相关检查。①CTU:双侧肾盂、输尿管重复畸形;考虑左侧单角子宫并右侧残角子宫改变。②盆腔MRI(图31-1):符合残角子宫改变(右侧宫腔与左侧宫腔可疑细小通道相连),左右两侧宫腔积液;阴道上段与膀胱间瘘管形成,阴道中下段闭锁。盆腔少量积液,双侧卵巢多囊改变,不除外巧克力囊肿。③膀胱镜检查(图31-2):膀胱腔内未见积血及赘生物,右侧输尿管开口可见,左侧膀胱三角后上方可见一开口,向下凹陷,左侧对应右侧输尿管开口处未见输尿管开口。于硬膜外导管引导下行输尿管镜检查,见右侧输尿管开口可顺利插入硬膜外导管;经左侧膀胱三角后上方开口只能插入导管4.5 cm,经导管注水,B超监测下见宫腔少许水流声像。修正诊断为:①膀胱阴道瘘;②Ⅰ型阴道闭锁;③左侧单角子宫合并右侧残角子宫?④双侧肾盂、输尿管重复畸形。

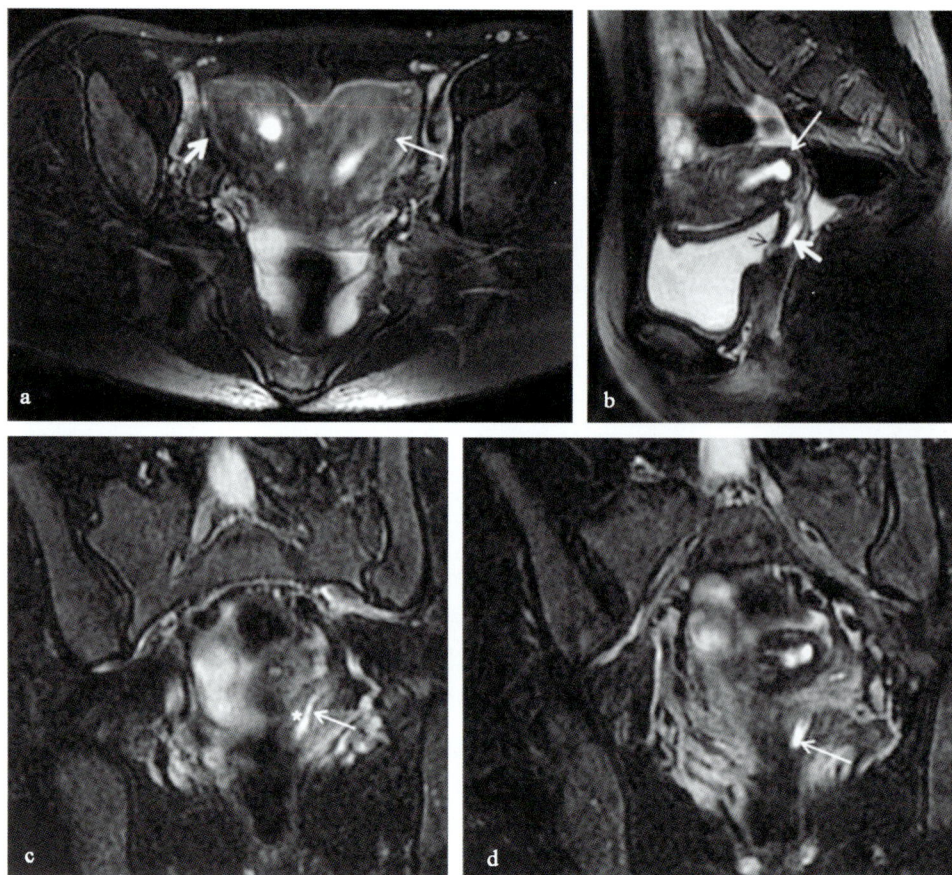

图31-1　a. 横断位T2压脂图像示:左侧单角子宫(细箭头)呈柳叶状改变,右侧残角子宫宫体(粗箭头)与左侧单角子宫肌层相连,双侧宫腔内均可见内膜。b. 矢状位T2压脂图像示:左侧单角子宫(白细箭头)宫颈形态正常,左侧输尿管下段(白粗箭头)汇入膀胱后壁瘘口处(黑细箭头)。c. 冠状位T2压脂图像示:左侧输尿管下段(白细箭头)壁增厚(★)并管径稍增粗。d. 冠状位T2压脂图像示:左侧输尿管末端(白细箭头)汇入阴道上段

　　患者及家属知情同意后,于2017年10月18日在气管插管全麻下行"膀胱镜检查+输尿管镜探查+右侧输尿管导管留置术并拔除术+腹腔镜探查中转开腹膀胱阴道瘘修补术+左侧输尿管膀胱植入术+左侧输尿管双J管留置术+右侧残角子宫切除术+乙状结肠代阴道成形术+左侧卵巢囊肿剥除术+左侧输卵管造口术"。术中见盆腔少量暗红色血液,大网膜与子宫、双侧输卵管卵巢粘连,直肠窝见粘连。左侧单角子宫在峡部与右侧残角子宫融合。

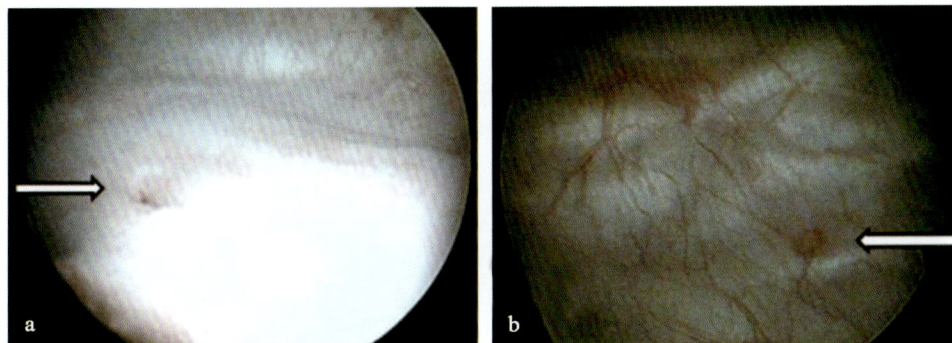

图 31-2　a. 右侧输尿管开口;b. 左侧异位开口

左侧输卵管外观增粗、伞端闭锁,左侧卵巢囊性增大 4 cm×4 cm×3 cm。右侧输卵管及卵巢未见明显异常。术中从左侧骶韧带外侧分离出输尿管至进膀胱处,同时下推膀胱,发现膀胱与阴道上段间存在瘘口,左侧输尿管入口正好位于该瘘口的膀胱端(图 31-3)。予修剪膀胱瘘口周围组织,缝合关闭瘘口,将左侧输尿管植入膀胱,并留置左侧输尿管双 J 管。阴道上段狭小如同一管腔,直径约 0.5 cm,长约 1.5 cm,其下方缩窄为条索状结构约长 2.5 cm;考虑阴道正常部分太短,需行阴道成形术,向患者家属交代生物补片代阴道和乙状结肠代阴道两种手术利弊,患者家属要求行乙状结肠代阴道成形术。予截取 15 cm 乙状结肠,下拉至阴道口,上段缝合至阴道宫颈部,并在吻合处外面缝合生物补片加强融合、抗感染。探查左侧宫腔深 5 cm,经代阴道在宫腔内放置 Foley 导尿管引流。术毕阴道放置软模具压迫止血,并予抗感染等治疗。

　　术后患者月经来潮,无痛经,经血流出通畅,未见血尿,自行阴道扩张顺利。术后 2 个月拔除左侧输尿管双 J 管。术后随访,患者性生活满意,妇科检查阴道可容 2 指,深约 8 cm。

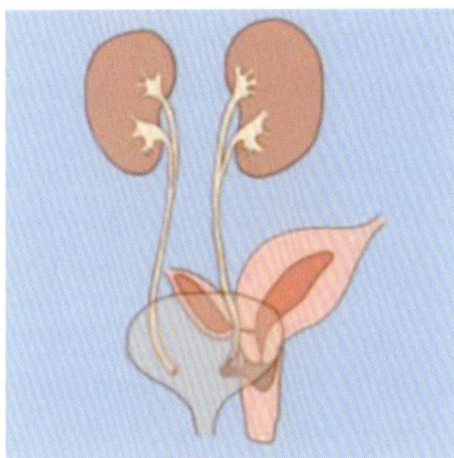

图 31-3　患者泌尿生殖系统畸形

【病例讨论与分析】

刨根问底——临床思维演练

△ 先天性膀胱阴道瘘的定义及临床表现是什么？

△ 如何诊断先天性膀胱阴道瘘合并阴道闭锁？

△ 先天性膀胱阴道瘘合并阴道闭锁如何处理？

△ 阴道闭锁的术式如何选择？

医师A: 先天性膀胱阴道瘘（congenital vesicovaginal fistula,CVVF）是一种罕见的畸形，为阴道与膀胱间存在异常持续交通的小孔，常与其他泌尿生殖道异常有关，亦可孤立性存在，5%~30%的阴道发育不良病例伴有CVVF，而48%的CVVF伴有泌尿系统畸形，甚至有合并尿道缺如的报道。CVVF病因不明，多数学者认为是胚胎时期尿生殖窦、中肾管、副中肾管发育异常引起，也有学者认为是由于机械因素引起，分泌物积聚在闭锁的阴道内，或初潮后经血潴留引起的机械性压力导致瘘的形成。CVVF多表现为出生后即出现尿失禁和反复尿路感染，月经初潮后出现经血尿，子宫阴道积液、积血，性交困难等，给患者生育和日常生活带来严重影响。本例患者因合并阴道闭锁，因此以青春期后的经血尿为首要表现。

医师B: 当出现周期性血尿时，临床医师应高度警惕泌尿生殖道瘘合并阴道闭锁的存在。超声检查初步了解内外生殖器和泌尿系发育情况；进一步CTU和磁共振检查能更好地明确泌尿生殖道畸形情况，但不一定能发现瘘口位置，尤其是瘘口较小时；膀胱造影时，造影剂从膀胱流向阴道，但瘘口较小时，同样有可能漏诊。因合并阴道闭锁，膀胱美兰试验无法观察到是否存在膀胱阴道/膀胱子宫瘘，但床边超声下可能观察到膀胱液体流向未闭锁段阴道或子宫。月经期行膀胱镜检查，可见经血通过瘘口流向膀胱。

在检查过程中，需要谨记影像学检查的局限性，必要时多种方法联合检查，以及血尿期检查。此外，复杂生殖道畸形可能合并多脏器畸形，因此需要完善染色体、心脏超声、脊柱正侧位片、听力等多项检查。

医师C: CVVF合并阴道闭锁时，最可靠的治疗方法是联合泌尿外科医师，通过外科手术修补瘘口，同时重建阴道，解除梗阻。有文献报道，随着阴道梗阻性疾病的解除，较小的瘘口亦可能自行闭合。由于术后涉及阴道扩张的长期管理，手术时机可待患者成年，能够自行阴道扩张时。

医师D: 阴道闭锁分为阴道下段闭锁（Ⅰ型阴道闭锁）和阴道完全闭锁（Ⅱ型阴道闭锁）。Ⅱ型阴道闭锁多合并宫颈发育不良，处理的关键为是否有保留子宫的可能。如无保留子宫可能，则切除子宫，直接行阴道成形术；如有保留子宫可能，患者及家属保留子宫且生育意愿强烈，应充分告知术后妊娠率极低，可行"上下结合"的子宫-子宫颈-阴道贯通及子宫颈成形术，术后一般需放置子宫颈支架及阴道模具，预防成形的子宫颈及阴道再粘连闭锁。Ⅰ型阴道闭锁时，如闭锁段以上阴道黏膜足够长，可直接行闭锁段阴道切开引流经血，将阴道黏膜下拉至处女膜缘间断缝合固定，视闭锁段的长短决定术后是否需佩戴阴道模具，也可定期扩张预防挛缩。若闭锁段较长,亦需要行阴道成形术。

对于本例患者,虽阴道上段存在,但发育不良且闭锁段阴道较长,需要行阴道成形术。目前临床常见阴道成形术包括腹膜法阴道成形术、生物补片法阴道成形术、肠道法阴道成形术,各有利弊。腹膜法阴道成形术利用自身组织无感染风险,相对费用较低。新阴道黏膜化时间较长,术后需佩戴阴道模具或阴道扩张时间较长,且再造阴道顶端薄弱,易出血或形成肉芽组织等。生物补片法阴道成形术简单易行,手术和麻醉时间短,阴道黏膜上皮化时间短,且形成的阴道黏膜较厚、光滑红润,弹性好,瘢痕的形成及挛缩均不明显,缺点是费用略为昂贵。肠道法阴道成形术以乙状结肠比较常用,术后不需佩戴模具进行扩张,肠道形成的新阴道有润滑作用。缺点是手术创伤较大,有可能发生切口感染、吻合口瘘,部分患者术后成形阴道分泌物多、可能有异味;若使用肠吻合器则手术费用昂贵。需要结合患者意愿、经济条件、手术医师的经验来综合选择具体阴道成形式式。

【专家点评】

病例中关键点出现在哪里?

先天性膀胱阴道瘘合并阴道闭锁的重点在于识别"经血尿"症状,正确诊断,并进行多学科诊疗。

"经血尿"最常出现于泌尿生殖道瘘,包括先天性畸形或继发于创伤如剖宫产术、妇科手术、放疗等。Martínez Escoriza 等回顾了 23 例成年的先天性生殖道瘘病例,其中 21 例出现"经血尿",包括 14 例 CVVF、6 例先天性子宫膀胱瘘、1 例先天性尿道阴道瘘。此外,"经血尿"可见于泌尿系子宫内膜异位症如膀胱子宫内膜异位症、输尿管子宫内膜异位症等。

对于复杂或罕见的泌尿生殖道畸形,建议转诊至有经验的治疗中心进行诊治,减少误诊误治。由于泌尿生殖道畸形种类繁多,在完善生殖泌尿系统相关检查后,需要进行多学科如妇科、泌尿科、放射科、麻醉科、普外科等会诊,全面评估患者诊断,结合患者意愿,制订详细治疗方案。手术并非越快进行越好,正如本例患者,初诊时仅有 14 岁,经血梗阻症状不明显,可待患者心理成熟,能够理解病情,并配合术后阴道扩张治疗后再行手术。若患者有经血梗阻,亦可考虑以激素(如短效口服避孕药、孕激素、GnRHa 等)抑制治疗缓解症状。手术团队需要有丰富的生殖道畸形处理经验,以应对术中可能出现的突发情况,如本例术中根据阴道发育情况,改行阴道成形术。

先天性膀胱阴道瘘合并阴道闭锁是罕见的复杂泌尿生殖系统畸形,及时正确诊断,开展多学科诊疗,制订个体化诊疗方案,方能为患者取得最佳疗效。

(罗喜平 孙小丽)

参 考 文 献

[1] 中国医师协会妇产科医师分会女性生殖道畸形学组. 梗阻性子宫阴道发育异常诊治的中国专家共识[J]. 中华妇产科杂志,2021,56(11):746-752.

［2］ 刘玲,金杭美.先天性泌尿生殖道畸形合并泌尿生殖道瘘［J］.中国实用妇科与产科杂志,2014,30(7)：524-526.

［3］ 荣建红,张岩,李学松,等.泌尿系子宫内膜异位症的诊断及治疗(附 22 例报告)［J］.北京大学学报:医学版,2010,42(4):461-464.

［4］ 朱雅佩,孙智晶,朱兰,等.先天性阴道下段闭锁伴膀胱阴道瘘一例［J］.协和医学杂志,2017,8(6)：391-394.

［5］ 周慧梅,朱兰.MRKH 综合征的诊断特点及临床处理［J］.中国计划生育和妇产科,2017,9(9):12-14.

［6］ 李海萍,孙小丽,胡桂英,等.MRKH 综合征改良腹腔镜乙状结肠阴道成形术后阴道解剖及功能学变化 49 例分析［J］.中国实用妇科与产科杂志,2019,35(8):905-909.

［7］ Martínez Escoriza J C,Palacios Marqués A M,López Fernández J A,et al. Congenital vesicovaginal fistula with or without menouria:a literature review［J］.Eur J Obstet Gynecol Reprod Biol,2014,175:38-48.

病例 32 46,XX 性腺型性发育异常

【病历摘要】

患者,31岁,因"周期性血尿20年,周期性腹痛5年,加重1年"入院。

1. **现病史** 患者自幼社会性别为男性,11岁时出现周期性血尿,间隔时间28～30天。5年前无明显诱因出现周期性下腹痛,血尿出现时腹痛明显,1年前周期性下腹痛加重,持续4～7天,影响正常生活和工作。外院就诊查染色体示46,XX。否认经期腹泻、否认异常子宫出血。患者为求进一步治疗就诊我院。

2. **既往史** 平素身体健康,否认高血压、冠心病、糖尿病等慢性病史,否认肝炎、结核、伤寒、疟疾等传染病史。4岁时在当地医院因"尿道下裂"行"阴茎尿道下裂修补术"。曾因下腹痛拟"阑尾炎"行剖腹探查手术,术中具体情况不详。否认食物药物过敏史。

个人及家族史:母亲 G_5P_4,患者为第四胎,母亲孕期否认激素类药物服用史。家族无相关病史,患者智力水平正常,文化水平是初中毕业。

3. **入院查体** 身高165 cm,体重54.4 kg,BMI 20 kg/m²,指距160 cm,血压96/66 mmHg。应答正常。面部未见痤疮、胡须等异常。双侧乳房发育外观正常(Tanner Ⅴ期)(图32-1),无腋毛,阴毛分布正常。见男性阴茎(幼稚型),长约3 cm。阴唇肿胀似触及睾丸样组织,质地软。未见阴道开口(图32-2)。

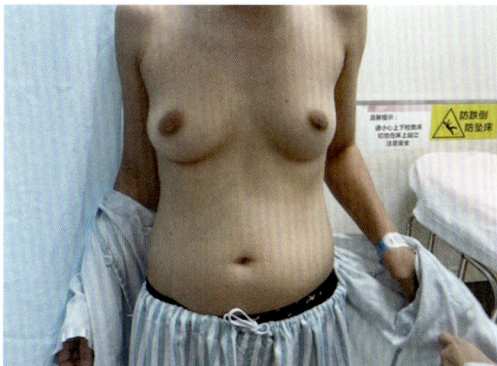

图 32-1 双侧乳房发育外观正常

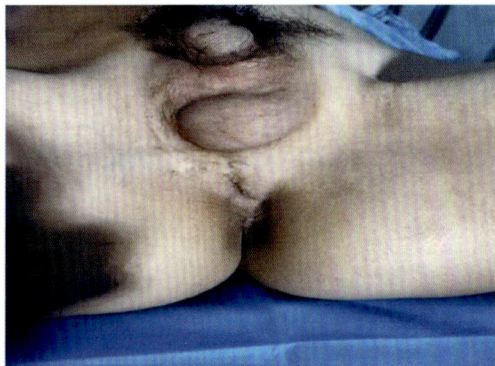

图 32-2 患者外阴

4. **辅助检查**

我院外周血染色体:46,XX。

2022年5月26日盆腔MRI(增强):子宫较小,位于盆腔左侧,大小约3.3 cm×3.7 cm×2.7 cm,其右侧见索带样结构相连,中央内膜线连续,末端见一类圆形占位,大小约6.1 cm×6.7 cm×5.7 cm,左侧子宫下方连接一宫颈和阴道结构,增强扫描矢状位可见阴道远端闭锁,前

方见瘘管与尿道相通,呈"Y"字形。右侧卵巢可见显示,左侧卵巢未见明确显示。会阴部见大阴唇、小阴唇肥厚,内可见结节影,左侧1.3 cm×1.6 cm,向上延续至左侧腹股沟区,呈索带样结构影,右侧2.0 cm×1.4 cm,后方延续为海绵体结构。①符合两性畸形改变可能;②子宫发育畸形:考虑左侧单角子宫,右侧残角子宫合并腺肌瘤可能;③阴道闭锁合并尿道阴道瘘;④盆腔少量积液影;⑤左阴唇内结节影,睾丸结构? 左侧腹股沟区索带样影,精索结构?(图32-3,图32-4)。

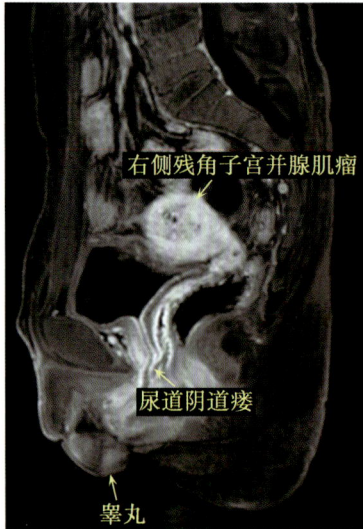

图 32-3　盆腔 MRI 矢状位片

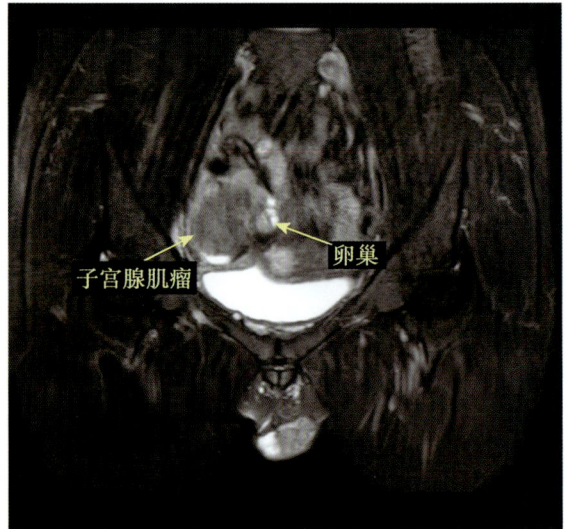

图 32-4　盆腔 MRI 冠状位片

5. 诊断　①46,XX 卵睾型性腺发育异常;②子宫内膜异位症;③周期性血尿查因。

6. 诊疗经过

入院后完善相关检查。

2022 年 5 月 27 日内分泌:LH 2.45 IU/L;FSH 5.06 IU/L;睾酮 1.5 nmol/L;孕酮 0.5 nmol/L;硫酸脱氢表雄酮 96.1 μg/dl;雌二醇 278 pmol/L;泌乳素 119.56 mIU/L;AMH 4.05 ng/ml。

2022 年 5 月 31 日男性性别决定基因 SRY(—)。

2022 年 5 月 26 日全腹 CT+CTU:子宫体右移、增大,约 6.3 cm×6.1 cm×7.5 cm,增强后子宫体实质强化不均,内见斑点状无强化区,异常强化区呈瘤样边界。上段阴道壁肿胀,下段阴道止于中段尿道后壁。阴蒂增大,呈海绵体化。左侧阴唇软组织肿胀。右侧附件约 3.2 cm×2.5 cm,内见多个小卵泡。左侧附件显示欠佳。①结合 MRI,符合两性畸形改变;左侧卵巢发育不良,子宫腺肌病伴腺肌瘤形成,阴道-尿道瘘,阴唇海绵体化,左侧阴唇软组织肿胀。②CTU 示双肾、输尿管及膀胱未见明显异常。

2022 年 5 月 30 日膀胱镜检查术。膀胱镜下进入尿道约 3 cm 后见后壁有未吸收缝线残留,缝线下方尿道后壁有一直径 0.3 cm 瘘口,瘘口上端的尿道入膀胱处组织呈横隔样隆起,调整角度越过隆起组织进入膀胱内,见膀胱各壁黏膜光滑,无赘生物,双侧输尿管开口清晰,喷尿正常,稍退镜反复检查尿道各壁未见其余瘘口,探查尿道后壁瘘口通向阴道。

术前考虑患者染色体 46,XX,有子宫,有月经来潮,建议选择女性社会性别,重建阴道。

但患者自幼社会性别为男性,充分沟通后,患者要求切除子宫,保留男性性别。

2022 年 6 月 6 日剖腹探查＋右侧卵巢切除术＋盆腔结节切除术＋全子宫切除术＋外阴结节活检术＋盆腔粘连松解术＋肠粘连松解术。术中检查外阴可见男性阴茎(幼稚型),左阴囊肿胀似触及睾丸样组织,质地软。予阴囊肿胀处纵行切开一长 1.0 cm 切口,可见类似睾丸组织,取部分组织活检并送快速冰冻。快速冰冻回报:符合睾丸组织,未见明确生精现象。剖腹探查术中所见:小肠与前腹壁致密粘连。左侧腹膜与肠系膜膜状粘连。子宫与盆腔广泛致密粘连,大小如孕 5^+ 周,部分质地稍硬。子宫大部分位于腹膜后,小部分位于盆腔。左侧附件缺如。右侧输卵管未见;右侧卵巢攀附于子宫上,粘连紧密。直肠窝及宫骶韧带未见明显异常。横隔、肝、胆、脾、阑尾未见明显异常。

术后病理提示:符合子宫腺肌病(弥漫型);子宫内膜呈增殖反应;慢性宫颈炎。(右侧性腺组织)符合卵巢组织,局部见子宫内膜异位。

2022 年 6 月 14 日(术后)内分泌六项:促黄体生成素(LH)13.32 IU/L,促卵泡成熟激素(FSH)38.31 IU/L,雌二醇(Estradiol)106 pmol/L,孕酮(Prg.)0.3 nmol/L,睾酮(Testostrn)6.66 nmol/L,催乳素(Prolactin)214.72 mIU/L;AMH 1.89 ng/ml。

建议患者术后定期口服雄激素维持男性体征。

【病例讨论与分析】

刨根问底——临床思维演练

△ 什么是 46,XX 性腺型性发育异常?

△ 46,XX 性腺型性发育异常的临床表现是什么?

△ 46,XX 性腺型性发育异常的诊断要点是什么?

△ 46,XX 性腺型性发育异常患者性别的选择、治疗方案及术后维持方案是什么?

医师 A:人类的性别可分为社会性别和生物性别两大类。社会性别是指在社会活动中显示出的性别,即家人、朋友、周围人群、社会机构和法律机关认定的性别。而生物性别是指男女之间表现出的生理差异,可分为遗传性别、性腺性别和表型性别,当三者中任何一者出现异常即为性发育异常(disorders of sex development,DSD)。2006 年,欧洲儿科内分泌学会和美国劳森威尔金斯儿科内分泌学会联合发布的芝加哥共识,将性发育异常分成性染色体、46,XY 发育异常和 46,XX 发育异常。

医师 B:46,XX 发育异常时常常同时存在有滤泡的卵巢组织和有曲细精管的睾丸组织。这些组织可共存于同一性腺中,亦可单独存在于单侧的卵巢或睾丸中。

46,XX 发育异常患者的性腺是两性的,所以外生殖器、生殖道及第二性征也是两性的。46,XX 卵睾型性发育异常是性发育异常中较为罕见的一种,其发病率为 1/20000。此类患者外生殖器形态变化很大,一般表现为发育不良的男性,几乎所有患者都有尿道下裂;有阴茎但小阴唇发育不良并有基本正常的阴道前庭或阴唇呈不同程度的融合;卵巢在正常解剖位置,而睾丸大多数下降不全,表现为无阴囊或有阴囊但无睾丸,或有阴囊伴一侧或双侧阴囊内有性腺、一侧或双侧腹股沟有肿块,多数有发育不全的子宫,仅 10% 的子宫正常,阴道多为婴儿型,部分有阴道缺如。

如胚胎期有睾丸的作用,多数出生后因有阴茎而按男性生活,但成年后多数有乳房发育,部分可有月经或按月血尿;如胚胎期睾丸作用不足,出生时阴囊和阴茎发育不明显而按女性生活,成年后阴茎发育而就诊。

青春期后第二性征可向两性同时发展,但其外生殖器或以男性为主或以女性为主,多有能勃起的阴茎但阴茎往往较小,3/4 的患者有女性型乳房发育,少数发育不良。

医师 C:在实际临床工作中,46,XX 性腺发育异常的诊断依据如下。

(1)外生殖器严重畸形,如阴茎阴囊型尿道下裂或会阴型尿道下裂。

(2)腹股沟合并或不合并一侧或双侧隐睾,个别有腹腔型隐睾。

(3)青春期周期性血尿、周期性腹痛、男性乳房发育或原发性闭经而难以用其他病因解释。

(4)染色体检查与社会性别不符,特别是 46,XX 伴外生殖器模糊,而无异性性早熟表现。

(5)外观不正常的外生殖器往往合并残缺的生殖道,泌尿生殖道造影或其他影像学资料提示发育不良的子宫、阴道,甚至输卵管存在。

(6)实验室检查:尿 17-酮类固醇测定正常;青春期性发育后血雌激素可达正常男性的两倍,雄激素略高。

(7)确诊须行腹股沟等处的隐睾探查,或行腹腔镜检查或剖腹探查取生殖腺活检证实睾丸与卵巢组织同时存在于同一机体。

医师 D:对于性发育异常的患者,大部分在婴幼儿期和儿童期被发现,并在早期接受治疗。决定其社会性别的主要因素包括生殖器外观、正常生育潜力、文化风俗等社会环境,以及父母的意愿等。治疗前需要谨慎评估其性别认同、生育能力,以及治疗后生活水平,避免不必要的手术。并根据性别选择的不同,青春期后给予相应的性激素支持治疗。该患者青春期后确诊,性别认同为男性,在告知其相关风险后,遵从患者意愿,手术摘除女性相关生殖器,并术后予雄激素维持治疗。

【专家点评】

病例中关键点出现在哪里?

(1)在实际临床工作中,性发育异常的患者多在婴幼儿期及儿童期发现。其卵巢特点主要包括:①明显的生殖器模糊(如泄殖腔外翻);②明显的女性外生殖器,但阴蒂肥大、阴唇融合,或腹股沟/阴唇包块;③明显的男性外生殖器伴双侧隐睾、小阴茎、单纯性会阴型尿道下裂,或轻度尿道下裂伴隐睾;④有 DSD 家族史,如完全型雄激素不敏感综合征(complete androgen insensitivity syndrome,CAIS);⑤生殖器表型与染色体核型不一致。

在青春期发现的患者常表现为外生殖器发育模糊:如女孩的腹股沟疝气;青春期延迟;原发性闭经;男孩的乳房发育;以及男孩的严重血尿和偶尔的周期性血尿等症状。

对具有疑似 DSD 的患者,需进一步进行性腺和外生殖器的全面临床评估以助诊。如 Prader 分级(图 32-5)、青春期 Tanner 分期(表 32-1)评价患者发育情况,以及外生殖器男性化评分(external masculinization score,EMS)(表 32-2)。同时要完善血糖、电解质、性激素检测,以及性腺轴功能试验和遗传学评估,从而判断性发育异常的类型及严重程度。

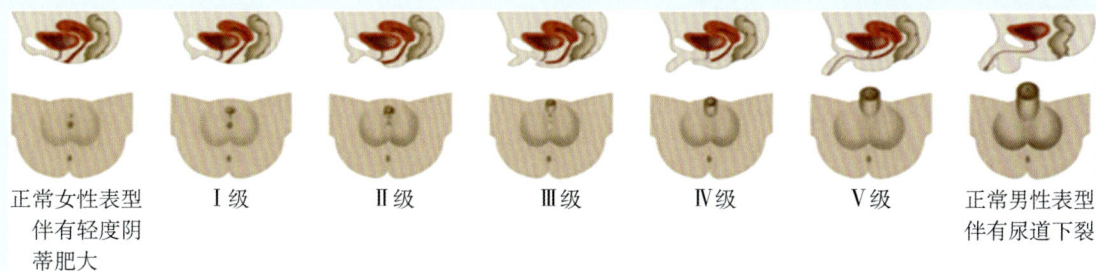

| 正常女性表型伴有轻度阴蒂肥大 | Ⅰ级 | Ⅱ级 | Ⅲ级 | Ⅳ级 | Ⅴ级 | 正常男性表型伴有尿道下裂 |

图 32-5　Prader 分级

表 32-1　Tanner 分期

分期	阴毛	男性外阴	女性乳房发育
Ⅰ	无	睾丸、阴囊、阴茎外观呈儿童型（睾丸体积＜4 ml)	无乳腺芽,乳晕小,乳头稍高
Ⅱ	出现稀疏的阴毛,长而略带颜色	睾丸增大,阴囊发红、变色	乳腺芽形成,乳晕增大
Ⅲ	出现深色、粗糙、卷曲的阴毛	睾丸继续增大,阴茎变长	乳腺芽和乳晕继续发育;乳晕与乳腺汇合
Ⅳ	成人阴毛覆盖耻骨	睾丸继续增大,阴茎增粗,同时阴茎头生长,阴囊皮肤变黑	乳房持续发育,乳晕和乳突形成继发丘,突出于乳房轮廓
Ⅴ	横向分布的成人型阴毛	成熟的男性外阴(睾丸体积＞15 ml)	成熟乳房(乳晕再次与乳房轮廓汇合,仅乳头突出)

表 32-2　外生殖器男性化评分系统(EMS)

评分	阴唇阴囊融合	小阴茎	尿道口位置	右侧性腺位置	左侧性腺位置
3	是	否	正常		
2			远端		
1.5				较低的腹股沟管或阴囊	较低的腹股沟管或阴囊
1			中间	腹股沟管	腹股沟管
0.5				腹部	腹部
0	否	是	近端	缺如	缺如

注:儿童外生殖器的情况是在体格检查的基础上得到的,通过计算左栏中分值获得最后得分。

（2）对性发育异常的患者,适应社会及其性别转变需要由具有性学专业知识的医师进行社会心理治疗。应当充分考虑患者的生长发育史、气质特征、认知水平,家庭和社会环境等因素,评估应对措施。同时需要关注性生活、生育能力、文化教育水平,以及其他方面的社会因素都可能引起相关心理问题。除了手术治疗以外,患者家属、社会以及医护人员应当充分保护患者隐私,给予其心理支持。

（罗喜平　文　斌）

参 考 文 献

［1］ 邓姗,田秦杰.性发育异常的诊治要点及现状[J].中国计划生育和妇产科,2020,12(03):23-30.

［2］ 巩纯秀,秦淼,武翔靓.儿科内分泌医生对性发育异常患儿的评估和管理[J].中国循证儿科杂志,2014,9(02):140-149.

［3］ Hughes I. A. ,Houk C. ,Ahmed S. F. ,et al. Consensus statement on management of intersex disorders. Arch Dis Child 91,2006,554-563.

［4］ Houk C. P. ,et al. Summary of consensus statement on intersex disorders and their management. International Intersex Consensus Conference. Pediatrics 118,2006,753-757.

［5］ Van Niekerk W. A. & Retief A. E. The gonads of human true hermaphrodites. Hum Genet 58,1981,117-122.

［6］ Moshiri M,Chapman T,Fechner PY,et al. Evaluation and management of disorders of sex development: multidisciplinary approach to a complex diagnosis. Radiographics,2012,32(6):1599-1618.

病例 33　McCune-Albright 综合征(MAS)

【病历摘要】

患儿,7.5 岁,因"间断乳房发育伴阴道流血 1^+ 年"于 2022 年 7 月 17 日来我院就诊。

1. **现病史**　1^+ 年前患儿出现乳房发育,少量阴道流血 1 次,当时就诊外院,查体可扪及乳核约 2 cm,给予中成药物治疗 3 个月后乳房逐步回缩。2022 年 5 月再次发现乳房发育,伴有轻微疼痛感,自服中成药;2022 年 7 月 16 日出现阴道流血,量较多,无腹痛,来我院就诊。患儿无反复呕吐,无头痛、视物异常,阴道分泌物增多,无生长加速,智力正常。近期未进食滋补品,无使用性激素相关药物等。

2. **既往史**　2015 年 1 月足月顺产儿,体健。无骨折、外伤、手术等病史。

家族史无特殊。父母均健康,父亲身高 169 cm,母亲身高 159 cm,母亲初潮年龄 12 岁。

3. **入院查体**　身高 126 cm(+0.5 SD),体重 23 kg(+0.3 SD),BMI 14.5 kg/m² 。骨骼发育正常,面容正常,双乳 B3 期,色素沉着(图 33-1)。无腋毛,臀部可见牛奶咖啡斑(图 33-2)。外阴轻度发育,无阴毛生长,大小阴唇稍肥厚,色素沉着明显。

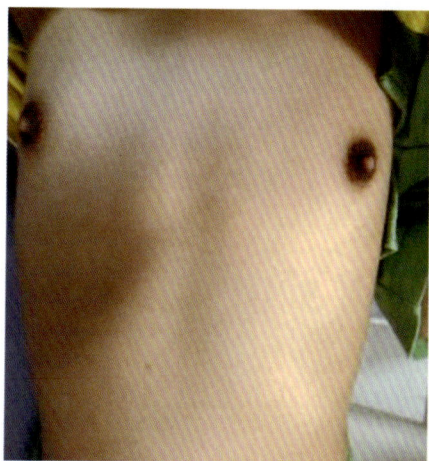

图 33-1　患儿乳房

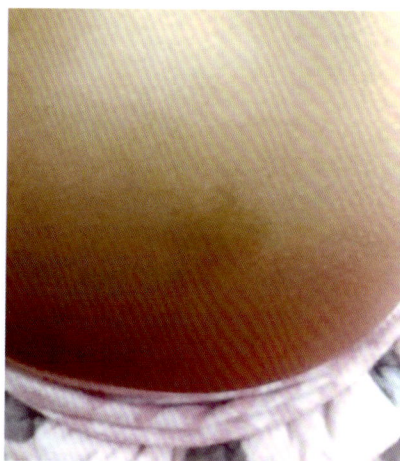

图 33-2　患儿臀部牛奶咖啡斑

4. **辅助检查**

(1)2020 年 10 月(1^+ 年前)外院相关辅助检查结果如下。

生殖激素测定:LH 0.01 IU/L,FSH<0.05 IU/L,E2 904 pmol/L,T 0.25 nmol/L,PRL 405.47 mIU/L,P 0.3 nmol/L。

盆腔超声:子宫长径 26 mm,前后径 14 mm,横径 20 mm,内膜呈线状,左卵巢 28 mm×

14 mm×16 mm,容积 3.22 ml,可见多个直径≥4 mm 的卵泡,右卵巢 18 mm×9 mm×11 mm,容积 0.88 ml,可见多个直径≥4 mm 的卵泡。

左侧腕骨 X 线片:左腕关节可见 7 个骨化核,骨龄为 5~6 岁。

(2)2020 年 11 月 3 日复查性激素:LH 0.02 IU/L,FSH<0.05 IU/L,E2<37 pmol/L。

(3)2022 年 7 月相关辅助检查结果如下。

生殖激素测定:LH 0.01 IU/L,FSH<0.05 IU/L,E2 355 pmol/L,T 0.29 nmol/L,PRL 453.19 mIU/L,P 1.4 nmol/L,17OHP 1.63 ng/ml,β-hCG<1.2 IU/L。

促性腺激素释放激素(GnRH)刺激试验结果如下。

项目	0 分钟	30 分钟	60 分钟	90 分钟
FSH(IU/L)	<0.05	0.44	0.45	0.48
LH(IU/L)	0.02	0.66	0.48	0.53

甲状腺功能:TSH 1.43 mIU/L,FT3 3.7 pmol/L,FT4 11.98 pmol/L。

肿瘤标志物:APF、CEA、HE4、CA125、CA153、CA199 均正常范围。

盆腔超声检查(图 33-3):子宫长径 36 mm,前后径 24 mm,横径 26 mm,宫内膜 5 mm,子宫左旁囊性包块,52 mm×37 mm,巧克力囊肿待排。

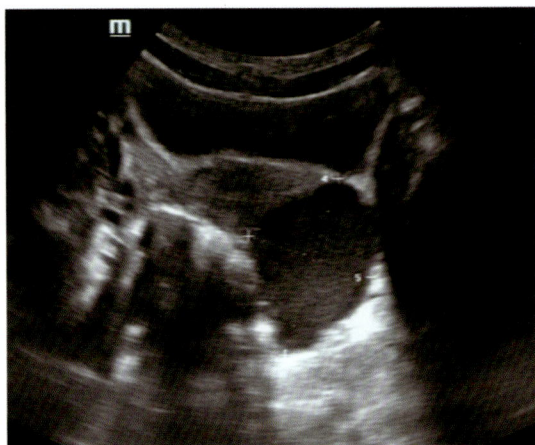

图 33-3 超声卵巢囊肿影像

腹部 MRI:左侧卵巢囊肿并出血可能。

垂体 MRI:垂体平扫及增强扫描未见明显异常。

左侧腕骨 X 线片:左腕关节可见 8 个腕骨骨化中心,骨龄相当于 9 岁。

双侧上肢及双侧下肢 X 线片(图 33-4):左侧肱骨远端、左侧桡尺骨近端、左侧股骨近端、左侧腓骨中段见骨质轻度膨胀,其内见多发毛玻璃样密度、囊性变,部分骨皮质可见轻微骨膜反应,周围未见骨质破坏及软组织肿块。余右侧长骨及左侧胫骨未见明显异常。考虑为:左侧长骨骨纤维异常增殖症。

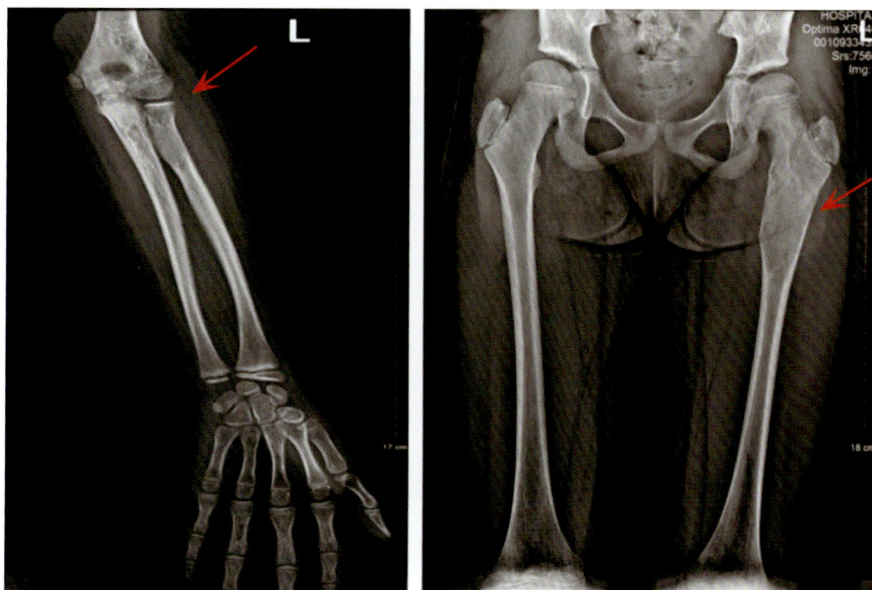

图 33-4　左侧长骨 X 线影像

头颅 X 线片（图 33-5）：头颅组成骨可见骨质轻度膨胀，骨皮质变薄，似见毛玻璃样密度、囊性变，以枕骨为著。

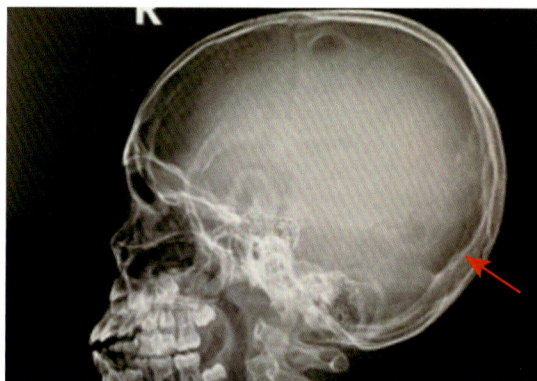

图 33-5　头颅 X 线影像

5. 诊断　①McCune-Albright 综合征（MAS）；②外周性性早熟；③左侧卵巢囊肿。

6. 诊治经过

（1）考虑到患者在 1⁺ 年前曾出现症状自发消失的情况，且患者身高发育与同龄人相仿，卵巢囊肿为单纯性囊肿可能性大，予以随访观察 6～8 周。

（2）2022 年 9 月患者复诊，乳房较前无明显变化，无阴道流血情况，相关辅助检查如下。

生殖激素测定：LH 0.00 IU/L，FSH＜0.05 IU/L，E2 553 pmol/L，T 0.30 nmol/L，PRL 225.29 mIU/L，P 3.9 nmol/L，DHEAS 26.1 μg/dl，And＜1.05 nmol/L。

盆腔超声(图 33-6):子宫长径 32 mm,前后径 22 mm,横径 30 mm,宫内膜 4 mm,左卵巢内囊性包块,边界清,透声佳,大小约 32 mm×30 mm,卵巢囊肿可能。

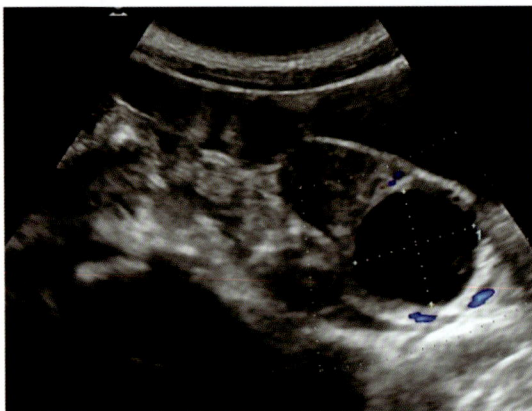

图 33-6　卵巢囊肿超声影像

外周血查鸟嘌呤核苷酸结合蛋白亚基(GNAS1)基因检测结果未见异常。

(3)2023 年 1 月 5 日复诊,患儿 8 岁,身高 130 cm,6 个月内身高增长 4 cm,乳房较前无明显变化,无阴道流血。复查盆腔超声:子宫长径 35 mm,前后径 17 mm,横径 19 mm,左侧卵巢大小 21 mm×31 mm×20 mm,右侧卵巢 14 mm×27 mm×17 mm,双侧卵巢内可见滤泡。青春期子宫、双侧卵巢未见明显异常。予补充钙剂,继续观察身高发育、骨龄及阴道流血情况。

【病例讨论与分析】

> **刨根问底——临床思维演练**
>
> △女童出现阴道出血的原因有哪些?
> △女童性早熟同时伴有卵巢囊肿的常见原因有哪些?
> △ McCune-Albright 综合征(MAS)如何诊断?
> △ MAS 如何治疗?

医师 A: 女童在青春期前发生阴道出血不常见,一旦发生,我们需要警惕,常见的原因有:生殖道炎症、性早熟、阴道异物、外伤、肿瘤等,接诊患儿后应该详细询问病史及查体,了解患儿的生长发育、饮食生活环境情况及既往病史,有无相关诱因,如外伤、性侵、放置异物等,有无伴随症状,如呕吐、头痛、视物异常等,仔细检查外阴生殖器,寻找出血部位,确定出血是否来自阴道,必要时可用棉拭子探查及肛诊,同时查看患儿第二性征发育情况,全身皮肤有无牛奶咖啡斑,做出初步判断。盆腔超声可以发现生殖道肿瘤以及阴道异物,同时可以了解子宫及卵巢的发育情况。对于怀疑性早熟的患儿,需要进行生殖激素检测、甲状腺功能测定、骨龄检测、头颅 MRI 检查等。

　　医师 B:近年来,性早熟的发病率日益提升,在女童阴道出血的诱发因素中,其已经占有极为重要的地位,本病例患儿在 8 岁前出现第二性征的发育并伴有阴道流血,可以诊断为性早熟,GnRH 激发试验阴性,排除中枢性性早熟,多次盆腔超声提示卵巢单纯性囊肿,血清 E2 水平明显升高,考虑为卵巢功能性囊肿所致外周性性早熟。具有分泌功能的卵巢囊肿是导致女童外周性性早熟很常见的一个原因,这种卵巢功能性囊肿多数是卵泡起源的孤立性囊肿,是卵泡退化失败的结果,呈自限性,多在 3 个月内自行消退。另外,严重的原发性甲状腺功能减退可使 TSH 明显升高,后者模拟促性腺激素作用可致卵泡发育形成卵巢囊肿,本病例患儿甲状腺功能正常可排除此病。

　　MAS 是一种罕见的以纤维性骨发育不良、皮肤咖啡牛奶色素斑和外周性性早熟为特征性表现的内分泌代谢病,目前认为位于染色体 20q13 的 GNAS1 基因突变是其主要病因。女童因卵巢细胞基因突变,在无促性腺激素刺激下自主分泌雌激素,形成自主性的功能性卵巢滤泡囊肿并导致外周性性早熟,雌激素水平异常升高是 MAS 最常见的特征,雌激素水平的波动常与卵泡功能的自主性变化一致,故临床症状也可时好时坏,囊肿常自行消退后又反复出现。本例患儿因乳房发育及阴道流血再次出现而就诊,查体时发现臀部牛奶咖啡斑,盆腔影像提示卵巢单纯性囊肿,雌激素水平升高,需要高度警惕 MAS 可能,进一步行四肢长骨及颅骨骨骼的X 线片检查发现多发性骨纤维结构不良。

　　医师 C:多发性或单发性骨纤维结构不良、皮肤色素沉着及外周性性早熟,是 MAS 临床表现的 3 个特点,也是临床确诊的全部依据,除了上述典型的三联征,该病还常伴有其他内分泌异常,如甲状腺功能亢进、库欣综合征、胰岛素分泌异常等。对不典型病例(指上述三联征表现只有 2 种甚至 1 种),检测 GNAS1 基因突变有助于诊断,然而有研究表明,外周血白细胞DNA 中检出突变率仅为 21%,而受累的骨、卵巢、肾上腺、肝脏等检出突变率则高达 90%。本例患儿外周血 GNAS1 基因检测结果虽为阴性,但其临床表现符合 MAS 三联征的典型表现,可以确诊为 MAS。

　　医师 D:MAS 目前尚无有效根治方法,主要是对症治疗。由于 MAS 患者的性早熟通常为非促性腺激素依赖性,所以 GnRHa 治疗是无效的。目前常用的治疗 MAS 患者性早熟的药物主要有高效孕激素(醋酸甲羟孕酮)、选择性雌激素受体调节剂(他莫昔芬)、芳香化酶抑制剂(来曲唑、阿那曲唑等)。

　　MAS 的卵巢囊肿一般无须手术治疗,一般可自行消退或药物治疗后消退,对于持续性和复发性且持续雌激素分泌过多并伴有相关临床症状(线性生长和骨龄提前、阴道出血、心理障碍等)的较大卵巢囊肿,也可考虑手术切除囊肿,通过切除卵巢过度活跃的区域来缓解雌激素亢进,腹腔镜手术可以最大限度地减少手术对卵巢的损伤。特别对于诊断不明确者,手术可以在缓解症状的同时获取囊壁组织行 GNAS1 基因检测明确诊断。

　　对于骨纤维结构不良,重在预防,避免骨折,如出现骨畸形影响外观或活动,则需要进行相应的矫畸处理。颅面骨纤维结构不良,绝大多数不需要手术干预;发生在肢体的骨纤维结构不良,如无骨折、疼痛、功能障碍,可持续观察,暂不处理,如出现疼痛,可试用双膦酸盐抑制骨吸收,改善骨代谢;对于四肢的骨纤维结构不良,尤其是下肢骨,加强所在骨肌肉功能训练,尤其是不负重的功能训练,如游泳、骑车等,可减少骨折风险。

【专家点评】

病例中关键点出现在哪里？

女童检查发现卵巢囊肿需要结合患儿是否存在性早熟症状、详细查体,并结合卵巢囊肿的影像学表现、性激素水平、骨龄等综合判断,如果考虑卵巢囊肿为单纯性囊肿则不可轻易手术,对于表现为外周性性早熟合并卵巢功能性囊肿的患儿,可期待观察 4～6 周后复查,在诊治的过程中需要排除 MAS。

女童卵巢囊肿出现以下情况时可考虑手术:①囊肿破裂、急性蒂扭转或囊内出血,有腹痛等急腹症表现;②囊肿囊实性或实性、多房有分隔、肿瘤标志物异常等性质不明的复杂性囊肿;③囊肿直径大于 6 cm,持续 3 个月以上不缩小,或长期随访囊肿不消失甚至逐渐增大。

MAS 是基因突变所致,无法治愈,主要是对症治疗,治疗上需要结合患儿身高、第二性征、雌激素水平、骨龄、子宫卵巢超声、心理影响等综合考虑。本例患儿在观察随访的 6 个月过程中卵巢囊肿逐渐缩小至完全消失,现已 8 岁,乳房较前无变化,未再阴道流血,身高增长速度尚正常,骨龄提前 1.5 岁,暂时予以观察,但需严密监测患儿骨龄、身高发育及阴道流血情况,如出现骨龄进一步提前可能影响终身高,或者反复阴道流血影响患儿心理健康时,可考虑使用芳香化酶抑制剂治疗。

(罗喜平　余　凡)

参 考 文 献

[1]　易琴,田凤艳,魏虹,等.McCune-Albright 综合征 1 例诊治及基因突变分析[J].中华实用儿科临床杂志,2010,25(8):564-566.

[2]　蒋欣,李园.儿童 McCune-Albright 综合征研究进展[J].中华小儿外科杂志,2015,36(12):956-960.

[3]　Gesmundo R,Guanà R,Valfrè L,et al. Laparoscopic management of ovarian cysts in peripheral precocious puberty of McCune-Albright syndrome. J Pediatr Endocrinol Metab,2006,19(Suppl 2):571-575.

病例 34　非经典型先天性肾上腺皮质增生(NCCAH)

【病历摘要】

患者,27 岁,因"月经不规则 3$^+$年"就诊。

1. 现病史　平素月经尚规律,近 3$^+$年来月经周期 2～3$^+$月不定,经期 5～7 天,量中。2020 年外院检查诊断为 PCOS,给予中药治疗半年,效果不理想。末次月经 2021 年 1 月 1 日,就诊时停经 50$^+$天,自测尿 hCG(－)。

2. 既往史　体健。否认糖尿病、高血压病史。否认手术、外伤史。

月经婚育史　13 岁月经初潮,月经周期 30～37 天,经期 5～7 天,量中,无痛经。近 3$^+$年月经周期 2～3$^+$月,经期 5～7 天。已婚,G_1P_1,2015 年足月顺产 1 男活婴,体健。现有生育要求。

家族史无特殊。父亲身高 158 cm,母亲身高 162 cm,弟弟身高 162 cm,均体健。

3. 入院查体　生命体征平稳,BP 128/79 mmHg。身高 160 cm,体重 65 kg(近 2 年体重增加 15 kg),BMI 25.4 kg/m^2。mF-G 评分 4 分(图 34-1),中度痤疮(Ⅱ级);头发油,无脱发。

妇科检查:外阴阴毛浓密,女性分布,阴蒂轻度肥大(图 34-2),阴道畅,宫颈光滑,子宫、双附件未扪及异常。

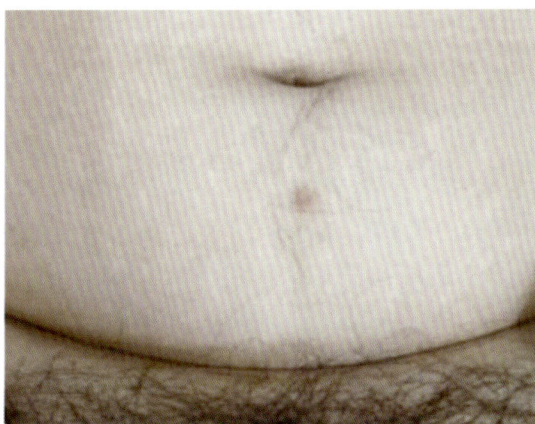

图 34-1　下腹部毛发照片

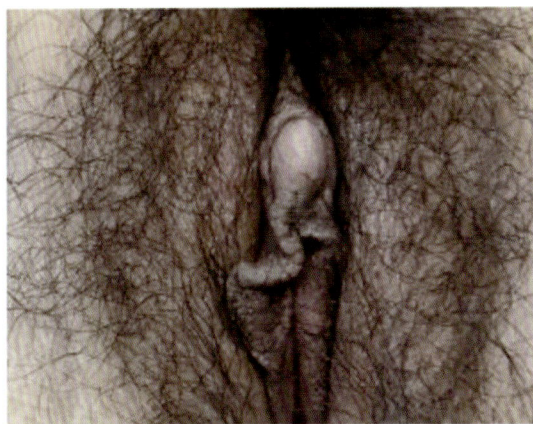

图 34-2　外阴阴蒂照片

4．辅助检查

检查日期	FSH (IU/L)	LH (IU/L)	E2 (pmol/L)	PRL (mIU/L)	T (nmol/L)	P (nmol/L)	And (nmol/L)	DHEAS (μg/dl)	17OHP (ng/ml)
2020-1-13 （外院）	4.45	12.4	正常	正常	3.91				
2020-11 （外院）					3.48				
2021-2-24	4.46	6.73	124	249.1	3.48	1.2	>35.0	634.3	35.5

注：参考值范围为 And（雄烯二酮）2.1～10.8 nmol/L；T（睾酮）0.38～1.97 nmol/L；DHEAS（硫酸脱氢表雄酮）61.2～493.6 μg/dl；17OHP（17-羟孕酮）：0.05～2 ng/ml。

OGTT（糖耐量试验）：5.7 mmol/L—10.8 mmol/L—9.5 mmol/L—6.6 mmol/L。

IRT（胰岛素释放试验）：21.5 μU/ml—161.7 μU/ml—219.5 μU/ml—68.6 μU/ml。

皮质醇（8：00）：11.7 μg/dl（参考范围 5～25 μg/dl）。

皮质醇（16：00）：6.1 μg/dl。

ACTH（8：00）：7.64 pmol/L（参考范围 1.03～10.75 pmol/L）。

ACTH（16：00）：4.08 pmol/L（参考范围 1.03～10.75 pmol/L）。

离子：Na 136.3 mol/L；K 4.52 mmol/L。

24 小时尿 17-羟皮质类固醇：5.52 mg/24h（参考范围 2～10 mg/24h）。

24 小时尿 17-酮皮质类固醇：19.42 mg/24h（参考范围 6～25 mg/24h）。

经阴道超声提示：子宫大小正常，内膜 6 mm，双侧卵巢多囊样改变。

双侧肾上腺超声：双侧肾上腺超声未见异常。

CYP21A2 基因检测：CYP21A2 基因（NM000500）约 30Kb 杂合缺失。

CYP21A2 基因（NM000500）c.92C＞T（p. Pro31Leu）杂合。

CYP21A2 基因（NM000500）c.293-13C＞G 杂合。

CYP21A2 基因（NM000500）c.332339del（p. Gly111 Valfs＊＞21）杂合。

5．诊断 ①非经典型先天性肾上腺皮质增生（NCCAH）；②糖耐量异常；③胰岛素抵抗。

6．诊治经过

（1）营养科就诊，生活方式干预，给予饮食、运动指导减重；给予泼尼松 5 mg，口服，qd；地屈孕酮片口服 10 mg，bid，共 10 天，撤退性出血后口服屈螺酮炔雌醇片（Ⅱ），每日一片；二甲双胍口服，0.5 g，tid；拟治疗 3 个月后复查，适时行促排卵治疗，并嘱患者到产前诊断科行遗传咨询，患者丈夫抽血检测未发现CYP21A2 基因的异常。

（2）治疗 3 个月后于 2021 年 5 月 26 日复查性激素：T 0.7 nmol/L，And 4.96 nmol/L，DHEAS 471 μg/dl，17OHP 2.08 ng/ml。继续口服泼尼松及二甲双胍，经期第 5 天予来曲唑促排卵，起始剂量 2.5 mg/天，共 5 天，未见优势卵泡生长；第二周期增加来曲唑剂量促排卵，5 mg/天，共 5 天，超声监测卵泡发育，有优势卵泡成熟，但排卵后未孕；第三周期末次月经 2021 年 9 月 13 日，月经第 5 天继续口服来曲唑 5 mg/天，共 5 天，超声监测到单个优势卵泡发育至成熟，hCG 10 000 单位肌注促卵泡排出，指导同房后给予地屈孕酮黄体支持，本周期成功妊娠，停用二甲双胍，继续口服泼尼松及地屈孕酮。

(3)2021 年 10 月 23 日复诊,超声提示宫内妊娠 5^+ 周大小;2021 年 11 月 22 日复诊,超声提示宫内妊娠单活胎,9 周大小(图 34-3);患者早孕期一直服用地屈孕酮及泼尼松至妊娠 12 周后停药。

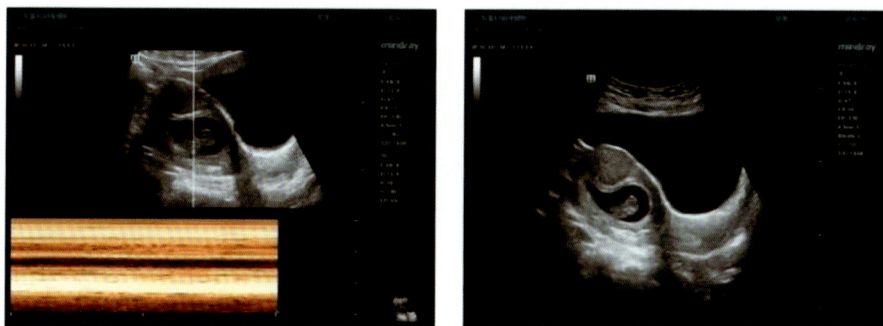

检查所见:

子宫前位, 长径77 mm, 前后径56 mm, 横径65 mm。

宫腔内见1个孕囊, 最大径50 mm, 囊内可见卵黄囊回声, 可见胎儿, 长 25 mm, 可见胎心搏动。

双侧附件未探及明显包块。

提示:

宫内妊娠, 活胎, 如孕9周大小。

双侧附件未见明显包块。

建议妊娠11~13^{+6}周产前诊断彩色多普勒超声检查。

图 34-3　患者妊娠 9 周的超声

(4)患者于 2022 年 6 月 10 日足月顺娩一女活婴,外阴发育正常,体健。

【病例讨论与分析】

刨根问底——临床思维演练

△ 非经典型先天性肾上腺皮质增生(NCCAH)的定义?

△ NCCAH 如何进行诊断及鉴别诊断?

△ NCCAH 如何治疗?

△ NCCAH 的子代遗传风险有多大? 孕期如何管理?

△ NCCAH 如何长期管理?

医师 A:先天性肾上腺皮质增生(CAH)是一组由肾上腺皮质类固醇合成通路各阶段各类催化酶缺陷,引起以皮质类固醇合成障碍为主的常染色体隐性遗传性疾病。CAH 以 21-羟化酶缺乏症最为常见,本病例主要讨论该类型,占所有 CAH 中的 $90\% \sim 95\%$,发病率为 $1/20\,000 \sim 1/10\,000$,杂合子发生率可高达 $1/60$。21-羟化酶缺乏症由编码 21-羟化酶的 *CYP21A2* 基因突变引起,由于 21-羟化酶活性不同程度的缺失,导致皮质醇和醛固酮合成不同程度受损,负反馈至垂体分泌 ACTH 增多,刺激肾上腺皮质增生,使皮质醇和醛固酮合成路径的中间产物孕酮(P)、17-羟孕酮(17-OHP)堆积,从而向雄激素转化,生成大量的雄烯二酮、睾酮、脱氢表雄酮等,出现不同程度的高雄激素血症临床表现。

由于21-羟化酶活性不同程度的缺失,出现不同的临床表型,21-羟化酶缺乏症分为两大类型:①经典型CAH,又分为失盐型CAH和单纯男性化型CAH,失盐型CAH酶活性完全缺失,症状最严重,发病早,出生后即可出现低钠失盐、高钾、低血糖等皮质醇、醛固酮缺乏的表现;单纯男性化型CAH有2%~20%的酶活性,以男性化表现为主,一般出生即出现女性不同程度外阴男性化;②非经典型CAH(NCCAH),有20%~50%的酶活性,一般无失盐的表现,女性患者在出生时无临床症状,外生殖器正常,随年龄增大,多数患者在儿童期或成年期逐渐出现雄激素过多的症状。儿童期可表现为阴毛早现、女性异性性早熟;青春期及成人期可出现原发闭经、月经紊乱、多毛、痤疮及不孕等。

医师B:17-OHP是CAH的首选特异性诊断指标,在卵泡早期清晨(早8时前)检查,诊断界值为>10 ng/ml(>30 nmol/L),排除诊断界值为<2 ng/ml(<6 nmol/L),2~10 ng/ml(6~30 nmol/L)为临界值。当17-OHP处于临界值时,推荐行ACTH刺激试验,也可进一步行CYP21A2基因分型检测明确诊断。

本病例中患者存在明显的高雄激素血症,睾酮、雄烯二酮、硫酸脱氢表雄酮均明显升高,17-OHP值为35.5 ng/ml,明显高于诊断界值,基因分型检测显示CYP21A2基因复合杂合突变,再结合患者的临床表现,NCCAH的诊断明确。

医师C:NCCAH主要表现为高雄激素血症的特征,需要鉴别其他可以引起高雄激素血症的疾病,如多囊卵巢综合征(PCOS)、库欣综合征、卵巢或肾上腺来源的肿瘤等。在有高雄激素血症表现的女性中50%~80%患有PCOS,1%~10%患有NCCAH,后者除了有高雄激素血症的表现外,也可伴有月经紊乱、卵巢多囊样改变、胰岛素抵抗、肥胖、不孕等,常常容易误诊为PCOS。本病例中患者符合PCOS的3条诊断标准:月经稀发、临床和生化高雄激素血症以及卵巢多囊样改变,曾在外院被误诊为PCOS,临床中在对PCOS进行诊断时需要对其他引起高雄激素血症的原因进行仔细鉴别,特别是与NCCAH相鉴别。

医师D:糖皮质激素(GC)治疗是经典型CAH主要的治疗药物,通过GC的替代,可以有效减少ACTH和雄激素的分泌。对于无症状、非妊娠期NCCAH无须GC治疗,GC应用指征仅限于高雄激素血症引起的后果:①儿童:阴毛早现伴骨龄和生长加速,对青春发育和成年身高产生明显负面影响;②成人:伴有严重高雄激素血症导致月经紊乱、不孕、自然流产等;③孕妇:不孕或自然流产史。对于严重痤疮和多毛等高雄激素血症体征,GC治疗一般效果不理想,建议只做对症治疗。已达成年身高的青春期或育龄期女性,也可使用口服避孕药或联合其他抗雄药物降雄、调整月经周期,改善痤疮、多毛;二甲双胍除了改善糖耐量外,对于降雄激素也有一定的作用。对于有生育需求的女性,还可行促排卵治疗。

医师E:大部分(约2/3)NCCAH为复合杂合子,在不同的等位基因上携带一个严重经典型CAH基因突变以及一个轻微突变,而普通人群携带经典型CAH基因的概率为1/60,如果不对父亲进行基因检测,理论上推测NCCAH母亲生育经典型CAH基因的概率是1/360~1/240。而现有临床研究观察到NCCAH母亲生育经典型CAH子代的实际风险是1.5%~2.5%,远高于估算的风险值,为了降低此风险,建议NCCAH患者在计划怀孕前进行CYP21A2基因分型以及遗传咨询。本病例患者为CYP21A2基因复合杂合子,其丈夫CYP21A2基因正常,其子代为CAH基因携带者。

　　NCCAH 患者如未使用 GC 治疗后怀孕,妊娠期间也无须治疗。有限的证据表明未使用 GC 治疗的 NCCAH 早孕流产率明显增加,孕前 GC 治疗后妊娠者,可继续使用不通过胎盘的 GC,如氢化可的松、泼尼松等,地塞米松可透过胎盘,不建议使用。目前没有关于 NCCAH 孕妇使用糖皮质激素治疗时长的建议。孕期监测也缺乏高质量的证据指引,对于经典 CAH 大多数中心主要监测雄烯二酮和 17-OHP,也有检测睾酮和游离睾酮,控制在孕期正常水平范围,但 NCCAH 无相关指引。

　　医师 F:NCCAH 需要长期管理,该患者分娩后需要关注其月经恢复情况、体重、血糖代谢情况以及高雄激素血症的表现,主要是生活方式干预以及对症治疗,如果仍然存在月经紊乱及明显高雄激素血症,可继续使用最低有效剂量的 GC 或口服避孕药治疗,同时要注重患者是否存在代谢紊乱并给予相应治疗,预防远期并发症。如果长期服用 GC,需要关注 GC 的相关危害:如骨密度减低、体重增加、代谢问题、肾上腺功能不全等。

【专家点评】

病例中关键点出现在哪里?

　　本病例初始诊断时误诊为 PCOS,NCCAH 的临床表现与 PCOS 非常相似,但 PCOS 在临床中更为常见,通常也更容易被诊断,而其中不乏是 NCCAH 的患者被误诊。

　　NCCAH 和 PCOS 的异同点如下:①NCCAH 和 PCOS 的高雄激素临床表现(多毛和痤疮)都比较常见,但随着年龄增长,NCCAH 多毛症状加重,而 PCOS 多毛症状有所减轻。②NCCAH 可有阴蒂的轻度肥大,但 PCOS 一般无此表现。③NCCAH 月经紊乱和不孕发生率低于 PCOS,卵巢多囊性改变没有 PCOS 常见,两者的自然流产率均高于普通正常人群。④PCOS 多伴有 LH/FSH 比值>2,两种疾病有相似的睾酮和硫酸脱氢表雄酮升高,但 NCCAH 雄激素指标升高更为明显。⑤NCCAH 诊断有特异性的实验室指标(基础 17-OHP 和 ACTH 刺激后的 17-OHP),而 PCOS 是排除性诊断。⑥两种疾病同样有 2 型糖尿病、肥胖、胰岛素抵抗和血脂紊乱等代谢异常,但 PCOS 代谢问题更为突出。

　　PCOS 的诊断是一个排他性诊断,对于月经紊乱的患者都应该进行详细查体,特别是高雄激素血症体征的评估,对于高雄激素血症体征明显的患者需要与其他相关疾病鉴别,如 NCCAH、库欣综合征、分泌雄激素的肿瘤等。本病例中查体发现阴蒂轻度肥大,是一个很重要的提示,注意高雄激素血症的鉴别诊断,激素检查发现睾酮、雄烯二酮、硫酸脱氢表雄酮及 17-OHP 均明显升高,肾上腺分泌皮质醇功能正常,从而明确 NCCAH 的诊断。

（罗喜平　余　凡）

参 考 文 献

[1]　中华医学会儿科学分会内分泌遗传代谢病学组.先天性肾上腺皮质增生症 21-羟化酶缺乏诊治共识[J].中华儿科杂志,2016,54(8):569-576.
[2]　罗飞宏.先天性肾上腺皮质增生症诊断治疗进展[J].中华实用儿科临床杂志,2015,30(8):564-569.

［3］ 潘萍,杨冬梓.先天性肾上腺皮质增生症 21-羟化酶缺乏新指南解读［J］.实用妇产科杂志,2020,36(11)：818-820.

［4］ 王唯,任艳.类固醇 21-羟化酶缺乏导致的先天性肾上腺皮质增生 2018 年新版指南解读［J］.西部医学,2019,31(10):1484-1492.

［5］ 王胜男,夏艳洁,许莉军,等.非经典型 21-羟化酶缺乏症与多囊卵巢综合征的鉴别诊断分析［J］.中华内分泌代谢杂志,2020,36(4):288-293.

［6］ Speiser PW,Arlt W,Auchus RJ,et al. Congenital Adrenal Hyperplasia Due to Steroid 21-Hydroxylase Deficiency:An Endocrine Society Clinical Practice Guideline. J Clin Endocrinol Metab,2018,103(11):4043-4088.

［7］ Papadakis G,Kandaraki EA,Tseniklidi E,et al. Polycystic Ovary Syndrome and NC-CAH:Distinct Characteristics and Common Findings. A Systematic Review. Front Endocrinol(Lausanne),2019,10(6):388.

病例 35 Robert 子宫（Robert's uterus）

【病历摘要】

患者,26 岁,主因"痛经 11 年,加重 2 年,伴月经量减少"入院。

1. **现病史** 患者初潮 15 岁,既往月经规律,月经周期 30 天,经期 7 天,经量中,痛经不严重,无需药物处理。2 年前孕早期药物流产 1 次,流产后月经量减少为原来的 1/4,持续 2 天,色黑,流出不畅,伴下腹坠痛,休息后无缓解。经期结束后仍间断腹痛,需口服镇痛药缓解。1 年前在外院行超声检查提示:子宫左侧肌壁间囊肿。1 个月前我院超声检查提示双子宫? 左侧宫腔内积血(陈旧性)(图 35-1),左附件区囊性包块(巧克力囊肿可能性大)。

2. **既往史** 平素身体健康状况一般,否认高血压、冠心病、糖尿病等慢性病史,否认肝炎、结核、伤寒、疟疾等传染病史,否认重大手术、外伤及输血史。药物过敏史不详,否认食物过敏史。预防接种史不详。

月经婚育史:初潮 15 岁,月经周期 30 天,经期 5～7 天,末次月经 20××年 10 月 23 日。未婚有性生活史,G_1P_0,未严格避孕。

3. **入院查体** 生命体征平稳,心肺听诊无异常。

妇科检查:外阴已婚型;阴道畅;穹窿空虚;宫颈光,举痛、摇摆痛不明显;子宫前位,横径较宽,质中,活动可,无压痛;左附件区可及一直径 4 cm 囊性包块,与子宫关系紧密,活动度差,右附件(一)。

4. **辅助检查**

超声:双子宫? 左宫腔内积血(陈旧性),左附件区囊性包块:巧克力囊肿可能性大。

泌尿系超声:双肾、膀胱、输尿管未见异常。

5. **诊断** 子宫畸形(双子宫)? 左卵巢巧克力囊肿。

6. **诊治经过** 入院后考虑子宫畸形,双子宫待除外。完善相关检查,经术前与患者及家属谈话签字,确定存在手术指征,无手术禁忌证,第 3 天于插管全麻下行宫腹腔镜联合探查术＋输卵管通液术。术中置腹腔镜见:子宫明显增宽,似 2 个宫体,但宫底连续,未见凹陷,右侧宫体正常大小,左侧宫体增大饱满;左侧卵巢 4 cm×4 cm×3 cm 大小(图 35-2),与子宫左后壁、侧腹膜及肠管广泛致密粘连;左侧输卵管迂曲增粗,呈紫蓝色腊肠样改变,伞端与卵巢粘连(图 35-3);右侧输卵管稍增粗,右侧卵巢表面见紫蓝色结节 2 个。所见符合左卵巢巧克力囊肿、盆腔子宫内膜异位症。分离各处粘连,左侧输卵管伞端暴露,流出多量陈旧血水。剥除左卵巢巧克力囊肿,电凝右侧卵巢表面紫蓝色结节。宫腔镜检查自宫颈外口进入宫腔后,宫腔内狭窄(图 35-4),仅见右侧输卵管开口(图 35-5),调暗腹腔镜光源亮度,保持宫腔镜光亮,腹腔镜下见右侧宫腔有明显光亮,而左侧 2/3 结构无光亮。解除气腹,充盈膀胱,行宫腔镜超声联合检查,发现宫腔镜位于右侧宫腔,左侧宫腔占据子宫 2/3,内含无回声毛玻璃样影像。腹腔镜、宫腔镜及腹部超声联合诊断,符合罕见 Robert 子宫。在腹部超声监测下于纵隔薄弱处自右侧宫腔用针状电极横行打开纵隔,并向上下分别切开完全纵隔约 4 cm,纵隔最厚处约 2.5 cm,左侧宫腔流出褐色黏稠血液和黄褐色渣样组织(图 35-6),完全流净后见左侧输卵管开口(图 35-7),整个宫腔为倒三角形。术毕腹腔镜下宫腔形态趋于正常(图 35-8)。

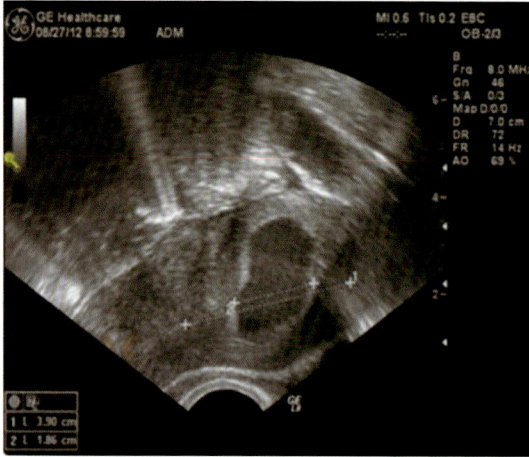

图 35-1 左侧宫腔内积血

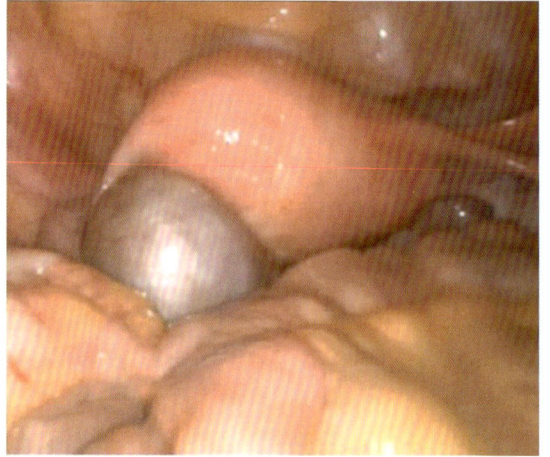

图 35-2 腹腔镜下见左侧宫体饱满,左卵巢囊肿

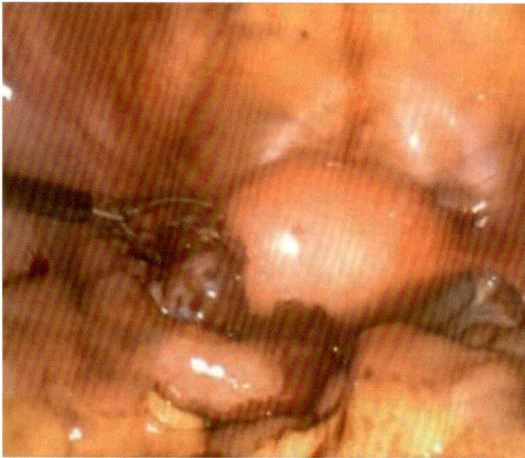

图 35-3 腹腔镜下左侧输卵管增粗

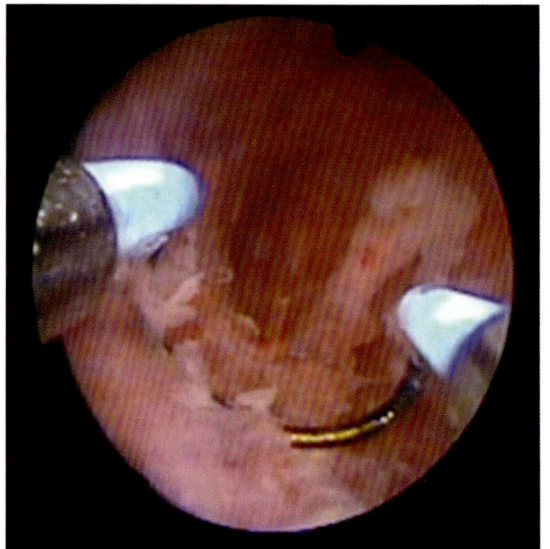

图 35-4 宫腔镜下右侧宫腔:狭小、筒状

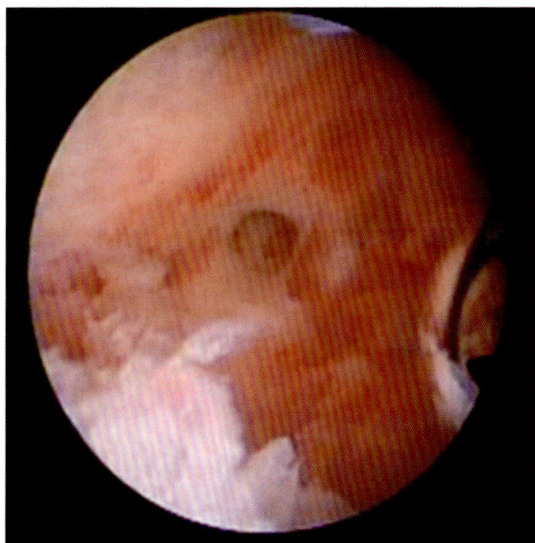

图 35-5　右侧宫腔内可见右侧输卵管开口

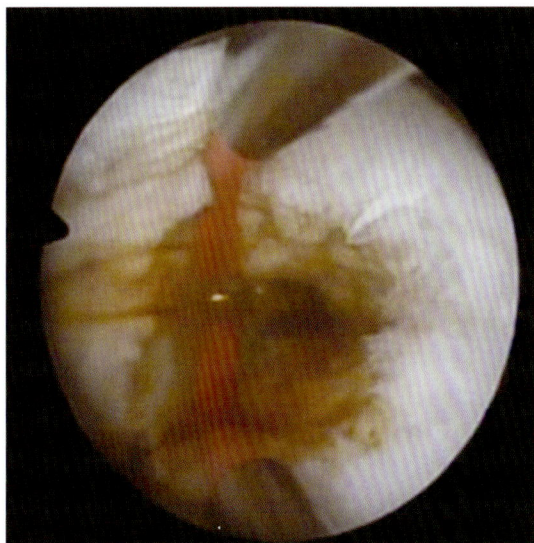

图 35-6　纵隔打开时流出褐色液体

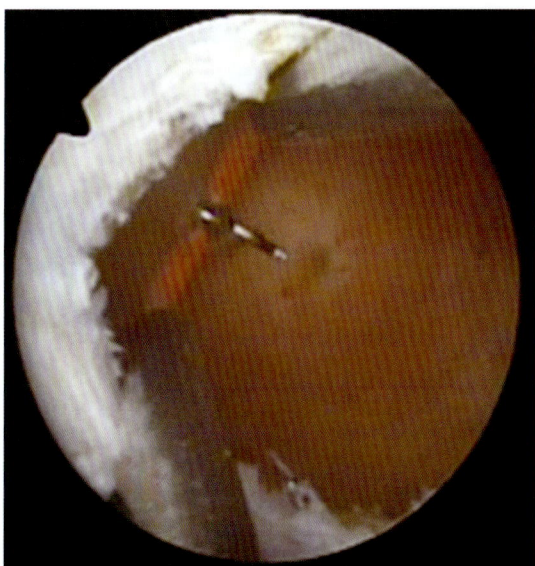

图 35-7　纵隔打开后见左侧输卵管开口

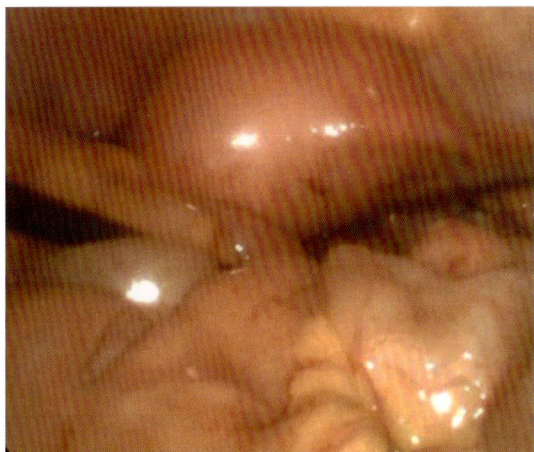

图 35-8　纵隔切除后见子宫形态趋于正常

术后 1 周患者痊愈出院。

出院诊断：Robert 子宫，左侧卵巢巧克力囊肿，双侧输卵管炎。

考虑宫腔镜下完全纵隔切除后无内膜覆盖的组织较多，尽管患者存在卵巢子宫内膜异位囊肿，为避免宫腔粘连，术后给予补佳乐 4 mg/天促进子宫内膜生长 2 个月，后 10 天用达芙通 10 mg bid 促子宫内膜剥脱，2 个月后月经干净后行宫腔镜二次探查，未见残余纵隔组织。一年后患者成功足月自娩一男婴。

该病例手术诊治体会：腹腔镜观察子宫外形，对宫腔镜手术实时监护，且在有经验的超声医师监护下，明确子宫纵隔的位置、宽度，可以放心地在宫腔镜下寻找隔断最薄弱处，电切子宫纵隔，起到了治疗作用，且对患者的副损伤小，达到了宫腔镜治疗的微创作用。因隔断上缺失内膜较多术后辅以雌激素治疗，促进子宫内膜生长，后 10 天加用达芙通充分剥脱内膜后二次探查，对于有生育要求的患者，宫腔镜二次探查后即可妊娠，缩短了开腹手术术后子宫创面修复所需时间。

【病例讨论与分析】

> ### 刨根问底——临床思维演练
> △ 什么是 Robert 子宫，临床上如何做到早诊断早治疗？
> △ 对于这类生殖道畸形临床上的处理有什么不同吗？
> △ Robert 子宫对女性生育有影响吗？
> △ Robert 子宫的并发症都有哪些，如何关注预防？
> △ Robert 子宫的妊娠结局如何？

医师 A： 在欧洲人类生殖和胚胎学学会（ESHRE）及欧洲妇科内镜学会（ESGE）联合制定的女性生殖系统发育异常的分类方法中，斜隔子宫为完全中隔子宫亚型（U2b），是指不对称斜隔子宫、半子宫盲腔、宫底外侧完整的先天性子宫畸形，不伴有泌尿系统畸形。此种生殖道畸形非常罕见，至今大约有 30 多篇文献报道。国际上最早是在 1969 年报道，为法国妇科医师 Robert 首次提出。由于 Robert 子宫的纵隔偏向子宫腔一侧，将该侧宫腔完全封闭，当月经来潮时，该侧宫腔内的月经血不能排出，导致封闭的盲腔内积血。随着积血逐渐增多，腔内压力升高，引起腹痛且逐渐加重。如果月经血顺着输卵管反流入盆腔，可导致子宫内膜异位症的发生。因此，Robert 子宫典型的临床表现为周期性腹痛和痛经。有学者概括 Robert 子宫的特征为：①原发性痛经；②腹腔镜检查子宫外观与子宫造影所显示的单角子宫外观表现相异；③不伴泌尿系统畸形。本例患者符合上述 Robert 子宫的特征。

医师 B： Robert 子宫为临床上较为罕见的生殖道畸形，初次诊断常困难。临床上误诊误治的病例是因为对此疾病认识不足而造成的。女性的生殖器官包括内生殖器、外生殖器及其相关的组织，在胚胎形成过程中，这些组织器官来自不同的始基，并与泌尿系统和肛门直肠系统的胚胎学起源有密切的关系，因此，发育的过程相当复杂。在女性胎儿中，中肾管退化，而副中肾管（苗勒管）发育，受精后大约 37 天，副中肾管出现，两侧副中肾管的头段分别形成了两侧的输卵管，一对副中肾管的中段和尾段开始汇合，初始形成有中隔的两个腔，中隔逐渐融合消失，形成了一个单一的内腔。若副中肾管持续完整的发展，则形成正常的输卵管、子宫体、子宫颈及一部分阴道；若双侧副中肾管的发育、融合、吸收障碍，可导致各型先天性子宫发育异常的发生。Robert 子宫通常是宫腔被纵隔分为两个腔，纵隔偏向宫腔一侧，多在青春期和月经来潮后由于宫腔积血不断增多产生进行性加重痛经而发现，部分病例痛经不是特别明显。临床上着床于斜隔内的妊娠非常罕见，且多存在漏诊、误诊等情况。对于青春期原发痛经的患者，超声提示一侧宫腔积血高度提示 Robert 子宫可能,需与双角子宫或者一侧残端的单角子宫相鉴别。生殖道畸形常合并泌尿系统畸形,任何生殖道畸形患者常规需行泌尿系超声,排除肾脏发育异常,如合并同侧肾缺如,则不是 Robert 子宫。进一步确诊需行三维超声、MRI、腹腔镜、宫腔镜明确诊断。超声在诊断子宫畸形中有重要作用。目前,三维超声在临床广泛应用,能整体显示宫腔内部结构及外部形态,但对纵隔子宫的分型存在局限性,通常可提示单角子宫合并残角子宫(有内膜型),伴残角子宫内积液。子宫输卵管造影易将 Robert 子宫误诊为单角子宫有(或无)残角子宫。盆腔 MRI 检查是诊断 Robert 子宫的有效方法,其子宫外部轮廓正常,可见2个大小不等的宫腔,其中一侧宫腔和同侧输卵管积血增粗或正常。腹腔镜下可见宫底形态正常或一侧宫角膨隆,通过宫底形态除外单角子宫和残角子宫,还常见患侧输卵管增粗,腹腔镜下还可见到盆腔陈旧血液、粘连和子宫内膜异位症。宫腔镜下可见子宫腔呈狭长的单角状,可见一侧输卵管开口,呈单角子宫样,相邻闭锁宫腔内有积血。腹腔镜与宫腔镜联合检查可提高诊断准确率。因此,有学者认为腹腔镜联合宫腔镜检查是诊断 Robert 子宫的金标准,但手术为有创性,不能作为常规检查手段。

医师 C:对于这类生殖道畸形,手术充分切除斜隔是主要的治疗方案,可以达到充分引流积血、恢复正常子宫腔形态的目的,预防成年因盆腔子宫内膜异位症、输卵管积血引起的不孕症。单纯宫腔镜切除 Robert 子宫的斜隔隔板有发生子宫穿孔的风险。宫腔镜联合腹腔镜监护可了解子宫内部及外部形态,明确诊断,避免遗漏子宫内膜异位症,如盆腔内有其他病变,可同时进行手术,实时监护子宫,避免损伤,宫腔镜联合超声监测可明确隔板的宽度和厚度,提示切割隔板开始的位置和方向,宫腔镜手术联合腹腔镜和(或)超声监测兼有二者的优点。如合并盆腔包块,需行腹腔镜切除患侧输卵管、剥除卵巢子宫内膜异位囊肿,处理盆腔内子宫内膜异位病灶。如未提示腹腔内病灶,腹腔镜单纯探查的预后和意义不明确。临床上建议不孕患者、术前检查提示盆腔子宫内膜异位症或盆腔包块的患者,在切除子宫斜隔手术的同时行腹腔镜手术诊断治疗盆腔病变,去除病灶,改善生育。与传统的开腹手术方法相比,超声监测下宫腹腔镜联合手术显著降低了手术创伤,具有手术时间短、损伤小、出血少、术后恢复快等优点,尤其对于未婚、未育患者可保留子宫肌壁的完整性而易被患者接受。

医师 D:难治性痛经、盆腔子宫内膜异位症和不孕是 Robert 子宫常见的临床并发症。Robert 子宫盲腔积血,随月经周期引起周期性腹痛,较剧烈,可有恶心、呕吐、发热等,积血经输卵管排出至腹腔,同侧常常发生输卵管积血、卵巢子宫内膜异位症,引起不孕。对于青春期女性周期性腹痛或月经初潮后经期腹痛进行性加重,超声提示有卵巢子宫内膜异位囊肿,均应高度怀疑先天性梗阻性生殖道畸形。斜隔有孔者还可以发生盲腔妊娠,是特殊的异位妊娠,可导致常规人流失败、流产、早产、胎儿窘迫,甚至子宫破裂。不孕发生率增高,与合并盆腔子宫内膜异位症、子宫内膜息肉、子宫腺肌病者增加有关。

医师 E:手术是治疗 Robert 子宫的唯一有效方法,目前报道有5种术式:①开腹切开闭锁的子宫腔,取出死胎,结扎同侧输卵管。②开腹半子宫切除,结扎同侧输卵管。两种术式均适用于妊娠后胚胎停止发育需保留生育功能者。③切除闭锁腔的子宫内膜:适用于闭锁宫腔与同侧输卵管不通者。④开腹切除 Robert 子宫的斜隔隔板:适用于腹腔有子宫内膜异位症等并存病变,可于开腹手术时同期治疗。⑤单纯宫腔镜电切(或剪除)Robert 子宫的斜隔隔板:适用于闭锁腔积血明显者。宫腔镜下手术切除子宫斜隔后自然妊娠率提高,且不增加病理妊娠和妊娠合并症的发生率,除外产科因素的剖宫产,多数患者可经阴道足月分娩。原发不孕的主要原因为继发的盆腔子宫内膜异位症和盆腔炎后遗症,而非 Robert 子宫。再次强调对于青春期女性出现周期性腹痛、盆腔包块、超声提示盲腔血肿,临床医师应首先想到 Robert 子宫的可能性。早诊断早治疗,避免继发盆腔子宫内膜异位症和盆腔感染,改善患者生育结局和预后至关重要。

【专家点评】

病例中关键点出现在哪里?

1. Robert 子宫的临床表现与分型有关

临床表现与斜隔是否有孔,或是否合并梗阻相关。斜隔无孔者盲腔血肿大,这类患者易被误诊为原发性痛经、急性盆腔痛,盆腔包块等,甚至术中误诊,切除患侧积血的子宫和附件。非梗阻型患者,即斜隔有孔,可引流部分斜隔侧经血,痛经可不严重,存在复发性流产,常因不孕检查中偶然发现。盲腔在右侧更常见,因为左侧苗勒管发育略微领先于右侧。然而,偶尔有左 Robert 子宫的报道。

超声在 Robert 子宫的诊断和治疗中起着不可替代的作用。一些研究比较了超声引导和腹腔镜引导宫腔镜下子宫斜隔切除术。Vigoureux 等人表明,宫腔镜联合腹部超声引导在术后短期和长期并发症(如穿孔和持续性斜隔)方面均具有优势。我们的腹部超声引导的子宫斜隔切除病例中,膀胱被充盈以暴露子宫底。经验丰富的超声医师可以在宫颈扩张期间实时看到扩张路径。宫腔斜隔切除要求外科医师从不对称横膈膜的最低端向上移动。宫腔成形术使子宫腔最大化,剩余的宫底肌层应大于 1 cm。所有这些要求都可以通过腹部超声引导来实现。应该注意的是,如果存在手术指征,需同时行腹腔镜处理腹腔外病灶。

MRI 检查能精确地显示泌尿生殖系统各个层面的解剖结构,可准确区分子宫畸形和超声难以分辨的子宫肌层和积血的附件包块,直接显示出子宫斜隔,但是价格较高,普及率较低。三维立体超声技术也可以准确诊断,且更为便捷。

2. 要做出正确诊断,关键在于对此综合征概念上的认识

早诊断可以使梗阻的子宫斜隔尽早切除,从而可以快速缓解症状和防止并发症的发生,并保留生育能力。若不进行治疗,可继发输卵管积血、卵巢子宫内膜异位症、盆腔子宫内膜异位症。B 超引导下宫腔镜子宫斜隔切除术是最理想的手术方式。早诊断可以降低对该病的误诊率,可以最大限度地减少不必要的开腹或腹腔镜手术。Robert 子宫患者一旦畸形得以纠正,在生育能力方面与正常妇女相同,但少部分患者也可有流产、胚胎停育和异位妊娠的结局。

3. Robert 子宫需与以下疾病相鉴别

(1)阑尾炎:均伴有腹痛症状。有学者曾报道 Robert 子宫被误诊为阑尾炎,切除阑尾术后患者疼痛未缓解。

(2)残角子宫:Robert 子宫的临床症状与有功能的残角子宫相似,与Ⅱ型残角子宫较难鉴别。残角子宫与单角子宫的宫底分开,似双角状,残角子宫有正常的输卵管和卵巢,可伴有同侧的泌尿器官发育异常。

(3)阴道斜隔：多为双子宫双宫颈，阴道斜隔起源于两宫颈之间，附着于一侧阴壁，隔板位置在阴道内，阴道斜隔多伴有同侧肾脏或输尿管缺如，结合妇科检查及彩超、MRI 可做出鉴别诊断。宫腔镜手术切除隔板可明确诊断。

(冯力民　赵　薇)

参 考 文 献

［1］ 于文,赵卫红,冯力民,等.宫腹腔镜联合超声诊治 Robert 子宫一例[J].中华临床医师杂志(电子版),2013,7(09).

［2］ 刘慧丽,王倩倩,党群,等.Robert 子宫 1 例报道[J].中华实用诊断与治疗杂志,2021,35(02).

［3］ 夏恩兰,李斌,韩临晓,等.宫腔镜诊治 Robert 子宫十例成功分娩一例报告及文献复习[J].中华妇产科杂志,2015,50(09).

［4］ 夏恩兰.子宫畸形诊治新纪元[J].国际妇产科学杂志,2014,41(05).

［5］ Ying Liu,Chenxiao Hou,and Yingjie Zhou. Ultrasound combined with hysteroscopy for optimum treatment of Robert's uterus:a case report and a review. BMC Women's Health,2022,22:334.

［6］ Yan Liu,Shanshan Wang,Yue Hong,et al. Pregnancy in the blind hemi-cavity of Robert's uterus:a case report. Radiology Case Reports 16,2021,1085-1088.

病例 36 完全性纵隔子宫

【病历摘要】

患者,31岁,主因"发现子宫纵隔2年"入院。

1. 现病史 患者于2017年因原发不孕在河北当地医院做人工授精,当时B超提示不完全性纵隔子宫可能。2018年8月在当地医院行宫腔镜检查提示:阴道上1/3可见纵隔,可见双宫颈,右侧宫颈管探查宫腔深约6.5 cm,左侧宫颈口可见,但不能探入宫腔,自右侧宫颈进入行宫腔镜检查,宫颈狭长,内膜较厚,可见带状组织,吸刮内膜,再次探查时仍可见带状组织,输卵管开口不可见。术后子宫内膜病理:增殖期内膜,部分区域显示单纯性增生。为进一步明确宫腔情况,来我院就诊行超声检查显示自宫底部可见低回声纵隔延续至宫颈内口,将宫腔分为两部分,右侧内膜厚0.5 cm,左侧内膜厚0.9 cm,回声均匀,提示完全性纵隔子宫合并双宫颈。以"子宫畸形"收入院。

2. 既往史 平素身体健康状况好,否认高血压、冠心病、糖尿病等慢性病史,否认肝炎、结核、伤寒、疟疾等传染病史,否认重大手术、外伤及输血史。药物过敏史不详,否认食物过敏史。预防接种史不详。

月经婚育史:初潮13岁,月经周期40～50天,经期5～7天,末次月经2019年4月13日。29岁结婚,G_0P_0,爱人体健,夫妻关系和睦。

3. 入院查体 生命体征平稳,心肺听诊无异常。

妇科检查:外阴已婚型,发育良好;阴道通畅,阴道上1/3可见斜形纵隔,纵隔上段与左侧宫颈的右侧壁融合;穹窿空虚,可见双宫颈,两侧宫颈均光滑,无举痛及摇摆痛;宫体前位,正常大小,质中,活动可,无压痛;双侧附件未及明显异常;三合诊未扪及明显异常。

4. 辅助检查

2018年12月24日我院泌尿系B超检查提示:双肾大小形态正常,双肾实质回声均匀,双肾集合系统未见明显分离,内未见结石及肿块,双肾血供丰富,分布均匀。双侧输尿管未见扩张。膀胱充盈佳,壁无明显增厚,内未见结石及肿块。诊断:双肾、膀胱未见异常。

2018年12月24日我院B超提示:子宫呈前倾位,宫体大小4.8 cm×4.8 cm×3.1 cm,宫底略宽,被膜连续光滑,实质回声均匀。自宫底部可见低回声纵隔延续至宫颈内口,将宫腔分为两部分,右侧内膜厚约0.6 cm,左侧内膜厚0.9 cm,回声均匀。宫颈大小形态正常,回声均匀,可见两组宫颈管回声。双卵巢大小形态正常,内部结构清晰。双附件区未见异常回声肿块,盆腔未见明显积液。诊断为完全性纵隔子宫合并双宫颈(图36-1,图36-2)。

5. 诊断 ①完全性纵隔子宫;②双子宫颈;③阴道纵隔;④原发不孕。

6. 诊治经过 根据患者病史、查体及辅助检查,考虑诊断明确。经术前与患者及家属谈话签字,于2019年4月24日在全身麻醉下行腹腔镜探查术＋输卵管通液术＋阴道纵隔切开

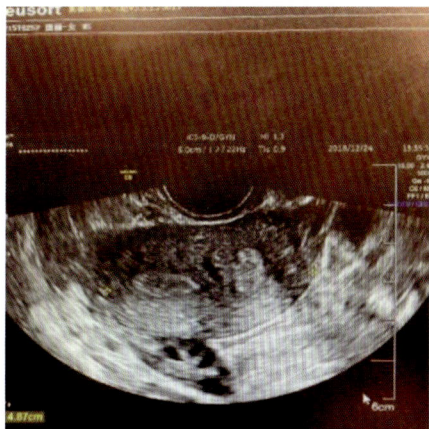

图 36-1　术前 B 超

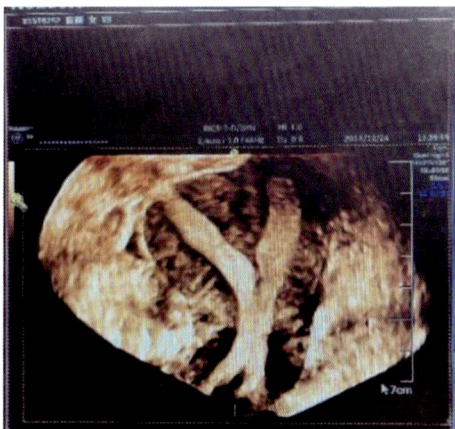

图 36-2　术前三维超声

术＋子宫纵隔电切术＋上环术。手术经过如下：患者取膀胱截石位，麻醉成功后，常规消毒铺巾，窥器直视下见阴道中上段纵隔，双宫颈，气腹建立后，置腹腔镜探查见子宫外观正常，双附件外观正常，于右侧宫腔置入导尿管，美兰＋生理盐水 200 ml＋地塞米松 5 mg 注入右侧宫腔，有阻力，腹腔镜监视下见右侧输卵管伞端有美兰溶液流出，右侧输卵管迂曲。于左侧宫腔置入导尿管，注入美兰溶液，无阻力，腹腔镜监视下见左侧输卵管伞端美兰溶液流出通畅。止血弯钳钳夹阴道纵隔上下端，用单极电刀于纵隔中间切开纵隔，至宫颈水平，出血处电凝止血。自右侧宫颈探针探测宫腔 7.5 cm，扩宫棒依次扩张右侧宫颈至 9.5 号扩宫棒，置宫腔镜见右侧宫腔子宫内膜较厚，右侧输卵管开口可见。探针由左侧宫颈探宫腔深度 7 cm，扩宫棒依次扩张左侧宫颈至 9.5 号扩宫棒，置宫腔镜见子宫内膜较厚，左侧输卵管开口可见，所见符合完全性纵隔子宫，双宫颈。导尿管置入左侧宫腔，球囊注入生理盐水 1 ml 后用宫腔镜进入右侧宫腔，于右侧宫腔内宫颈内口水平纵隔突出处（球囊膨大突出处）电切纵隔，切至见到左侧宫腔内球囊，用针状电极向宫底切开纵隔，无明显出血，电切至宫底下 1 cm 处，术后宫腔形态正常，宫腔扩大，于宫颈内口水平可同时看到双侧输卵管开口，腹腔镜下透光试验阴性。术后宫腔内放置宫形节育器一枚，透明质酸钠置入宫腔防粘连。手术顺利（图 36-3，图 36-4）。

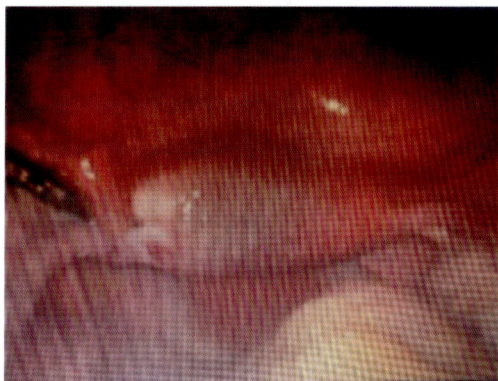

图 36-3　腹腔镜下观

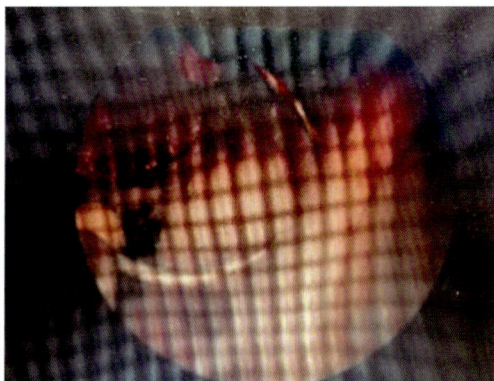

图 36-4　TCRS 水囊法切开纵隔

患者术后 4 天,无不适主诉,如期出院。

出院诊断:①完全性纵隔子宫;②双子宫颈;③阴道纵隔;④原发不孕;⑤具有子宫内避孕装置;⑥轻度贫血。

患者术后 2 个月(2019 年 6 月)当地医院行宫腔镜探查+取环术。

患者术后 6 个月(2019 年 10 月)在北医三院行辅助生育(IVF-ET),结果胚胎无着床。

患者术后 8 个月(2019 年 12 月)再次在北医三院行辅助生育(IVF-ET),在妊娠 50 余天因胚胎停止发育行清宫术。

患者术后 28 个月(2021 年 8 月)再次在北医三院行辅助生育(IVF-ET),妊娠成功,妊娠 32 周开始因宫缩频繁、先兆早产保胎治疗后,于 2022 年 5 月 5 日妊娠 38 周行剖宫产术娩一女性新生儿,出生体重 3600 g。

【病例讨论与分析】

刨根问底——临床思维演练

△ 什么是纵隔子宫,临床上如何分类及诊断和治疗?治疗时机如何选择?

△ 对于这类生殖道畸形临床上的处理有什么不同吗?

△ 完全性纵隔子宫对女性生育有影响吗?

△ 完全性纵隔子宫手术的并发症都有哪些,如何关注预防?

△ 完全性纵隔子宫的妊娠结局如何?

医师 A: 子宫纵隔(septate uterus)是女性先天性子宫畸形(congenital uterine anomaly, CUA)中最常见的子宫畸形,由于纵隔大小与组织结构不同,临床表现存在差异。目前,子宫纵隔诊断标准采用的是美国生育协会(AFS)欧洲人类生殖与胚胎学会(ESHRE)及欧洲妇科内镜学会(ESGE)制定的女性生殖系统畸形分类标准。宫腔镜联合超声或宫腹腔镜联合检查是诊断纵隔子宫的"金标准"。子宫纵隔与反复流产、不孕、早产、胎儿畸形等有关,是与生殖相关的结果最差的畸形之一。子宫纵隔与妊娠密切相关,其影响程度由纵隔大小、厚度、血管化水平等差异决定。原始生殖腺向睾丸或向卵巢分化,取决于 Y 染色体短臂性决定区睾丸决定因子(testis-determining factor,TDF),若无睾丸决定因子存在,在胚胎第 8 周时,原始生殖腺即分化为卵巢,故女性卵巢及其生殖细胞的发育和形成,是一种基本分化途径,也可以理解为缺乏睾丸决定因子所致。女性生殖系统发育是一个连续的过程,苗勒管起源于泌尿生殖嵴,从胚胎第 6 周开始,由于缺乏抗苗勒管激素的作用,两侧苗勒管经历发育、融合、退化等一系列步骤形成子宫。在胚胎发育第 9 周时,双侧苗勒管从峡部开始向头尾两端进行双向融合,即头端融合形成子宫体、尾段融合失败形成双宫颈和阴道纵隔,融合的过程在 12～14 周时完成,中线纵隔的重吸收于第 19～20 周时完成。若在胚胎发育形成过程中,受到某些外在或内在因素的干扰,出现发育停滞则会引发不同类型的子宫畸形。子宫纵隔是两侧苗勒管融合后中线纵隔重吸收缺陷导致的结果,由于吸收程度的不同分为完全性纵隔子宫(图 36-5)和不完全性纵隔子宫(图 36-6)。

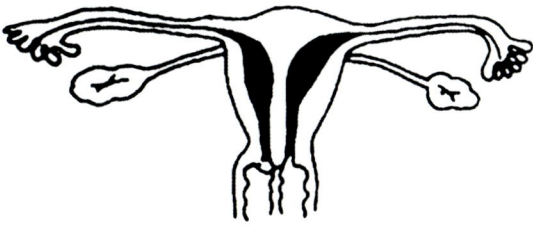

图 36-5　完全性纵隔子宫　　　　　　　　　　图 36-6　不完全性纵隔子宫

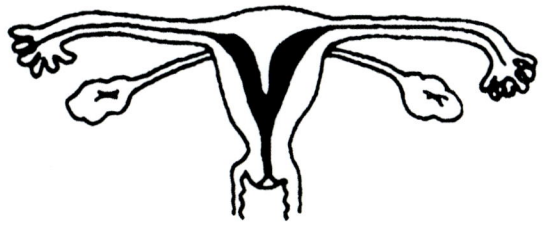

纵隔子宫的临床表现：多数患者无明显异常，有症状者可能表现为周期性或非周期性疼痛、阴道异常出血、感染、性交困难、不孕、复发性流产等，通过影像学检查评估妇科问题或患者出现妊娠不良结局（如孕晚期早产、难产）时发现。妇科检查应注意有无合并阴道纵隔和双宫颈或其他子宫畸形，例如双子宫合并纵隔子宫，妇科检查时可在隔膜两侧触及小于正常水平的宫颈，两个宫颈可能位于不同水平，并非完全对称。

医师 B：在女性生殖器官的形成和发育过程中，因受到遗传或（和）环境的影响，原始性腺、内外生殖器的分化、发育可发生改变，导致各种发育异常。由于副中肾管发育异常较常合并泌尿系的畸形，据报道 10%～20% 的子宫纵隔患者同时合并有肾或集合小管的异常，对于明显的子宫畸形，如双子宫、双角子宫及子宫发育不全者，泌尿系统异常的发生率更可高达 50%～65%。鉴于此，对于纵隔子宫欲接受宫腔镜手术者、诊断生殖道畸形的患者，同时需要做泌尿系的相关检查，以便判断是否合并泌尿系统畸形。

阴道纵隔的形成系因双侧副中肾管会合后，其中隔未消失或未完全消失所致。阴道纵隔有两类，完全纵隔形成双阴道，常合并双宫颈及双子宫。有时纵隔偏向一侧形成阴道斜隔，导致该侧阴道完全闭锁，出现因经血潴留形成阴道侧方包块。绝大多数阴道纵隔无症状，有些是婚后性交困难或潴留在斜隔盲端的积血继发感染后才诊断，另一些可能在分娩时才被发现。在阴道纵隔影响性交导致不孕的患者，切除纵隔可能提高受孕机会。该患者阴道不完全纵隔，平时无相关症状，本次手术时纠正生殖道畸形的同时切除阴道纵隔，考虑到患者原发不孕，阴道不全纵隔会影响患者受孕率，故进行切除。

医师 C：纵隔子宫患者妊娠后流产发生率高，早产率高，足月妊娠率仅为 6.5%。究其原因为纵隔组织血管较少、纤维成分相对较多，同时覆盖纵隔的内膜对激素反应较差，影响受精卵的种植和胎盘的正常生长发育，极少情况下可继续妊娠。在妊娠期间可有胎儿生长发育受限及胎位异常。通过对 25 项研究的 meta 分析发现，纵隔子宫显著增加早孕期和中孕期的自然流产发生率。纵隔子宫也会产生不良的产科结局，如早产、分娩时的先露异常、胎儿宫内生长受限、胎盘早剥、围产儿死亡等。

医师 D：本病多因婚后不孕或反复自然流产、早产或胎位异常而就诊时意外发现，妇科检查多数不能做出诊断，少数患者宫底部可稍有凹陷，行超声检查有时可发现两个宫腔，典型者呈现"猫眼征"（cat eye sign），子宫输卵管造影是诊断纵隔子宫的传统方法，但难以区分子宫纵隔与双角子宫。术前超声（三维超声）或 MRI 检查对子宫畸形的诊断有重要价值。妇科超声是纵隔子宫有效的无创诊断方法，38 项研究的荟萃分析发现，影像学检查对女性生殖道畸形的诊断准确性最高的是三维超声。单纯宫腔镜检查有时难以鉴别完全性子宫纵隔或单宫颈双子宫,对可疑有子宫纵隔者,宫腔镜手术前进行腹腔镜检查,可以明确畸形子宫的诊断。随着腹腔镜技术临床应用经验的不断积累,复杂宫腔镜手术时的腹腔镜监护,提高了宫腔镜手术的安全性,对机体创伤轻微,并能准确地观察子宫的外部形态,有助于进一步明确子宫畸形的诊断。B超和(或)腹腔镜监视下行子宫纵隔宫腔镜电切术,除能进一步明确子宫纵隔的诊断外,亦能避免子宫穿孔、肠管损伤等,从而提高了手术的安全性。腹腔镜下能通过透光试验观察宫底部切割程度,在合并盆腔内其他病变需要同时处理时更具有优势。对于双角子宫或双子宫术前不易区分的,需要借助宫腹腔镜联合检查进一步明确,腹腔镜监测能够防止子宫穿孔,发现有子宫穿孔时及时缝合穿孔处,处理并存的盆腔病变。但腹腔镜不能观察宫腔内部结构,不能确定纵隔的长度及厚度,亦不能依赖腹腔镜引导术者进行宫腔镜手术,腹腔镜探查亦有一定的并发症。而术中B超监护安全、无创伤,并能较精确地测量子宫纵隔的长度及厚度,引导术者进行纵隔组织切除。至于是否常规补充雌激素、术后放置宫内节育器预防宫腔粘连,目前尚有不同看法。关于术后妊娠的时间,一般认为随诊宫腔镜检查证实宫腔内创面修复正常者即可妊娠,但对曾有子宫穿孔者,妊娠后子宫破裂的潜在发生率较高,妊娠后应定期行产前检查,及早发现妊娠晚期及分娩期并发症,合并有宫颈机能不全者,妊娠后应适时进行宫颈环扎术,以减少或避免晚期流产或早产的发生。

医师E:纵隔子宫治疗方法的选择。在宫腔镜手术问世前,治疗有症状的子宫纵隔的手术方法为Jones或Tompkins的经腹子宫成形术。Jones经腹子宫成形术为楔形切除宫底及纵隔部分,并进行子宫肌壁重建,这项技术使80%以上的妊娠能继续存活。Tompkins术式为在宫体中线上由前到后切开宫体,横向切除纵隔组织,然后缝合,这种术式较Jones出血少,并可保留较正常的宫腔形态,亦不缩小子宫体积。这些手术方法均需要剖腹和切开子宫,因此患者住院时间较长,术后恢复慢,而且必须避孕3～6个月,使子宫创面恢复,对术后妊娠并能维持足月的患者往往需要剖宫产分娩以预防子宫破裂。尽管术后妊娠率可达82%,但仍有一些患者由于盆腔粘连,不能妊娠。现在这些手术方式已被宫腔镜子宫纵隔切除术(TCRS)所取代,TCRS术切除纵隔时无明显出血,术后并发症发生率低,易被患者接受,成为目前治疗纵隔子宫的首选方法,是一种安全、简单、有效的治疗方法。现在随着宫腔镜器械的发展,更多医师更倾向于宫腔镜下的冷刀操作,宫腔镜微型剪刀剪除子宫纵隔与宫腔镜下电切子宫纵隔术比较,前者手术器械简单,一般情况下无须做宫颈软化准备,可避免电切损害纵隔周围的正常内膜,手术操作比较简单,容易掌握,基层医院可以开展,因不用电源,可用含电解质的液体做灌流液,减少TURP综合征风险。电切手术,对器械设备要求较高,对手术医师熟练程度要求高,电切镜直径一般较冷刀器械大,术前要做宫颈软化准备。另外,初学手术者的手术时间长,灌流液量大,患者易发生水中毒。用电切环或电针切开子宫纵隔易发生电损伤使子宫穿孔。冷刀切除或电切手术效果及术后妊娠率、足月分娩率均无差异。根据我们的经验,如果纵隔组织薄,可行宫腔镜下微型剪刀剪除子宫纵隔,纵隔较宽则用电切比较好,后者可有效缩短手术时间,减少出血。

医师F:TCRS术后患者腹部和子宫壁无瘢痕,不减少子宫体积,术后妊娠后可经阴道分娩,除非有剖宫产指征,不必强制行剖宫产手术。子宫纵隔电切术后剖宫产率达72%,其中社会因素导致的占41.67%。切除子宫纵隔在提高妊娠及改善妊娠结局方面具有明显的效果,类似的结果如一项多达361例子宫纵隔患者的回顾性研究显示,子宫纵隔切除术后,患者的自然流产率从术前的91.8%下降至10.4%,活产率从术前的4.3%提高至81.3%。Freud等的研究经单因素、多因素分析后得出,子宫纵隔切除是延长孕周、增加术后胎儿体质量、降低早产率的保护因素,可能与子宫纵隔切除术后宫腔解剖形态得以恢复、宫腔容积明显扩大、子宫基底部组织血管、子宫内膜均得以再生重建有关。

【专家点评】

病例中关键点出现在哪里?

1. 对于这类合并阴道纵隔的完全性纵隔子宫患者,阴道纵隔处理的指征和手术技巧

对于纵隔子宫合并宫颈纵隔时是否要保留宫颈纵隔,目前尚存在争议,推荐保留者是担心切除会引起宫颈机能不全,推荐切除者则是认为宫颈功能的维持主要靠宫颈内口的平滑肌组织,切除宫颈纵隔不影响宫颈功能,因此尚需进一步研究得出建议,当合并阴道纵隔时,是否切除可遵从患者意愿。笔者的经验是这类患者在切除完全性子宫纵隔时不切除宫颈纵隔,而是采取先在一侧宫腔放置 Foley 球囊作为指示,宫腔镜进入对侧宫腔以环形电极或针状电极在宫颈内口水平打开隔板,使两侧宫腔相交通后继续打开隔板直至宫底部。关于阴道纵隔,如阴道纵隔不影响性生活或受孕,可不予切除,如阴道纵隔影响性生活、影响受孕或月经血流出,则建议切除。

2. 子宫、宫颈、阴道畸形的分类。

2013 年,ESHRE/ESGE 将子宫、宫颈、阴道畸形分别进行分类,以 U 代表子宫,C 代表宫颈,V 代表阴道,来全面描述不同组合的生殖道畸形;U0 类为正常子宫;U1 类中 a 为 T 形子宫,b 为幼稚型子宫,c 为其他类型异形子宫;U2 类中 a 为不完全性纵隔子宫,b 为完全性纵隔子宫;U3 类中 a 为部分性双宫体子宫,b 为完全性双宫体子宫,c 为双宫体纵隔子宫;U4 类中 a 为有功能性残腔的单角子宫,b 为无功能性残腔的单角子宫;U5 类中 a 为有功能性残腔的发育不全子宫,b 为无功能性残腔的发育不全子宫;U6 类为未分类型;C0 为正常宫颈,C1 为宫颈纵隔,C2 为双宫颈,C3 为一侧宫颈发育不良,C4 为两侧宫颈发育不良;V0 为正常阴道,V1 为非梗阻型阴道纵隔,V2 为梗阻型阴道纵隔,V3 为阴道横隔或处女膜闭锁,V4 为阴道发育不良或闭锁。该分类系统利用字母及数字将生殖道畸形的类型清晰地表达出来,例如 U2bC1V1,即代表完全性纵隔子宫合并宫颈纵隔及阴道纵隔。

3. 纵隔子宫术后的注意事项,是否需要二次手术

纵隔子宫宫底宽大,待第一次切除纵隔后子宫收缩会形成新的纵隔。曾有学者对大于或等于 0.5 cm 但小于或等于 1.0 cm 的残余纵隔进行研究,自第一次子宫纵隔电切术后观察 24 个月,恢复正常形态的患者分娩率为 44.8%,有残余纵隔的患者分娩率为 19.4%,两者差异有统计学意义;后者通过再次手术切除残隔后分娩率达 62.1%,与术前相比具有统计学差异。也有研究将纵隔长度≤1.5 cm 分类为小纵隔,纵隔长度>1.5 cm 分类为大纵隔,大纵隔手术后存在残留可能性大,宫底局部残存纵隔>0.5 cm,再次切除,宫腔形态均恢复正常,宫腔镜二次探查可以弥补第一次手术不足。我院行 TCRS 术后常规于术后 2 个月行二次探查手术,残余纵隔电切率约 48.3%,术中残余纵隔≤0.5 cm,二次探查后指导妊娠;残余纵隔>0.5 cm,行二次电切术,术毕宫腔形态正常。子宫纵隔电切手术过程中子宫

穿孔和(或)单极电切术是以后妊娠期间子宫破裂的危险因素。我科近20年完成子宫纵隔电切术近千余例,为避免一次切割过度及子宫穿孔,均常规术后2个月宫腔镜二次探查,手术切除残余纵隔及分离发生的宫腔粘连,根据二次手术后的评估指导妊娠。随访至今,无一例在随后的妊娠中发生子宫破裂。因此倡导每次手术均不要过度切割,提倡二次探查,预防日后子宫破裂的发生。

(冯力民　边　茜)

参 考 文 献

[1] 石晓燕、王素敏、顾小燕,等.180例宫腔镜下子宫纵隔切除术后生殖状况的回顾性分析[J].中国内镜杂志,2012,18(12):1233-1236.

[2] 蔺茹,何文华,脱淑梅,等.合并阴道纵隔一双宫颈的子宫纵隔术后生殖结局临床分析[J].中国计划生育和妇产科,2018,10(11):71-74.

[3] Akhtar M,Saravelos S,Li T,et al. Reproductive Implications and Management of Congenital Uterine Anomalies:Scientific Impact Paper No. 62 November 2019[J]. BJOG,2020,127(5):e1-e13.

[4] Bhagavath B,Greiner E,Griffiths KM,et al. Uterine Malformations:An Update of Diagnosis,Management,and Outcomes[J]. Obstet Gyneco Surv,2017,72(6):377-392.

[5] Venetis CA,Papadopoulos SP,Campo R,et al. Clinical implications of congenital uterine anomalies:a meta-analysis of comparative studies[J]. Reprod Biomed Online,2014 Dec,29(6):665-683.

[6] Grimbizis GF,Di Spiezio Sardo A,Saravelos SH,et al. The Thessaloniki ESHRE/ESGE consensus on diagnosis of female genital anomalies[J]. Gynecol Surg,2016,13:1-16.

[7] Homer HA,LI TC,Cooke ID. The septate uterus:a review of management and reproductive outcome[J]. Fertil Steril,2000,73(1):1-14.

[8] Tanha FD,Nekoo EA,Tehraninejad ES,et al. Hysteroscopic septum resection by monopolar electrode and reproductive outcome in 948 women with septate uterus[J]. SN Comprehensive Clinical Medicine,2021,3(6):1-5.

[9] Pfeifer S,Butts S,Dumesic D,et al. Uterine septum:a guideline[J]. Fertil steriI,2016,106(3):530-540.

[10] Freud A,Hadev A,Weintraub AY,et a1. Reproductive outcomes following utedne septum resection[J]. J Matem Fetal Neonatal Med,2015,28(18):2141-2144.

[11] Practice Committee of the American Society for Reproductive Medicine. Electronic address:ASRM@asrm. org;Practice Committee of the American Society for Reproductive Medicine. Uterine septum:a guideline[J]. Fertil Steril,2016,106(3):530-540.

[12] Grimbizis GF,Gordts S,Di Spiezio Sardo A,et al. The ESHRE/ESGE consensus on the classification of female genital tract congenital anomalies[J]. Hum Reprod,2013,28(8):2032-2044.

[13] Kormányos Z,Molnár BG,Pál A. Removal of a residual portion of auterine septum in women of advanced reproductive age:obstetric outcome[J]. Hum Reprod,2006,21(4):1047-1051.

[14] Agostini A,Guibert FD,Salari K,et al. Adverse obstetric outcomes at term after hysteroscopic metroplasty[J]. Minimally Invasive Gynecology,2009,16(4):454-457.

[15] Ergenoglu M,Yeniel AO,Yildirim N,et al. Recurrent uterine rupture after hysteroscopic resection of the uterine septum[J]. International Journal of Surgery Case Reports,2013,4(2):182-184.

病例 37　骶前脊膜膨出

【病历摘要】

患者,23 岁,主因"体检发现卵巢囊肿 1 年"入院。

1. **现病史**　平素月经规律,末次月经 2022 年 6 月 21 日。1 年前体检行子宫附件彩超检查,发现右侧卵巢囊肿直径约 8 cm(患者自述,未见报告单),无腹痛、腹胀及其他异常不适,建议手术治疗,患者因个人原因未进一步诊治。2 天前外院复查子宫附件彩超,提示右侧附件区可探及一大小 8.6 cm×7.9 cm 的囊肿,考虑为卵巢囊肿,建议手术治疗,遂来我院,以"卵巢囊肿"收住入院。发病以来,精神、食纳、夜休可,大小便正常,体重近期无明显增减。

2. **既往史**　平素身体健康状况一般,否认高血压、冠心病、糖尿病等慢性病史,否认肝炎、结核、伤寒、疟疾等传染病史,否认重大手术、外伤及输血史,否认药物、食物过敏史,预防接种史不详。

月经婚育史:初潮年龄 13 岁,月经周期 30 天,经期 5 天,末次月经 2022 年 6 月 21 日,未婚,有性生活史,G_0P_0。

3. **入院查体**　生命体征平稳,心肺听诊无异常。妇科检查:外阴已婚式;阴道通畅,分泌物不多;宫颈光滑;宫体前位,常大,质韧,活动可,无压痛;于右侧附件区可触及一大小约 9 cm×8 cm 的囊性包块,活动度欠佳,无压痛,左侧附件区未触及明显异常。

4. **辅助检查**　子宫附件彩超(2022 年 6 月 28 日本院):子宫右后方可见大小约 9.2 cm×7.0 cm×7.7 cm 的囊性包块,边界清,形态规则,囊液清亮,可见一纤细的分隔光带,考虑右侧附件囊肿可能(图 37-1)。

5. **诊断**　卵巢囊肿。

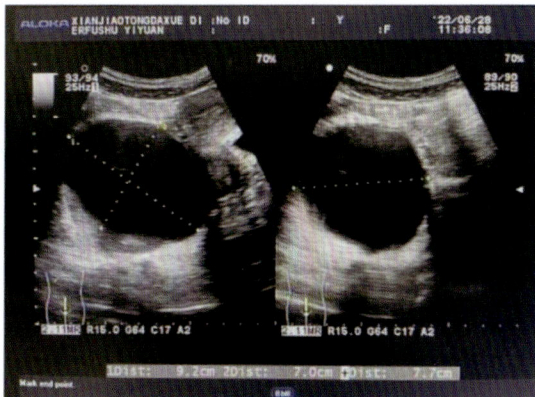

图 37-1　子宫附件彩超

6. 诊治经过　入院后完善相关检查,卵巢肿瘤标志物阴性,排除手术禁忌后于 2022 年 6 月 30 日行腹腔镜探查术,术中见子宫及双侧附件外观未见明显异常,右侧输尿管走行正常,其盆腔段后方腹膜外可见一大小约 10 cm×9 cm 的囊性包块,术中联系泌尿外科、普外科医师会诊,床旁 B 超监测,考虑腹膜外囊肿,建议手术剥除,术中见该囊肿基底部位置深在(图 37-2),近右侧坐骨棘,剥离过程中囊壁破裂,见囊液清亮。术后放置盆腔引流管。术后第一日(2022 年 7 月 1 日)下午,患者于坐起时自觉头晕、头痛,平卧时好转,晚上头痛加重,伴恶心、呕吐,急诊行颅脑 CT 提示:①脑室积气;②左侧小脑半球稍低密度影,建议 MRI 进一步检查。联系神经内科、神经外科会诊,考虑低颅压头痛,当晚遵会诊建议嘱患者安静去枕平卧休息,足高位,加强补液,严密监测意识、瞳孔及生命体征。术后第二日(2022 年 7 月 2 日)积极完善头颅 MRI 血管成像,结果未见明显异常;腰骶部 MRI 平扫(图 37-3):①骶骨右侧部分骨质缺如,骶管内部分组织经骶骨骨质缺如处向下走行至盆后部,考虑骶骨先天发育异常并脊髓脊膜膨出可能;②骶 1、2 隐性脊柱裂;③脊髓低位并栓系;④骶管囊肿。骶骨三维重建(图 37-4):考虑先天发育畸形。联系神经外科会诊分析,患者目前符合低颅压综合征表现,考虑系脑脊液漏导致脑脊液大量丢失,头颅 MRI 平扫提示脑室明显缩小、硬膜下间隙扩大,继续进展可能引起颅内出血、小脑扁桃体下疝等严重并发症,建议转科治疗并急诊行脊髓脊膜膨出修补术＋脊髓栓系松解术。术后给予抗感染、小剂量糖皮质激素、补液、支持、预防卧床并发症等治疗,术后恢复尚可,安排出院。出院诊断:腰骶段脊髓脊膜膨出,骶骨畸形(右侧部分骨质缺失),先天性脊髓栓系综合征,椎管内蛛网膜囊肿(骶尾部),隐性脊柱裂(骶 1、2),脑脊液漏,低颅压综合征。

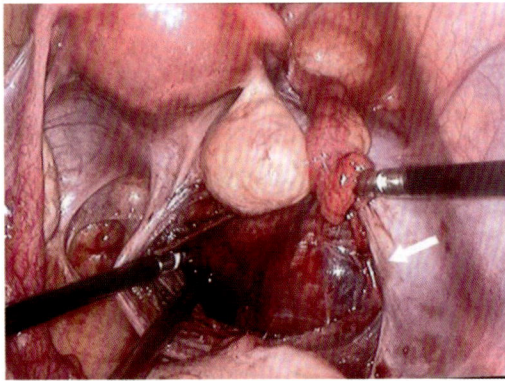

图 37-2　术中所见,箭头所指为腹膜后囊肿

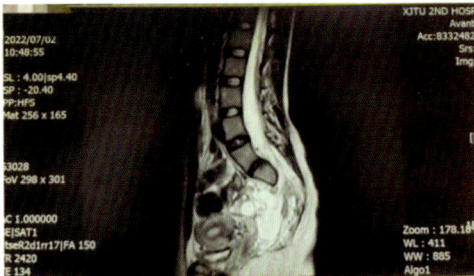

图 37-3　术后腰骶部 MRI 平扫,矢状位

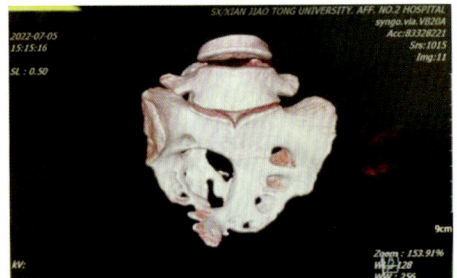

图 37-4　骶骨三维成像

【病例讨论与分析】

刨根问底——临床思维演练

△ 什么是脊柱裂?

△ 骶前脊膜膨出有何临床表现? 如何诊治?

△ 该病例为何在术前未明确诊断?

医师 A:脊柱裂为先天性椎管闭合不全畸形,有如下几种类型:①隐性脊柱裂:较常见,发生率约为 1%,多发于腰骶部,1 个至数个椎板闭合不全,但无椎管内容物膨出,表面皮肤可正常,少数局部皮肤色素沉着、多毛,或皮下脂肪瘤或呈脐样凹陷,后者可有纤维索或潜在通道经椎板裂隙与硬脊膜、神经根或脊髓相连,引起脊髓被栓住、活动受限或易受感染。②脊膜膨出:多见于腰或腰骶部,也可见于其他部位,硬脊膜经椎板缺损向外膨出达皮下,形成中线上囊性肿块,囊内充满脑脊液,脊髓和神经根的位置可正常或与椎管粘连,神经根也可进入膨出囊内。③脊膜脊髓膨出:比脊膜膨出少见,除脑脊膜外,膨出囊内有脊髓组织,如膨出脊髓的中央管扩大(脊髓积水),呈脊膜脊髓囊肿膨出。④脊柱前裂:少见,脊膜向前膨出进入体腔。

医师 B:骶前脊膜膨出指在盆腔内,穿过骶裂与硬脊膜相连的袋状囊肿,该囊肿的容量通常达 1 L 左右(容量小于 1 L 时无症状),内含正常脑脊液,与脊髓腔保持正常循环,亦可伴随其他良性肿瘤。自 1837 年 Bryen 第一次报道该畸形性疾病以来,国外及国内所报道的相关病例分别只有 300 余例及 10 余例,但该病的实际发病率目前无法估计,很大一部分患者因无明显临床表现而未就医,亦有学者推测其发病率大概为 0.14%。发病原因尚不清楚,但有报道认为,与胚胎发育不良有关联,由于胚胎发育中,中胚层体节的生骨节骨中段发育及融合不全所致,有时与脊索退化不良有关,在某些家庭里骶骨前裂盆腔脊膜膨出呈现常染色体显性遗传。据文献报道,75%~90%的骶前脊膜膨出的病例为女性,骶前脊膜膨出临床表现各异,多表现为盆腔脏器受压和脊神经症状,主要有以下几个特点:①小便生殖功能障碍,如排尿困难、反复膀胱炎、小便失禁、遗尿、不完全性尿潴留及性交困难。②便秘,因内部受压,便秘症状相对常见,当盆腔压力增高时,可出现双下肢静脉炎及伴颅内压升高。③神经障碍主要表现为腰骶部疼痛,有时为下肢坐骨神经痛。

在影像学检查中,骶前脊膜膨出的骶骨表现为典型的弯月形骶骨部分骨质缺失,B 超显示盆腔脊膜膨出囊与骶骨连接在一起,椎管造影显示椎管内造影剂进入盆腔脊膜膨出囊。盆腔CT、MRI 检查显示骶骨缺失及盆腔膨出囊的大小、形态和对周围组织结构的压迫征象。盆腔MRI 能更清晰地显示盆腔及骶骨的正常和异常解剖关系,是诊断骶前脊膜膨出的最佳检查方法。对于无症状患者可不手术,有手术指征者通过外科手术修补方法缩窄盆腔脊膜膨出囊,结扎膨出囊茎。

医师 C:该病例患者系体检行妇科超声检查偶然发现盆腔囊肿,正因超声检查为妇科疾病首选的检查手段,使妇科医师过分依赖超声,患者术前 3 次超声检查均提示附件区囊肿,由于超声对骶前脊膜膨出或脊髓脊膜膨出与椎管的解剖关系显示差,因此极易误诊为盆腔囊性占位。在双合诊查体过程中,触及盆腔包块位置固定,也多考虑常见病、多发病。加之成人骶前脊膜膨出更是非常少见,妇科医师对此认识更少,在鉴别诊断中很容易忽略神经系统疾病,从而未再行进一步影像学相关检查。此外,在病史采集时询问患者大小便情况,其未提供阳性病史,但术后再次追问病史得知,患者自幼便有小便困难、尿频、遗尿、便秘、偶尔腹泻等泌尿系统及消化系统症状,且因这些症状使得患者自幼少食少饮以减少如厕次数,即使如此,也从未就医或向他人提及。因此,在病史采集中遗漏了重要信息,使得疾病诊断之初便偏了方向。

【专家点评】

病例中关键点出现在哪里?

1. 卵巢囊肿虽常见,但在诊治过程中仍不可忽略其他系统来源囊肿

卵巢肿瘤是妇科常见的女性生殖系统肿瘤,在超声检查中表现为三类,即囊性肿瘤、囊实性肿瘤及实质性肿瘤,其中囊性肿瘤大多为良性,应通过详细的病史询问、双合诊的检查来进一步鉴别诊断。卵巢良性囊肿早期多无临床症状,可在妇科检查或偶然体检中发现,伴随其体积的增大,可能在腹部触及包块或出现轻度腹胀,但大多囊肿生长缓慢,妇科检查时在子宫一侧或双侧触及囊性肿块,边界清楚,表面光滑,活动良好,与周围无粘连。若囊肿体积增长充满整个盆腹腔,则可出现压迫症状,甚至可见腹部膨隆。但在疾病诊治过程中仍需谨慎鉴别,尤其不可忽略妇科以外的疾病,如诊断困难,可借助多种影像学检查手段,切不可过度依赖超声检查。

2. 详尽的病史采集和全面的妇科查体仍是疾病诊断不可或缺的内容

应在手术前更好地采集病史,隐形脊柱裂的患者往往可以问出一些相关的神经症状,如排尿、排便的异常等。另外,常规的盆腔检查不能遗漏经肛的三合诊检查,这例患者三合诊检查会发现这个盆腔包块(即卵巢囊肿)活动度差,位于直肠旁或腹膜后。这时就必须要提高警惕,想到进一步的影像学检查以排除腹膜后的病灶而发现问题,达到正确的术前鉴别诊断。

3. 警惕术后并发症,及时发现,尽早处理

该例患者在术后第一日出现头痛症状后,引起医师高度重视,积极完善检查并寻求多学科会诊,在第一时间明确脑脊液漏,为后续病因的寻找和及时处理争取了时间,避免了严重低颅压、颅内感染、气颅、脑积水、脑疝等严重并发症出现,保障了患者的生命安全。

(薛 翔 白 莉)

参 考 文 献

[1] 文全,敖日格勒.骶骨前脊膜膨出的研究进展[J].国际神经病学神经外科学杂志,2021,48(06):571-574.

[2] 刘重霄,师蔚,赵军,等.经腹入路骶前脊髓脊膜膨出切除修补术1例[J].中华神经医学杂志,2005(01):63-64.

[3]　马骥超,王光第.骶前脊膜膨出一例[J].中华外科杂志,2003(10):75.

[4]　杨义,任祖渊,苏长保,等.罕见的先天性骶骨前裂致盆腔巨大脊膜膨出合并骶前畸胎瘤(1例报道附文献综述)[J].现代外科,1997(05):59-61.

[5]　Pfluger T,Czekalla R,Koletzko S,et al. MRI and radiographic findings in Currarino's triad[J]. 1996,26(8):524-527.

[6]　Lang I. M. and Wilson B. P. M. Case report:An unusual association of a rectovaginal fistula with the currarino triad[J]. Clinical Radiology,1994,49(4):281-283.

病例 38　膀胱憩室

【病历摘要】

患者,67 岁,主因"体检发现卵巢囊肿 10 月"于 2020 年 8 月 6 日入院。

1. 现病史　自然绝经 15 年。10 月前体检时行子宫附件彩超检查,发现左侧附件区 5.4 cm×4.5 cm 的无回声区,卵巢肿瘤标志物阴性,无腹痛、腹胀、异常阴道出血等不适,也无其他伴随症状,未进一步治疗。半月前复查子宫附件彩超,提示左侧附件区包块较前稍增大,约 5.4 cm×5.7 cm,仍无自觉不适。考虑系绝经后女性,建议手术治疗,遂来我院以"卵巢囊肿"收住入院。平素精神、食纳可,睡眠欠佳,尿频,大便正常,体重无明显增减。

2. 既往史　平素身体健康状况一般,高血压病史 1 年,未予治疗,否认冠心病、糖尿病等其他慢性病史,否认肝炎、结核、伤寒、疟疾等传染病史,否认重大手术、外伤及输血史,否认药物、食物过敏史,预防接种史不详。

月经婚育史:初潮 14 岁,月经周期 30 天,经期 3～7 天,绝经年龄 52 岁。适龄婚育,G$_3$P$_1$,顺产 1 女,人工流产 2 次,配偶病故,女儿体健。

3. 入院查体　生命体征平稳,心肺听诊无异常。妇科检查:外阴已婚已产式;阴道通畅,无明显分泌物;宫颈萎缩,光滑;宫体前位,萎缩,质中,活动可,无压痛;于子宫左前方可触及一直径约 5 cm 的囊性包块,活动度尚可,无压痛,右侧附件区未触及明显异常。

4. 辅助检查　子宫附件彩超(2019 年 11 月 6 日本院):左侧附件区可探及 5.4 cm×4.5 cm 无回声区,边界清,考虑左侧附件区囊肿。子宫附件彩超(2020 年 7 月 17 日本院):盆腔左侧可见囊性包块大小 5.4 cm×5.7 cm,形态规则,边界清,考虑左侧附件区囊肿。

5. 诊断　卵巢囊肿;高血压。

6. 诊治经过　入院后完善相关检查,行泌尿系彩超(图 38-1)(2020 年 8 月 9 日本院)提示膀胱左侧可探及 5.5 cm×4.7 cm 囊性包块,与膀胱相通,嘱排尿后体积变小,大小 4.7 cm×4.4 cm,考虑膀胱憩室形成。复查子宫附件彩超(2020 年 8 月 10 日本院)提示导尿管导尿后探查盆腔左侧囊性包块呈细长形,大小 4.0 cm×1.7 cm,包块与膀胱之间连接不明显,超声监视下膀胱注水,可见左侧附件区囊性包块同时缓慢膨大,二者之间显示约 0.6 cm 的管道相通,有液体通过,考虑膀胱憩室(图 38-2,图 38-3)。盆腔 CT(2020 年 8 月 10 日本院)提示膀胱充盈良好,膀胱左侧可见不规则低密度影,大小约 4.1 cm×5.6 cm,边界清楚,考虑囊肿,附件来源可能。泌尿系水成像(CTU)(图 38-4)(2020 年 8 月 11 日本院)平扫+增强提示:膀胱充盈良好,膀胱左侧壁可见一囊性低密度影,病变与膀胱腔相通,大小为 5.0 cm×4.9 cm;排泄期膀胱充盈良好,壁毛糙,可见多发小凸起,较大者位于膀胱左侧壁,其内可见造影剂填充,CTU 诊断意见:膀胱多发憩室。联系泌尿外科医师会诊,考虑盆腔囊性包块系膀胱憩室,建议于泌尿外科进一步诊治,遂办理出院。修正诊断:膀胱憩室。

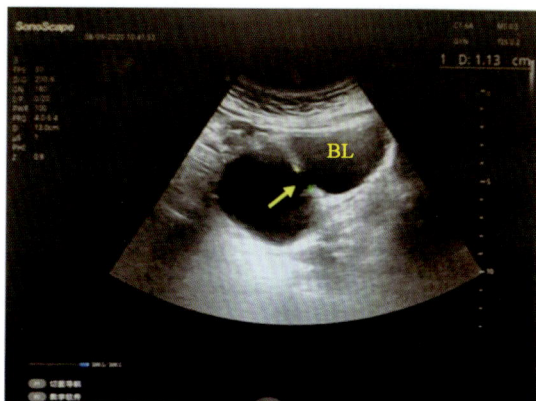

图 38-1　泌尿系彩超(BL 为膀胱,箭头所指为憩室口)

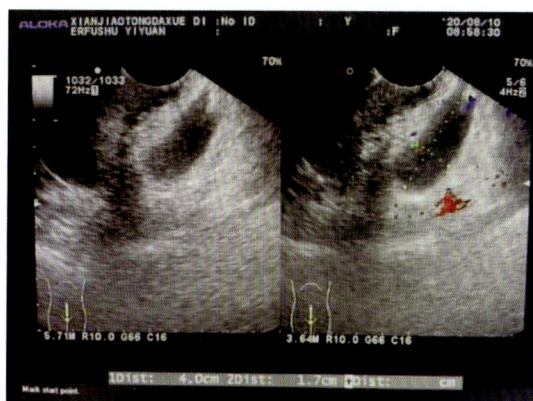

图 38-2　子宫附件彩超(导尿管导尿后探查盆腔左侧囊性包块呈细长形,大小 4.0 cm × 1.7 cm,包块与膀胱之间连接不明显)

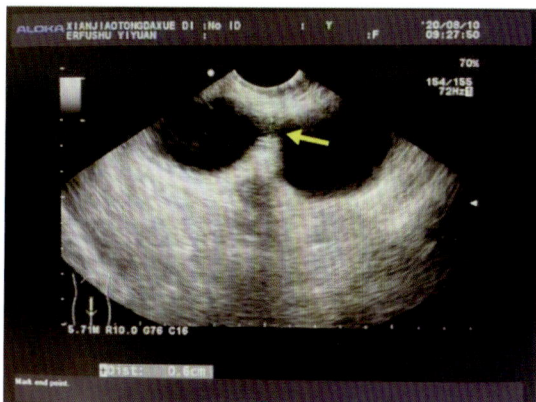

图 38-3　子宫附件彩超(超声监视下膀胱注水,可见左侧附件区囊性包块同时缓慢膨大,二者之间显示约 0.6 cm 的管道相通,有液体通过,箭头所指为二者相通之处)

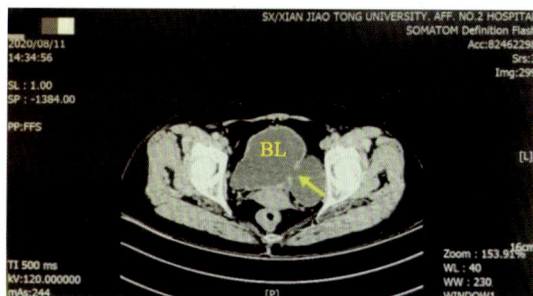

图 38-4　泌尿系水成像(BL 为膀胱,箭头所指为憩室口)

【病例讨论与分析】

刨根问底——临床思维演练

△ 什么是膀胱憩室? 该疾病有哪些临床表现?

△ 膀胱憩室与卵巢囊肿在 B 超检查中为何会出现混淆?

△ 在临床工作中如何避免将膀胱憩室误诊为卵巢囊肿?

医师 A：膀胱憩室是膀胱黏膜经膀胱壁肌层向外膨出的囊袋，分为先天性和后天性（继发性）两种。先天性膀胱憩室为发育缺陷，极罕见，随着诊断方法的改进，检出率有所增加。而后天性膀胱憩室临床多见，是由于膀胱壁肌层菲薄或缺如、下尿路长期梗阻、神经源性膀胱等，致膀胱内压增加，造成膀胱部分黏膜和固有膜套入薄弱肌层并向外膨出，形成假性憩室。憩室大小不一，较大的憩室可将膀胱推压到盆腔的一侧，较小的憩室内径仅为 1.0～1.5 cm。膀胱憩室多位于膀胱侧壁、后壁及输尿管开口附近处，少数可位于顶部。

膀胱憩室多见于男性，无并发症时，常无症状，偶于体检时发现。若有梗阻或感染，则可出现排尿困难、尿频、尿痛、尿血、尿混浊、尿潴留、发热等症状。部分患者需蹲位，用手压迫下腹部才能排尿。大的膀胱憩室，可于耻骨上部位发现肿物，也可出现二次排尿，即每次排尿结束后，憩室内的尿液随着膀胱内压力降低流入膀胱内，引起再次排尿。憩室内长期存留尿液，故容易形成结石，甚至可压迫输尿管导致尿路积水和肾功能衰竭。

医师 B：膀胱憩室超声检查表现如下：在膀胱的侧方、后方或上方出现与膀胱相连的无回声区，并可见到与膀胱相通的出口，即为憩室。憩室呈椭圆形或圆形，壁薄、光滑。憩室内无感染者，憩室黏膜较为光滑，尿液透声好；当存在感染时，壁粗糙，无回声区内漂动有细小点状回声，也可以合并结石。憩室起始部（颈部）内径较小，膀胱内充满尿液时，憩室也同样扩张，其颈部也随之扩大，当膀胱内尿液排空后，憩室内尿液也缓缓排入膀胱内，憩室也逐渐缩小。

在妇产科疾病的影像学检查中，超声检查因其对人体损伤小、经济、可重复性强、诊断迅速、准确率高，是妇产科检查的首选影像学辅助检查方法，经腹壁超声检查通常需膀胱充盈。卵巢肿瘤是最常见的妇科肿瘤，其种类繁多，分类复杂，目前的超声技术难以跟随，但是，根据肿瘤超声物理性质的表现，可分为囊性肿瘤、混合性（囊实性）肿瘤及实质性肿瘤 3 类，而膀胱憩室则有与卵巢囊性肿瘤混淆的可能。卵巢良性肿瘤大多为囊性，其超声声像图表现为肿瘤壁规则、光滑、整齐、壁薄、清晰，与膀胱有明显分界，且膀胱排空和充盈时无变化，内部多为无回声，光点均匀一致，中隔薄而均匀、内壁光滑或有规则乳头，肿块生长速度缓慢、大小稳定，无彩色血流分布，或稀少、星点状彩色血流分布。

该病例中患者最初体检发现"卵巢囊肿"时，超声检查是在膀胱充盈下进行的，憩室位置与附件区刚好重叠，检查不仔细或缺乏经验者，极易将膀胱憩室误认为卵巢来源肿物。

医师 C：在学科越来越细化的临床工作中，对临床医师来说，要避免疾病的误诊，掌握的知识要全面、多元化，考虑问题不能狭隘、局限于本专科疾病，应充分认识疾病的诊断与鉴别诊断，遇到问题应参阅相关资料，对临床上非正常的现象进行周密细致地分析，可降低或避免误诊的发生率，减少患者的痛苦及经济上不必要的损失，达到满意的治疗效果。

膀胱憩室的诊断要点，主要有以下几方面：①详细的病史采集，对于有症状的患者，要尽可能多地排除泌尿系疾病，从而提高泌尿系疾病的诊治。②二次排尿：依据病史怀疑本病时，可观察患者排尿情况，初期排出清澈尿液，稍后二次排出混浊尿液，后者则多为自憩室内排出。③超声诊断：可于膀胱后外方见到囊样液性区，与膀胱紧邻，两者仅隔一层带状回声。对隔层做顺序扫描，回声中断处应为憩室口。④IVU 或膀胱造影：可示膀胱后重叠影像，斜位或侧位摄片可见膀胱后方憩室内有造影剂充盈，排尿后摄片可见憩室内残留造影剂。⑤膀胱镜检查：可观察憩室位置、憩室口情况，还可以膀胱镜进入憩室内观察憩室壁和有无继发病变。⑥CT：膀胱后壁囊性突起，平扫壁光滑，呈水样密度，增强扫描有造影剂进入憩室内。

对于卵巢囊肿的诊断,我们作为专科医师已经非常熟悉了,可从患者的年龄,临床表现,体征,超声、CT、MRI、PET 与 PET-CT 等影像学检查,肿瘤标志物如 CA125、CA153、HE4、AFP、hCG、NSE 等,细胞学、组织病理学等检查来诊断,通常在术前已有相对全面的评估,如遇到特殊情况或少见/罕见情况,应及时查阅相关资料,对疾病进行周密细致的分析,从而降低或避免误诊的发生,减少患者的痛苦及经济上不必要的损失,进一步达到满意的治疗效果。

【专家点评】

病例中关键点出现在哪里?

1. 超声检查可能将膀胱憩室误诊为卵巢囊肿

本例患者在入院前曾两次行子宫附件彩超检查,均考虑诊断为左附件区囊肿,该检查均在患者膀胱充盈时进行,收住院后完善术前检查,泌尿系彩超提示膀胱左侧可探及囊性包块,与膀胱相通,嘱排尿后体积变小,考虑膀胱憩室形成。随后进一步经 CTU 检查,明确诊断为膀胱多发憩室。在膀胱充盈时,当憩室位置与附件区刚好重叠,极易误诊为卵巢囊肿,但膀胱憩室,有其独特的声像图,即膀胱壁连续性欠完整。如果仔细看图,对图像做顺序扫描,可在回声中断处找到憩室口,及时纠正诊断。

2. 详细的病史采集、有效的妇科查体及相关辅助检查的完善,可避免膀胱憩室的误诊或降低误诊率

本例女性患者无明显临床症状,而关于二者之间误诊的相关报道也少有,因此,我们在临床过程中仍应尽量避免疾病的误诊。①在病史采集过程中,除了仔细询问妇科相关症状及伴随症状以外,不能遗漏排除症状,膀胱憩室可无症状,或仅表现为特征性的"二段排尿",但少见。当有梗阻或感染时,可能出现排尿困难、尿路刺激症状、尿血、发热等相关症状,应予以警惕。②在妇科双合诊前,虽嘱患者常规排空膀胱,但附件与膀胱为盆腔的邻近器官,排尿后短时间内进行妇科检查,膀胱憩室仍有可能处于充盈状态,易将其与附件区囊肿混淆,因此,仍要不断提高专科查体水平,通过有效触诊鉴别不同类型的盆腔包块。③超声检查是妇科疾病最常用的辅助检查方法,也是膀胱憩室最常用的诊断方法,虽然它对疾病的治疗具有指导意义,但是在影像学检查过程中存在一些客观或主观的因素,都会对结果造成影响,因此不能完全依靠超声来进行诊断。随着辅助检查的不断发展与改进,我们可采取的检查手段越来越多,对疾病的认识也越来越全面。

（薛　翔　白　莉）

参 考 文 献

[1]　贾译清.临床超声鉴别诊断学[M].南京:江苏科学技术出版社,1996.
[2]　王永刚,邵立钦,李立昌,等.实用临床泌尿外科诊疗学[M].天津:天津科学技术出版社,2014.

［3］ 杨瑾.超声诊断学［M］.兰州:兰州大学出版社,2010.

［4］ ［美］阿里·什库达著;程敬亮,李树新译.体部成像的正常变异与误判［M］.郑州:河南科学技术出版社,2004.

［5］ 郭金利,范湘玲.膀胱憩室误诊为卵巢囊肿 1 例分析［J］.中国误诊学杂志,2010,10(31):7568.

［6］ 胡云,张德华.膀胱憩室误诊为卵巢囊肿 1 例［J］.中国实用妇科与产科杂志,2000(08):39.

第四部分

感染及创伤性疾病

病例 39　阴道异物并发直肠阴道瘘

【病历摘要】

患者,16 岁,主因"阴道异物 3 年,取异物失败 1 月余"入院。

1. **现病史**　患者 3 年前自行将彩铅笔筒塞入阴道,取出的时候前端盖子脱落未能察觉而遗留阴道内,亦无明显腹痛等不适。月经按时来潮,无异常阴道出血,无排便排尿障碍。近 2 年阴道分泌物多,多次在当地县医院治疗,外用药物后症状有所缓解,仍反复复发,未进一步检查。1 个月前自觉阴道分泌物有异味,大便带少量血,到当地妇幼保健院就诊检查发现阴道异物,超声检查提示阴道异物大小约 4.6 cm×3.1 cm×2.4 cm(外院病历记载),于 2022 年 8 月 26 日在麻醉下阴道异物取出失败。2022 年 8 月 28 日于当地妇产医院就诊,完善检查后于 2022 年 9 月 13 日收入院拟行阴道异物取出术,术前检查时发现有粪便自阴道流出,考虑肠瘘可能,遂出院来我院就诊,考虑阴道异物并发肠瘘可能收入院。自发病以来饮食睡眠可,小便正常,近 1 个月大便带少量血。

2. **既往史**　无特殊。月经初潮 13 岁,月经周期 30 天,经期 7 天,末次月经 2022 年 9 月 14 日。未婚,否认性生活史。

3. **入院查体**　生命体征平稳,腹部平软无压痛。妇科查体:外阴发育正常,处女膜环可见陈旧性裂伤。阴道:示指进入 2 cm 可及异物下缘,不规则、局部尖锐,嵌入阴道壁,后壁压迫直肠,未及宫颈,退出后指套有粪便样物。肛查:直肠黏膜局部受压变薄,未及明确瘘口。

4. **辅助检查**　2022 年 10 月 10 日血常规:PLT $353×10^9$/L,WBC $10.43×10^9$/L,Hb 100 g/L,RBC $4.32×10^{12}$/L。盆腔子宫附件超声未见明显异常。

5. **诊断**　阴道异物;直肠阴道瘘;取异物失败术后。

6. **诊治经过**　患者于 2022 年 10 月 10 日至 2022 年 10 月 17 日在我院住院治疗。入院后完善并核对相关辅助检查,完善外科会诊,科室专业组讨论后决定先行阴道异物取出,择期行瘘修补必要时肠造瘘手术,查无禁忌,向患者及家属交代手术风险及并发症,在律师公证下签字。2022 年 10 月 11 日于我院在全麻下行阴道异物取出术,术中阴道内可见大便样物,拉钩拉开阴道壁可见异物下缘,异物紧邻阴道前壁及左侧壁边缘,局部已破碎,破碎处边缘参差不齐且锐利,异物外侧壁与阴道黏膜致密粘连,下缘嵌入阴道壁内,被炎性肉芽组织包埋不可视,取出异物后探查阴道后壁距离处女膜缘约 6 cm 处可及直径约 2 cm 瘘口与直肠相通。手术操作困难,过程顺利,术后抗感染对症治疗。术后禁食水,逐渐过渡饮食。恢复可,如期出院,交代无特殊病情变化术后 3 个月后行直肠阴道瘘修补术,必要时行肠造瘘术,取出异物见图 39-1、图 39-2。

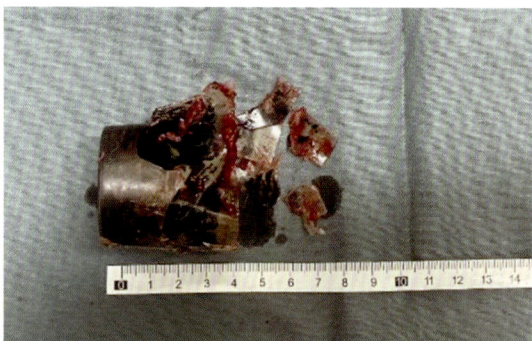

图 39-1 阴道取出的异物侧面观

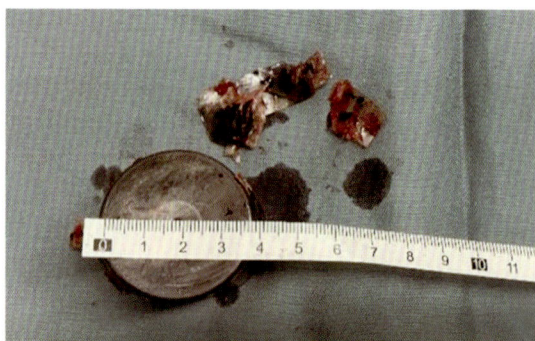

图 39-2 阴道取出的异物正面观

【病例讨论与分析】

刨根问底——临床思维演练

△ 常见的阴道异物有哪些?

△ 阴道异物的临床表现有哪些?

△ 阴道异物的并发症有哪些?

△ 阴道异物的取出方式有哪些?

△ 阴道直肠瘘如何诊断和处理?

医师 A:阴道异物一般发生在幼女或女童。13 岁以下女孩的阴道异物发生率为 4%,青春期前女孩最常见的阴道异物是卫生纸。其他常见的异物包括弹珠、珠子、玩具、蜡笔、硬币、石头、发夹、果核和瓶盖。异物是圆盘电池者症状最严重。而成人将异物放入阴道常出于治疗、避孕、人工流产或成人性刺激等目的。

医师 B:阴道异物临床表现多样,可有外阴瘙痒、肿痛、阴道分泌物增多、分泌物有异味等。阴道异物留存阴道时间过长,可引起阴道出血、感染肉芽组织增生等,随着阴道炎症的加重,异物可被炎症组织包裹,严重时可导致阴道粘连或宫颈粘连,影响生殖器官发育。

医师 C:滞留阴道异物的表现取决于其性质、插入方式和滞留时间,如果异物长期存在,会引起感染、阴道磨损、阴道分泌物恶臭,有时还会出现溃疡和穿孔,阴道内异物的后遗症包括阴道、直肠、尿道和膀胱的创伤性损伤,感染、直肠阴道瘘、尿道阴道瘘、膀胱阴道瘘、输尿管阴道瘘,上行感染可能导致输卵管炎和腹膜炎。

医师 D:文献报道幼女阴道异物取出的方法,主要有以下几种:①阴道灌注加压冲洗+肛诊推移法;②肛诊引导下血管钳伸入阴道内将异物钳夹取出;③窥鼻镜扩张阴道后,钳取异物;④膀胱镜直视下取出异物;⑤宫腔镜直视下取出异物。近几年来关于宫腔镜诊治幼女阴道异物的报道较多。

具体处理方法的选择取决于阴道异物的类型和大小。如纽扣电池虽然少见,但阴道内的纽扣电池可引起严重并发症，包括阴道深部烧伤或阴道穿孔。因此需要在患儿全身麻醉下紧急取出，取出后应使用阴道镜仔细观察阴道黏膜以确定电池的灼烧深度，且还可能需要评估膀胱或直肠黏膜。厕纸和其他小异物在阴道口使用少量 2% 利多卡因凝胶通常能使患儿配合，以便用拭子清除厕纸和其他较小异物。若医师确定无纽扣电池，也可使用温水进行阴道冲洗。若阴道内卡住较大异物，或异物无法通过拭子或阴道冲洗清除，则需要在深度镇静或全麻下取出。

医师 E：直肠阴道瘘是直肠和阴道两上皮表面之间的先天性或后天性通道，主要临床表现为阴道排气排便，严重时大便不能自控。一般无法自愈，大部分患者需要手术干预。可由涉及阴道后壁、会阴、肛门和直肠的外伤、异物及外科手术操作所致。患者会主诉有无法控制的阴道排气或排便。内裤被恶臭的阴道分泌物和粪便弄脏也很常见。腹泻时上述症状可能更加显著。偶尔，比较小的瘘可能没有症状。该患者阴道异物 3 年，现存在阴道排气排便症状，检查确定直肠阴道间存在瘘口。关于手术时机，应及时取出阴道内异物，瘘口根据病情需要，选择合适时机进行修补或造瘘。

【专家点评】

病例中关键点出现在哪里？

1. 阴道异物的诊断和识别

阴道异物一般发生在幼女或女童，常以阴道分泌物增多、有异味就诊，因患儿多不能提供确切病史，且临床少见，除非接诊医师有此方面的经验，阴道异物易被忽略，导致误诊及漏诊。阴道内异物的存在可能会在很长一段时间内未被发现。阴道壁的异物反应和炎症反应可能导致滞留时间延长。11% 的女孩在评估和治疗前有超过一年的症状。延误诊断的原因包括病史不明确、对阴道不适感到恐惧和尴尬，以及难以对儿童进行彻底的体格检查。由于儿童的好奇心所致，阴道内的异物通常会自行插入，可能导致缺乏准确的病史。

因此在门诊接诊时，若发现顽固性外阴、阴道炎患儿或久治不愈者需注意除外异物遗留阴道的可能。可行肛门指诊，必要时麻醉下检查，辅助超声及 X 线检查，但对于细小、非金属类异物，影像学检查可能出现假阴性结果。

2. 充分的术前病情评估和沟通

本例患者阴道异物及直肠阴道瘘诊断明确，影响生活，有手术治疗指征，术前完善检查，提请外科会诊和专业组讨论，充分评估病情，排除手术禁忌，向患者及家属交代手术风险及并发症。重点告知根据术中情况决定直肠阴道瘘治疗方案，选择合适时机进行修补或造瘘，必要时请基本外科协助手术。重点交待取异物困难，并发脏器损伤风险大，手术失败，根据术中情况可能需要肠修补、部分切除、肠吻合或造瘘。按基本外科会诊意见重点交代围手术期或术后远期可能出现腹腔出血、腹膜炎、腹腔脓肿、肠瘘、肠出血、吻合口瘘、吻合口狭窄、消化道出血、肛门损伤及便失禁等，必要时需二次手术，造口缺血、坏死、回缩、狭窄、造口旁疝等，造口可能为临时或永久等可能。

（朱　兰　胡惠英）

参 考 文 献

［1］　Zhang J,Zhang B,Su Y,et al. Prepubertal Vaginal Bleeding:An Inpatient Series from a Single Center in Fujian China. J Pediatr Adolesc Gynecol,2020,33(2):120-124.

［2］　Mengistu Z,Ayichew Z. Large Vesicovaginal Fistula After Vaginal Insertion of a Plastic Cap Healed with Two Weeks of Catheterization:A Case Report. Int Med Case Rep J,2022,15:437-441.

［3］　Ganguli S,Liu Q,Tsoumpariotis A,et al. Vaginal Discharge in a Pre-pubertal Girl Posing a Diagnostic Challenge. Cureus,2018,10(4):e2424.

病例 40　宫内节育器异位至膀胱

【病历摘要】

患者,43 岁,主因"带环 17 年,发现避孕环嵌顿于膀胱 10 月"入院。

1. 现病史　患者 17 年前于当地因"宫内孕 6⁺周"行人工流产术,术中同时行宫内节育器置入术(具体型号不明),手术顺利,术后无腹痛腹胀、异常子宫出血等不适。术后未曾复查,未再妊娠。10 个月前因反复尿频、尿急、尿痛,于当地医院查超声提示:膀胱结石。后在当地医院行膀胱镜检查,术中见部分节育环暴露于膀胱内,考虑"宫内节育器异位",建议上级医院就诊。患者自行我院就诊,门诊以"宫内节育器异位至膀胱?"收入院。患者一般情况好,睡眠及饮食正常,大小便正常,体重无明显改变。

2. 既往史　平素身体健康状况一般,否认高血压、冠心病、糖尿病等慢性病史,否认肝炎、结核、伤寒、疟疾等传染病史。否认手术史、重大外伤及输血史。否认药物过敏史。预防接种史不详。

月经婚育史:初潮 14 岁,月经周期 28 天,经期 7 天,末次月经 2019 年 10 月 2 日。适龄结婚,G_2P_1,1992 年剖宫产一足月女婴,1994 年人流一次,人流术后带环避孕至今。

3. 入院查体　生命体征平稳,心肺听诊无异常。

妇科检查:外阴已婚型,阴道畅,穹窿空虚,宫颈光,可见尾丝,无举痛、摇摆痛,子宫前位,正常大小,质中,活动可,无压痛,双附件区未及异常。

4. 辅助检查

2019 年 10 月 8 日妇科 B 超:宫颈前壁见部分 T 形强回声,膀胱内见部分强回声,长约 1.4 cm,示宫内节育器下移嵌顿并穿透。

5. 诊断　①宫内节育器异位;②宫内节育器嵌顿于膀胱;③剖宫产史;④膀胱结石。

6. 诊治经过　入院后经术前与患者家属谈话签字,在静脉全麻下行宫腔镜检查＋膀胱镜检查及碎石术＋取环术。术中宫腔镜见宫颈管内可见部分 T 形环,带尾丝(图 40-1);膀胱镜见膀胱内充满絮状沉渣(图 40-2),左侧输尿管开口上方 1 cm 处可见长约 1 cm 异物突出,表面有直径约 1 cm 结石,下方可见 T 形环铜圈(图 40-3)。请泌尿外科主任上台用碎石钳清除膀胱内 T 环表面结石(图 40-4),用冲洗器将结石碎屑洗出膀胱,标本保留。胆石钳从宫颈钳夹尾丝,完整取出 T 形环一个,表面铜圈有 4 个,基本完整。检查宫颈及膀胱创面未见活动性出血,无明显缺口。

保留尿管一周。拔尿管后出院。

7. 术后诊断　①宫内节育器异位;②宫内节育器嵌顿于膀胱;③剖宫产史;④膀胱结石。

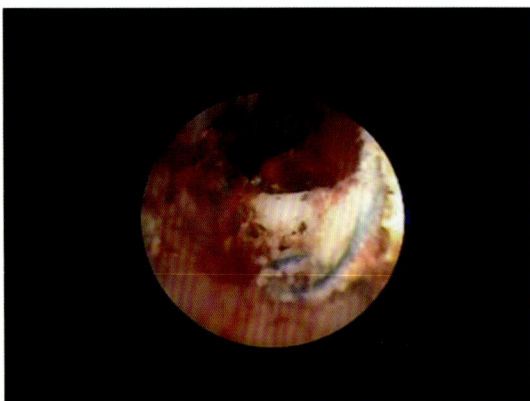

图40-1 宫腔镜:宫颈管内部分带尾丝的T形环

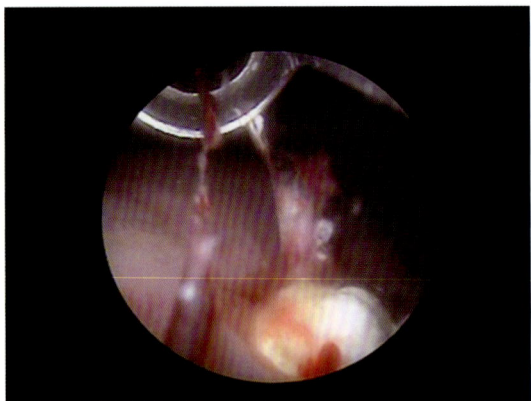

图40-2 膀胱镜:膀胱内的絮状沉渣

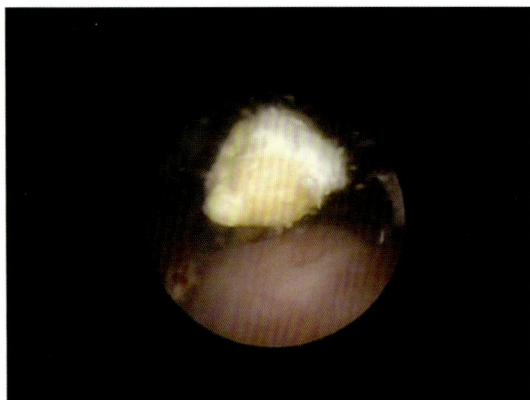

图40-3 膀胱镜:左侧输卵管开口附近异物

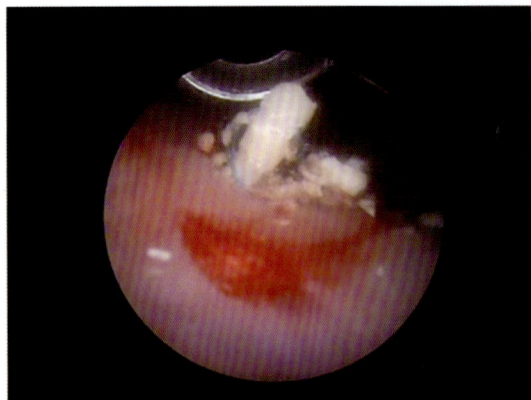

图40-4 膀胱镜:清除结石后的部分环

【病例讨论与分析】

刨根问底——临床思维演练

△ 什么是宫内节育器异位,有哪些分类?

△ 宫内节育器异位如何诊断?

△ 宫内节育器异位的治疗方法有哪些?

△ 宫内节育器异位发生的原因是什么?

△ 宫内节育器异位如何预防?

医师A:宫内节育器(intrauterine device,IUD),又可称作节育环,具有安全、长效、简便、经济、可逆、不影响生育等优点,全球约有14%的妇女使用IUD避孕。IUD亦是我国育龄期妇女采用的主要避孕措施,可有效防止非计划内怀孕。我国约有 1.13 亿妇女使用,占各种避孕措施的 52.18%。但 IUD 放置后会出现出血、腹痛、环异位、脱落等并发症。特别是 IUD 异位若不能及时发现、及时取出,可导致重要脏器损伤。

IUD 异位指 IUD 部分或全部嵌入子宫肌层,或异位于盆腔、肠道、膀胱等宫外组织,导致避孕失败并损害女性身心健康。IUD 异位根据部位不同分为部分异位(部分嵌入肌层)、完全异位(全部嵌入肌层或部分突出浆膜外)、子宫外异位(异位至盆腹腔或其他脏器)。

IUD 宫外异位可见于子宫直肠陷凹、腹腔、膀胱、直肠、子宫膀胱陷凹内。其中 IUD 异位至膀胱发病率低,但时有报道,其起病隐匿,病程较长,损伤性高,处理棘手。

医师 B:根据既往 IUD 放置史、症状、体征和影像学检查,不难证实 IUD 异位的存在。

大多数 IUD 异位患者可无症状,部分患者表现为不同程度的盆腔疼痛、感染、下腹包块、阴道不规则流血或异位至腹部器官所致的肠梗阻、坏死、血尿、排尿困难等相关症状,甚至影响器官功能。

超声和 X 线检查可作为初步诊断。

超声检查可以明确 IUD 是否在宫腔内,是一种快速、无创、安全有效、廉价、可反复动态评估子宫状况和诊断 IUD 异位的方法,适合进行初步评估及 IUD 放置后随访。二维超声显示角度有限,三维超声实现了多角度和多平面成像,通过容积取样可实现子宫任意部位任意切面显像,从而直观、立体地显示子宫解剖形态,所以三维超声优于二维超声,尤其在判断 IUD 嵌顿深浅、是否穿孔及定位横臂方面更有优势。对于远离子宫壁的腹腔 IUD 异位,因受肠气干扰,超声诊断较为困难。

若超声检查未发现宫腔内 IUD,可行盆腔及腹部 X 线检查,进一步明确体内有无 IUD 及确定初步位置。但 X 线不能显示软组织,不能明确 IUD 与子宫及其周围脏器的关系。

若超声未发现宫腔内 IUD,盆腔或腹壁 X 线却探及 IUD,因 CT 具有更高的敏感性和客观性,可行腹盆 CT 显示 IUD 形态、位置及其与子宫等脏器的毗邻关系,为 IUD 异位诊断提供参考依据。

随着腔镜技术的逐渐成熟,腔镜微创技术在 IUD 的诊断方面的优势逐渐显露。如宫腔镜,可直接观察宫腔的形态、内膜情况,并可观察到 IUD 在宫腔内的形态、位置,IUD 是否嵌入子宫壁及嵌入的位置,可直视或配合超声监测取出 IUD,做到诊疗一体化。缺点为侵入性操作,且不能发现完全嵌入子宫肌层和异位于子宫外的 IUD。如腹腔镜,可以了解盆腹腔情况,确定 IUD 在盆腹腔的位置、形态,了解盆腹腔脏器的受损程度,并可同时将 IUD 取出。缺点为侵入性操作,费用较高,无法了解 IUD 嵌入宫内的部分。如膀胱镜、结肠镜,可以了解异位入膀胱、结直肠的 IUD。所以,IUD 异位的诊断需多种技术配合。

IUD 异位致膀胱结石的诊断一般不难。患者一般有以下特征:①反复泌尿系感染症状,经治疗效果不佳。②泌尿系超声可见膀胱内结石;妇科彩超提示 IUD 异位。③有哺乳期、流产时放环史,或放环后不见再次放环史。根据这些特点,再结合宫腔镜和膀胱镜的诊断,可明确诊断。

医师 C:世界卫生组织(WHO)建议无论节育器异位类型和位置如何,一经确诊应尽早取出,尤其对于完全异位穿出子宫的 IUD,早期诊断和治疗可以降低腹腔粘连对手术的影响。

依据节育器异位类型不同采用不同的治疗方案:宫腔内异位 IUD,因位置较浅可采用超声引导下取环;部分异位 IUD,其部分嵌顿于子宫肌层,可在宫腔镜检查及直视下取环;完全异位 IUD,可异位于盆腹腔其他脏器如膀胱、直肠、网膜等位置,伴或不伴节育器一端嵌于子宫壁层,较为复杂,推荐腹腔镜探查取出,可辅助应用宫腔镜、膀胱镜、结肠镜治疗。

对于完全异位 IUD,因 IUD 已部分或完全穿出子宫外,位置不明确,建议在腹腔镜＋宫腔镜联合诊治下取出,首先行腹腔镜检查,若 IUD 穿出子宫部分少,或仅有一臂,可于腹腔镜监视下经宫腔镜取出,若 IUD 大部分位于子宫外,则直接腹腔镜下取出;若 IUD 完全异位于子宫外,因腹腔镜具有放大效果,视野清晰,探查方便,寻找异位 IUD 更具有优势。

王文卫等将 IUD 异位至膀胱分为 4 型:A 型为 IUD 穿入膀胱壁,B 型为 IUD 穿透膀胱壁,C 型为 IUD 位于膀胱内有或无结石的形成,D 型则为 IUD 致膀胱与邻近脏器形成瘘,例如膀胱子宫瘘、膀胱结肠瘘等。ABCD 型均需手术。而 AB 型,可行膀胱镜下膀胱结石碎石取石术＋宫腔镜下取环术,对于 CD 型,可先行经尿道膀胱镜下膀胱结石碎石取石术＋经尿道膀胱镜下膀胱异物取出术,若经尿道膀胱镜下取出异位至膀胱的 IUD 困难,可采取剖腹探查异物取出术＋膀胱切开异物取出术,顺利取出异位 IUD。相比于开放手术,腹腔镜手术治疗节育器异位不仅可以显著减少手术创伤,而且治疗成功率也接近 100%。

医师 D:大多数学者的观点认为 IUD 穿孔及异位原因包括以下几点。①术者操作不当。在放置 IUD 手术时,若术者操作不慎或技术不熟练,术前不能对子宫位置、大小、软硬度变化、患者病史等进行全面了解,再加上动作粗暴等因素,极易造成子宫壁损伤或子宫穿孔,直接把 IUD 放置到子宫外部,引发 IUD 异位,严重情况下甚至引发患者周围脏器损伤,造成严重后果。②IUD 的选择不当。IUD 型号的选择相当关键。节育器过大,可挤压子宫内膜或表浅肌层使局部血循环障碍,导致组织糜烂或压迫性坏死,因而嵌入子宫肌壁或穿孔;若型号过小,可导致 IUD 下移,提升患者子宫下部的压力;若节育器过硬、塑形差,也可导致压迫子宫壁,甚至穿孔。③IUD 防置时机不对。多个文献指出,哺乳期是 IUD 异位的独立危险因素。由于哺乳期雌激素水平低,使子宫复旧加速,即收缩时间延长,促使 IUD 嵌入肌层或穿过肌壁进入腹腔,加之哺乳期子宫质地柔软,内膜退化,肌层组织薄弱,韧性差,操作不当易致穿孔。人流及分娩后,子宫内膜受损,也是 IUD 异位的原因之一。④子宫本身相关因素。如子宫畸形、宫颈坚韧、剖宫产术后等,因进入宫腔困难、子宫本身有缺陷、子宫多度屈曲,均是 IUD 异位的高危因素。⑤IUD 放置时限。节育器异位、嵌顿与放置时间长短有关,超过 10 年者发生节育器异位、嵌顿的概率显著增加。节育器在宫内时间过长,不但光洁度下降,而且随着放置时间延长,子宫肌壁组织顺应性、韧性及宫腔形态、大小等多方面发生改变,使异位、嵌顿的发生概率增加,尤其闭经后子宫逐渐萎缩、宫腔变小、四壁变薄、质地变脆。⑥O 形环、T 形环及爱母环的两侧臂在张力作用下容易嵌入肌层,甚至异位于子宫外。⑦缺乏术后随访。

IUD 异位至膀胱形成膀胱结石的病理生理机制:相比于男性,女性尿道短而粗,梗阻性膀胱结石的发病率较低。异位于膀胱内的 IUD 为异物,改变膀胱内环境,原尿中的黏蛋白、草酸钙、磷酸盐和尿酸盐形成结晶体,以节育器为中心在其周围不断沉积、依附,逐渐增大、逐层包绕,形成含磷酸钙和磷酸镁铵的感染性结石。

医师 E:放置节育器一定要由经过正规培训、取得计划生育证书、有经验的医师操作;术前严格掌握放置节育器的适应证、禁忌证和最佳时机,详细询问既往生育史、避孕史,查明子宫大小、方向、质地,详细告知患者节育器的种类、形状、使用年限、术后并发症、术后如有异常及时就诊、术后复查时间等,取得知情同意后,方可手术;术中动作轻柔,对于高危患者,充分扩张宫颈,并在超声引导下手术;术后应建立良好的随访制度,术后 1 个月、3 个月、6 个月及每年需进行一次妇科检查,以了解 IUD 的位置是否正常。绝经后女性应尽快行 IUD 取出术,以免 IUD 嵌顿。

女性膀胱结石反复形成,不仅需要排除尿道狭窄、神经源性膀胱等疾病,还要警惕膀胱内异物如节育器异位等少见情况。

【专家点评】

病例中关键点出现在哪里?

自"计划生育"国策的开展以来,IUD 因其安全、长效、简便、经济、可逆、不影响生育等优点,一直是我国育龄期妇女的主要避孕方式。IUD 常见的不良反应及并发症包括腹痛、不规则阴道出血、盆腔炎、IUD 异位、IUD 嵌顿、IUD 下移和带环妊娠等,而 IUD 异位至膀胱导致结石在临床上比较少见。

因 IUD 异位至膀胱开始多无明显症状,故患者的首诊科室非妇科,而是多因反复的尿频、尿急、尿痛、尿血的泌尿系统症状就医泌尿外科,经超声等影像学检查发现膀胱结石同时发现 IUD 异位至膀胱。

IUD 异位至膀胱,根据异位程度选择手术方式。微创技术的发展,宫腔镜、腹腔镜手术为首选方式。而形成结石后,可在膀胱镜下碎石后将结石经宫腔镜取出,恢复快、创伤小、花费少。

根据 IUD 异位的原因,需规范 IUD 的放置,严格随访。对于反复泌尿系感染,且行 IUD 避孕的患者,应警惕 IUD 异位至膀胱导致结石,争取早发现、早诊断、早治疗。

（冯力民　胡立静）

参 考 文 献

[1] 国家卫生计生委计划生育基层指导司,中国人口与发展研究中心.人口与计划生育常用数据手册(2017)[M].北京:中国人口出版社,2017.

[2] 苑会晶,郭良云,胡萍.超声在诊断节育器异位宫外中的应用价值[J].江西医药,2020,55(3):338-340.

[3] 姬红丽.经阴道二维超声与三维超声诊断宫内节育器异位效果 [J].中国计划生育学杂志,2020,28(2):294-296.

[4] 卢深涛,代艳,刘明博,等.双节育器腹腔内异位之膀胱、小肠、乙状结肠 1 例及文献复习[J].重庆医学,2021,50(24):4317-4320.

[5] 王利.影响女性宫内节育器异位的相关因素分析[J].中国实用医药,2019,14(36):50-51.

[6] 何中虎,虞勇,陈德.宫内节育器异位至膀胱并形成巨大结石一例 [J].影像诊断与介入放射学,2014,23(6):533-534.

[7] 唐晨野,金铁刚,吴云涛,等.宫内节育器膀胱内异位继发巨大结石 1 例及文献复习[J].重庆医学,2019,48(24):4138-4139.

[8] 王文卫,涂响安,赵良运,等.节育器异位致膀胱乙状结肠瘘及膀胱结石 1 例报告并文献复习[J].中华腔镜泌尿外科杂志(电子版),2010,4(6):452-455.

［9］ Bürger Z,Bucher AM,Comasco E,et al. Association of levonorgestrel intrauterine devices with stress re-activity,mental health,quality of life and sexual functioning:A systematic review［J］. Front Neuroendo-crinol,2021,63:100943.

［10］ Balci O,Capar M,Mahmoud AS,et al. Removal of intra-abdominal mislocated intrauterine devices by lap-aroscopy［J］. J Obstet Gynaecol,2011,31(7):650-652.

病例 41 宫腔粘连

【病历摘要】

患者,33 岁,主因"人工流产术后月经量减少 4 年",于 2022 年 1 月 24 日入院。

1. 现病史 患者 4 年前人工流产术后出现月经量减少,量为正常月经量的 1/3,周期及经期同前,无痛经,无月经间期出血。3 年前患者因备孕体检,超声提示子宫粘连,就诊于当地医院行宫腔镜检查+宫腔粘连分离术,术后患者月经量未见明显变化。患者于 2019 年 8 月至 2021 年 4 月在外院反复行 7 次宫腔粘连松解术(具体情况不详)。2 月前患者就诊于我院门诊,行宫腔镜检查提示宫腔粘连,内膜病理未见异常。患者有生育需求,为求手术治疗,门诊以"宫腔粘连"收入院。自患病以来,患者精神可,饮食及睡眠好,大小便正常,体力如前,体重近 2 个月减重 8 kg。

2. 既往史 否认高血压、冠心病等慢性病史,否认肝炎、结核、伤寒、疟疾等传染病史,否认外伤及输血史,否认药物过敏史。预防接种史不详。

月经婚育史:初潮 14 岁,月经周期 28 天,经期 7 天,末次月经 2022 年 1 月 13 日。G_3P_1,2017 年足月剖宫产分娩一孩,人工流产 2 次,爱人及子女体健,工具避孕。

3. 入院查体 生命体征平稳,BMI 21.5 kg/m²,心肺听诊未见异常。腹软,无压痛、反跳痛、肌紧张,未及包块。妇科检查:外阴发育良好,已婚型;阴道通畅;宫颈光,无举痛、摇摆痛;宫体前位,正常大小,质中,活动可,无压痛;双侧附件未及明显异常。

4. 辅助检查

2022 年 1 月 24 日经阴道三维超声检查(术前):子宫前位,大小形态正常,子宫内膜 2.2 mm,回声均匀,宫腔内见厚径 0.09 cm 无回声区,边缘部分不规则,双侧宫角可见,粘连占宫腔面积的 1/3～2/3,宫颈未见明显异常,双附件未见明显异常。诊断:符合宫腔粘连声像图,宫腔少量积液。

5. 诊断 ①宫腔粘连;②宫腔粘连分解术后;③剖宫产史。

6. 诊治经过 患者入院后完善术前化验检查,与患者及家属交代手术风险谈话签字,行术前准备。于 2022 年 1 月 25 日静脉麻醉下行宫腔镜探查+宫腔粘连分解术。麻醉成功后,患者取膀胱截石位,常规消毒铺巾。超声监护下探宫深 7.5 cm,依次扩宫到 8 号扩宫棒,置镜见:宫颈未见明显异常,宫腔窄筒状,双侧壁明显内聚,宫底部可及致密粘连,内膜薄,双侧宫角及输卵管开口未见,符合术前诊断(图 41-1)。AFS 评分 8 分(粘连范围 2 分,粘连性质 4 分,月经模式 2 分),ESGE 分级Ⅳ级。于超声监护下单极电针打开宫腔两侧壁及宫底部粘连,宫腔内容积扩大,双侧输卵管开口仍未见,术后宫腔呈 T 形(图 41-2)。宫内放置子宫支架(可局部缓释雌激素 2 月)预防再粘连、促进内膜生长(图 41-3)。手术顺利,术后患者恢复可,予出院。嘱术后口服扩血管药物阿司匹林 81 mg qd,麒麟丸 6 g tid,辅酶 Q-10 150 mg bid,维生素 C 100 mg tid,维生素 E 100 mg qd。

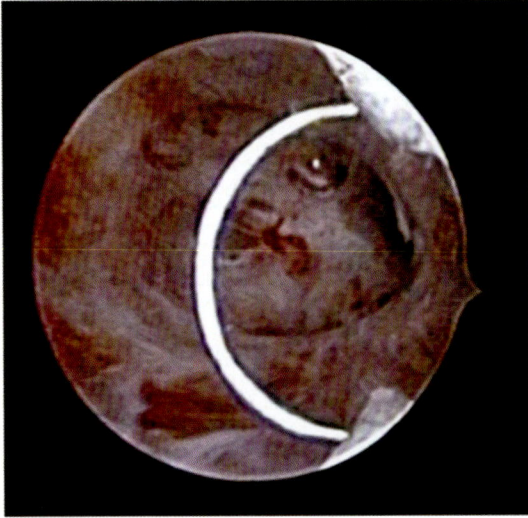

图 41-1 术前宫腔形态

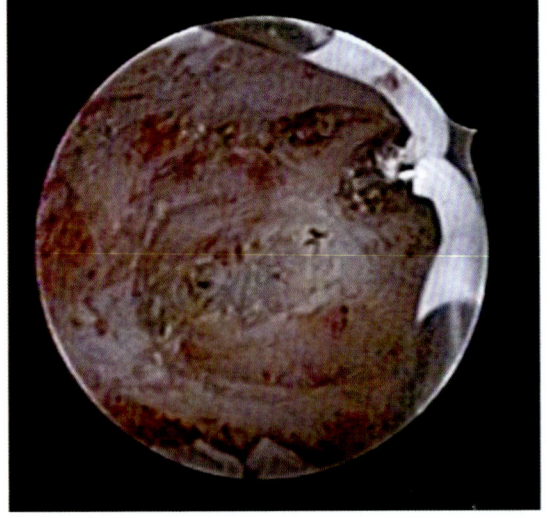

图 41-2 术后宫腔形态

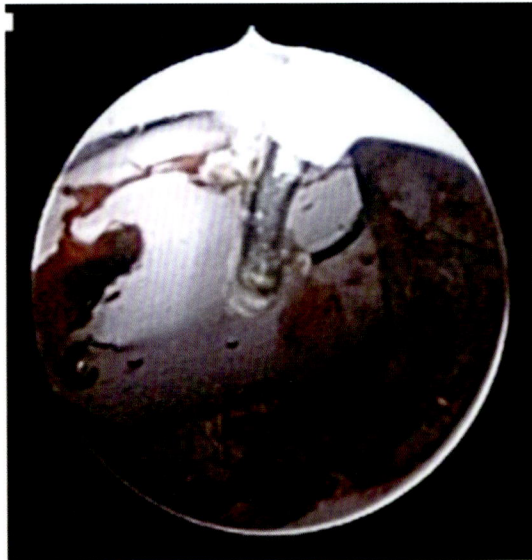

图 41-3 术后宫腔内放置子宫支架

术后 2 月患者返院行宫腔镜二次探查,2022 年 3 月 29 日经阴道三维超声(二次探查术前):子宫前位,大小形态正常,子宫内膜 5 mm,回声欠均匀,边缘部分不规则,宫底部内膜可见成角,双侧宫角可见。宫颈未见明显异常,双附件未见明显异常。诊断:宫腔粘连分离术后,宫腔少量积液。患者于 2022 年 3 月 29 日在静脉麻醉下行宫腔镜检查＋宫腔粘连分解术＋子宫支架取出术。置镜见:宫颈管未见明显异常,子宫形态正常,子宫支架位置正常,无破损、下移。内膜稍薄,两侧宫角及侧壁可见疏松粘连带,右侧输卵管开口未见,左侧输卵管开口可见,符合术前宫腔粘连诊断。AFS 评分 2 分（粘连范围 1 分，粘连性质 1 分，月经模式 0 分），ESGE 分级 Ⅱ级。取出宫腔内子宫支架，单极电针打开宫腔两侧侧壁疏松粘连带，术后宫腔 T 形（图 41-4）。手术顺利，术后患者恢复可，予出院。嘱患者月经来潮后尽快备孕。术后随访，患者诉月经量较术前明显增多，目前正在备孕。

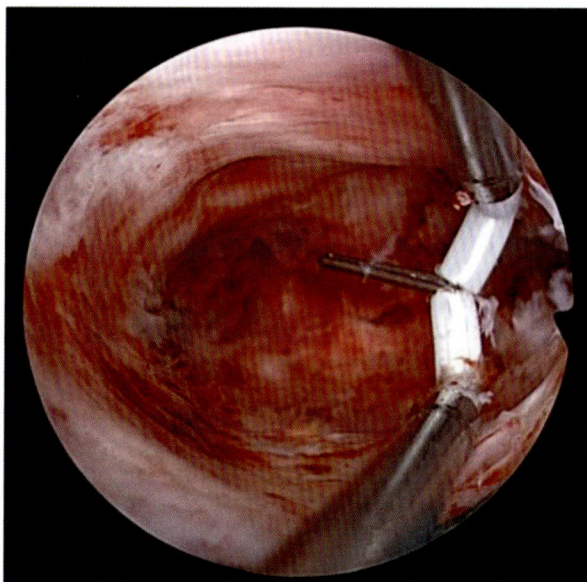

图 41-4　二探术后宫腔形态

【病例讨论与分析】

刨根问底——临床思维演练

△ 什么是宫腔粘连，它的病因及临床表现是什么？

△ 宫腔粘连如何诊断及治疗？

△ 宫腔粘连分解术后预防再粘连的措施有哪些？

医师 A: 宫腔粘连（intrauterine adhesions，IUA）是指经宫腔内有创操作、感染等引起的子宫内膜基底层不可逆损伤，使子宫肌壁之间相互黏附。其病因有机械损伤、感染等。任何导致子宫内膜基底层损伤，使肌层裸露的创伤均可能造成宫腔粘连，如人工流产、药物流产后清宫，中期引产或足月产后清宫，非妊娠子宫诊断性刮宫，子宫肌瘤剔除术，黏膜下肌瘤摘除术，宫腔镜下子宫内膜切除术等。在我国，人工流产是最常见的原因。宫腔粘连患者的临床表现主要是月经改变及生殖能力下降，其症状与粘连的部位及严重程度密切相关。因宫腔部分或完全闭锁可继发月经过少、周期性下腹痛、闭经、不孕等临床表现，仅发生在输卵管开口或宫颈管处的粘连亦可导致不孕。

医师 B: 宫腔镜检查是诊断宫腔粘连的"金标准",它能够在直视下评估粘连的部位、范围、性质及程度,以及内膜的颜色、厚度及损伤情况。经阴道子宫三维超声简单、无创、可重复性好。它能显示子宫腔的整体形态,提示宫腔粘连的范围、类型、程度及子宫内膜下血流情况,也是宫腔粘连常见的辅助检查。目前临床上评估粘连严重程度的方法有:AFS 分级评分标准、ESGE 分级评分标准以及 2015 年中华妇产科学会提出的中国宫腔粘连诊断分级评分标准。宫腔粘连的主要治疗方法为手术治疗,其治疗有 4 个重要环节,①手术治疗:目前临床上最常用的是宫腔镜下粘连分解术(TCRA)。②预防再次粘连发生。③促进子宫内膜再生治疗。④术后再次评估治疗效果:术后宫腔镜二次探查、超声等。其中术后如何更好地预防再粘连的形成,如何促进内膜生长,得到更好的妊娠结局是我们需要解决的问题。

医师 C: 术后预防再粘连的辅助治疗措施并无统一标准,专家共识提出宫内物理屏障是有效方法之一。临床上备受关注的有 IUD、宫内球囊(Foley 球囊、Cook 球囊)、生物凝胶、雌孕激素人工周期治疗等。目前临床上常采用多种方式联合防粘连。

宫内节育器由于易于操作和临床应用广泛而成为常用的物理屏障,常与雌孕激素联合应用。临床常用宫形环作为金属支架分隔相互贴附的手术分离粘连面。其金属支架的有效面积仅限于四周,其余宫腔部分仍可再次形成粘连。再粘连组织能将避孕环包裹形成避孕环嵌顿,在移除宫内节育器时会再次对内膜造成损伤。故目前已经不再提倡使用。

临床上亦常使用 Foley 球囊作为物理屏障起支撑作用,阻止宫腔壁组织贴附,且方便易得。但球囊也存在局限性,若让 Foley 球囊不脱落,膨胀的球囊肯定对部分子宫内膜产生压迫,影响黏膜下血运,其延长管盘曲留置阴道增加上行感染的概率。但 Foley 球囊有一特殊用法值得广泛使用。Shi X 等人提出可在 TCRA 术后即刻、术后 2 周和 6 周分别进行 5～10 分钟宫内球囊的收缩和扩张,然后取出 Foley 球囊。术后即刻使用可使去除粘连的子宫腔表面更为平整,术后应用可通过扩张去除术后新形成的稀疏粘连,有效预防粘连复发。在第 8 周二次探查时,球囊组的粘连程度明显低于对照组。

透明质酸钠凝胶是常见的生物胶类材料,具有高组织相容性和天然成分的优点。它不仅可作为物理屏障剂,还可提供生物学效应,提供良好的细胞生长环境,下调炎症反应。目前透明质酸钠凝胶已成为临床上预防宫腔镜术后粘连的常用材料。AAGL 与 ESGE 联合指南中提出自交联透明质酸钠可以降低粘连复发的风险,有益于 IUA 的治疗,但尚未有研究支持透明质酸钠能够促进内膜生长。

AAGL 与 ESGE 联合指南中推荐宫腔镜下粘连松解术后使用雌激素治疗可以促进子宫内膜生长,覆盖手术创面的瘢痕组织,预防再粘连的发生。临床上常将雌孕激素人工周期与宫腔内物理屏障联合预防粘连。然而,手术后激素治疗仍缺乏关于剂量、强度、给药途径、安全性、疗效的标准化规范指导,临床数据有限且不一致。长期口服雌激素药物会导致患者依从性差。

医师 D: 目前,生物学材料是目前预防术后再粘连研究的重点,如羊膜、干细胞、富血小板血浆等。

羊膜来源于滋养层细胞,不仅可作为物理屏障,亦有生物学活性。羊膜上存在多种生长因子,可抑制内膜的纤维化及炎症反应,有利于生成新生血管,减少再粘连形成。但羊膜促进严重损伤的内膜细胞再生的作用有限,植入操作困难,易脱落,通常与宫内节育器或 Foley 球囊联合使用。羊膜作为异体生物供给，还存在交叉感染病毒、细菌等风险，且材料来源有限等导致其应用受限。

干细胞已成为治疗组织损伤和纤维化的一种新选择。目前，人们愈发重视干细胞治疗对于 IUA 和薄型子宫内膜的修复和再生。常用的干细胞有骨髓间充质干细胞（BMSC），月经血来源的间充质干细胞（MenSC）和脂肪组织来源的间充质干细胞（ASC）等。既往临床研究表明，宫内自体骨髓间充质干细胞移植可有效提高患者的妊娠率。但是存在干细胞难以在宫腔内定植，静脉注射移植的细胞无法到达受损组织等问题，目前仍有待进一步研究。

富含血小板的血浆可以促进培养细胞的增殖。它自体不仅具有优良的生物活性，还具有良好的相容性和潜在的保护作用，也可以作为促血管生成细胞的传递载体。但目前尚缺乏大样本临床试验来证实其有效性。

医师 E： 目前临床上用于 TCRA 术后预防再粘连的方法多且复杂，但效果不尽如人意。口服雌激素导致子宫内膜的药物浓度非常低。我们在想能否用一种单一装置替代多种联合措施，它既可以起到物理屏障的作用，又能够局部释放雌二醇，提高药物的生物利用度。因此我们开发了硅橡胶子宫药物支架系统（图 41-5）。作为物理屏障，外形轻薄贴合宫腔，不压迫内膜，减少异物感，并且它可以长期缓释雌二醇。我们进行了随机对照临床试验，结果证实了硅橡胶子宫药物支架预防术后再粘连的有效性。

我们的另一项正在开展的临床试验是探究宫腔修复补片预防 TCRA 术后再粘连的有效性。宫腔修复补片的主要材料是猪小肠黏膜下层（SIS）。它是一种天然细胞外基质材料，具备良好的机械特性、组织相容性和较低的免疫原性，是用于组织修复重建的良好基质，也是组织工程研究常用的天然支架材料。这也是猪小肠黏膜下层修复补片首次应用于宫腔粘连分解术后预防再粘连。

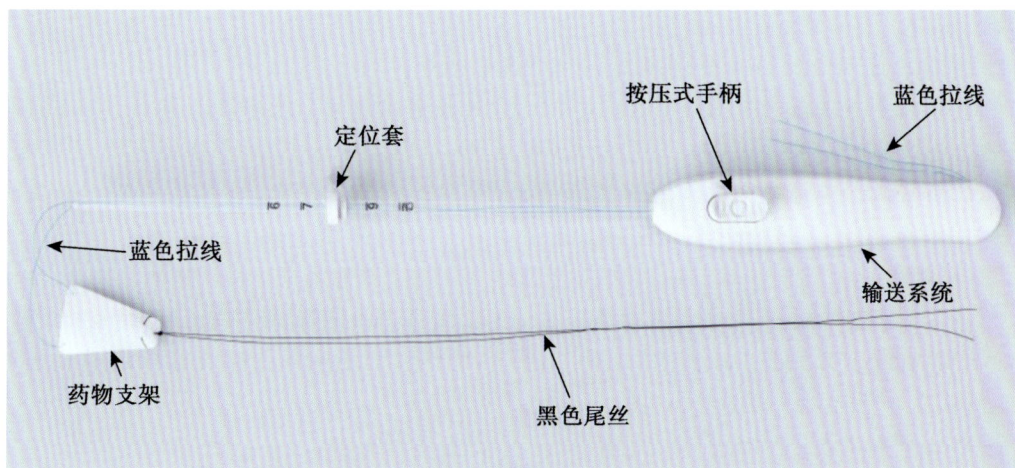

图 41-5　硅橡胶子宫药物支架系统

【专家点评】

病例中关键点出现在哪里？

1. 宫腔粘连分解术后预防再粘连的多种方法总结

对比	宫内节育器	球囊	生物屏障	术后人工周期治疗	羊膜	干细胞
原理	物理隔离	物理隔离	生物凝胶屏障	促进内膜再生	物理屏障＋促进内膜再生	促进内膜再生
放置周期	2～3个月	3～7天	7～14天内逐步降解	2～3个周期	尚不明确	尚不明确
特点	不能有效隔离子宫前后壁；可诱发炎性反应、加重粘连；放置过程中子宫穿孔的报道；植入取出不方便	不能长期放置；可能过度压迫子宫内膜；取出时可能造成继发性组织损伤；尾部易发感染	产品可吸收，不需要取出；在体内黏附作用时间较短；在临床上主要配合球囊，辅助预防宫腔粘连	需要物理屏障；口服剂量较大；服药周期长；患者依从性较差	既是物理屏障也有生物学活性；存在多种生长因子；操作困难；异体供给有交叉感染风险	能促进内膜生长、提高妊娠率；静脉移植的细胞无法到达受损组织；干细胞难以在宫腔定植
联合应用	宫内节育器＋药物治疗	球囊±凝胶＋药物治疗	球囊＋凝胶＋药物治疗	物理屏障＋药物治疗	羊膜＋球囊	尚不明确

2. 宫腔粘连术后妊娠率如何以及如何提高妊娠率

对于宫腔粘连术后的妊娠率，因各文献术后随访时间差异、患者基本条件不一，因此很难获得一个准确的结果。大多数研究表明，粘连的程度越重，宫腔粘连分解术的效果越差，术后妊娠率越低。但是越来越多的研究表明，宫腔粘连的范围越大，其术后宫腔形态及月经恢复情况越差，但术后的妊娠率并没有显著差异。Valley等根据粘连的性质对宫腔粘连进行分类，把粘连分为膜状粘连、肌性粘连、纤维素样粘连，他们发现，术后妊娠率膜状粘连效果最好，肌性粘连次之，而纤维素样粘连最差，这说明粘连的范围不是决定预后的主要因素，可能粘连的性质更为重要。我们在临床中也观察到膜性粘连和肌性粘连术后内膜更容易覆盖，其预后要好于纤维素样粘连。

提高妊娠率的方法如下。

(1)患者宫腔操作术后若出现月经改变，应及时就诊。

(2)口服扩血管药物可改善子宫内膜血供，促进内膜生长。我们在临床中观察到很多患有宫腔粘连的患者在门诊口服扩血管药物后月经恢复并成功妊娠。

（3）对于宫腔粘连患者而言，多一次宫腔操作，就多一分再粘连的风险。因此，对于轻度粘连的患者可采取期待治疗。本病例中的患者先后在当地行 8 次 TCRA，临床医师也应当谨慎考虑，避免不必要的 TCRA。

（4）宫腔粘连分解术中，需仔细操作，既要扩大宫腔内的容积，也要注意保护患者子宫内膜，特别是宫底部的子宫内膜。同时，TCRA 术可在超声监护下进行，避免穿孔等并发症的发生。

（5）术后应通过多种方法，预防再粘连并促进子宫内膜生长。定期随访，通过超声等无创手段观察患者有无再粘连及内膜生长情况。

（6）术后需告知患者尽快妊娠。宫腔粘连患者术后总体妊娠间隔时间为 8.9±3 月，绝大部分发生在术后 2 年之内。若患者尝试自然妊娠无果，明确原因后可建议患者采用辅助生殖技术。

（冯力民　焦雨青　王倩男）

参 考 文 献

[1]　中华医学会妇产科学分会.宫腔粘连临床诊疗中国专家共识[J].中华妇产科杂志，2015，50（12）：881-887.

[2]　Shi X，S aravelos S H，Zhou Q，et al. Prevention of postoperative adhesion reformation by intermittent intrauterine balloon therapy：a randomised controlled trial[J]. BJOG，2019，126(10)：1259-1266.

[3]　AAGL Practice Report：Practice Guidelines on Intrauterine Adhesions Developed in Collaboration With the European Society of Gynaecological Endoscopy(ESGE)[J]. J Minim Invasive Gynecol，2017，24(5)：695-705.

[4]　Healy MW，Schexnayder B，Connell MT，et al. Intrauterine adhesion prevention after hysteroscopy：a systematic review and meta-analysis[J]. Am J Obstet Gynecol，2016，215(3)：267-275.

[5]　Valle RF，Sciarra JJ. Intrauterine adhesions：hysteroscopic diagnosis，classification，treatment，and reproductive outcome[J]. Am J Obstet Gynecol，1988，158(6 Pt 1)：1459-1470.

病例 42 LNG-IUS 宫腔镜下缝合固定

【病历摘要】

患者,46岁,主因"经量增多伴痛经进行性加重1年余,阴道不规则出血40天"入院。

1. **现病史** 患者平素月经规律,月经周期30天,经期5天,经量中等,末次月经2022年5月30日。2020年10月自觉出现痛经,且呈进行性加重,最严重时VAS 8分,伴经量增多,为平素月经量的3~4倍,感头晕、乏力,2021年8月外院就诊检查提示血红蛋白80 g/L左右,行诊断性刮宫,病理提示增生期子宫内膜,术中同时放置曼月乐环,术后症状稍有缓解。2021年10月复查时超声提示宫腔内未见宫内节育装置。2021年11月因经量多就诊于另一外院予以皮下注射"醋酸亮丙瑞林微球3.75 mg"3针,并于2022年1月再次放置曼月乐环,放环后痛经阴性,VAS 0分,经期缩短至3天,周期缩短至23天,经量明显减少,一天1片日用卫生巾,浸湿约2/3。2022年6月末次月经后出现阴道淋漓出血40余天,量少呈点滴状。2022年7月15日阴道出血突然增多,每天7~8张日用卫生巾,全部浸湿,伴大血块,自觉头晕、心悸、乏力。遂于2022年7月16日于我院就诊,超声提示子宫49 mm×50 mm×42 mm,宫内节育器下段及宫颈内口,节育器上缘至宫底内膜2.4cm,位置偏低,建议随诊。予以口服"炔诺酮"止血,考虑宫内环下移,建议手术。

2. **既往史** 平素身体健康状况良好,否认高血压、冠心病、糖尿病等慢性病史,否认肝炎、结核、伤寒、疟疾等传染病史,否认重大手术、外伤史。否认青霉素过敏史。

月经婚育史:初潮13岁,月经周期30天,经期5天,末次月经2022年5月30日,阴道流血至今,G_2P_1,2005年顺产一女婴,2015年行人工流产术,适龄结婚,爱人体健。

3. **入院查体** 生命体征平稳,心肺听诊无异常。

妇科检查:外阴经产型,阴道畅,穹窿空虚,宫颈光、外口可见尾丝,无举痛、无摇摆痛;子宫前位,球形增大如孕8周,质硬,活动可,无压痛。双附件区未及异常。

4. **辅助检查**

2022年7月16日血常规:HB 90 g/L。

2022年7月16日肿瘤标志物:CA125 76.64 U/ml。

2022年7月16日我院妇科超声:子宫呈前位,大小49 cm×50 cm×42 cm,后壁略增厚,回声欠均匀。宫腔内可见节育器强回声,宫内节育器下段及宫颈内口,节育器上缘至宫底内膜2.4 cm,位置偏低,建议随诊。初步诊断:子宫腺肌病,宫内节育装置下移。

5. **诊断** ①子宫腺肌病;②轻度贫血;③宫内节育装置放置术后。

6. **诊治经过** 入院诊断为子宫腺肌病、轻度贫血、宫内节育装置放置后。经术前与患者家属谈话签字后,于2022年7月26日在静脉麻醉下行宫腔镜下曼月乐放置及缝合固定术。麻醉成功后取膀胱截石位,常规消毒铺巾;持物钳钳夹节育器尾丝完整取出曼月乐环,子宫前位,术前宫腔深 11 cm,依次用 4 号至 10 号扩宫器扩张宫口,置镜检查,宫腔深大,内膜中等厚度,双侧输卵管开口可见,输卵管开口距离宽大。所见符合子宫腺肌病诊断,决定在超声监视下行经宫腔镜曼月乐环缝合固定术、子宫内膜采取术。

首先在超声监视下连接负压吸宫管吸刮宫腔一周。台下将曼月乐环完整地从放置器上取下,用带针 4-0 不可吸收线紧密缠绕曼月乐环横纵臂交界处四圈后打结固定(图 42-1)。紧贴纵壁尾端剪断曼月乐尾丝(图 42-2)。用长镊夹持缝针将缝针置入宫腔中段,置镜在宫腔镜直视下用冷刀器械钳夹缝针于子宫宫底后壁缝合一针,深度为及黏膜和黏膜下浅肌层(图 42-3~图 42-5)。夹持缝针退出宫腔(图 42-6)。将曼月乐环用长镊夹持送入宫腔,再次置镜在宫腔镜直视下调整曼月乐环位置,曼月乐环平面与宫腔冠状面平行为宜,拉紧宫腔外的带缝针端至曼月乐环紧贴宫底。此时不带缝针端位于左手,缝线端位于右手,前 2 个滑结始终保持这样握

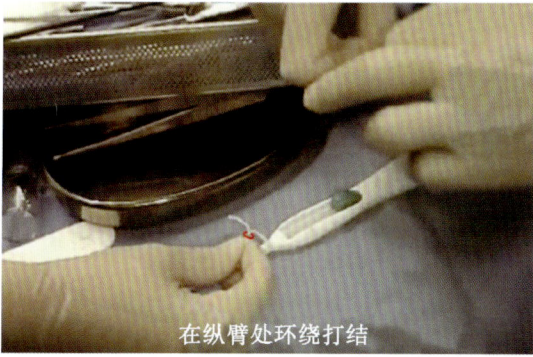

图 42-1 台下用带针 4-0 不可吸收线缠绕曼月乐环横纵臂交界处(图中红色标注)四圈后打外科结固定

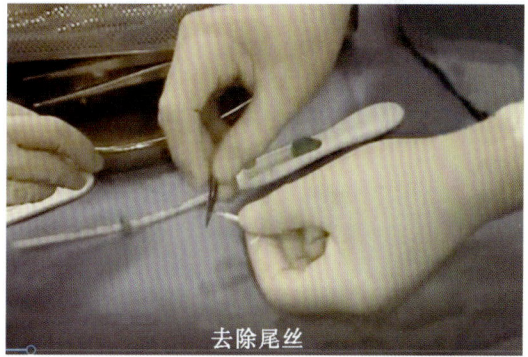

图 42-2 紧贴纵壁尾端剪断尾丝

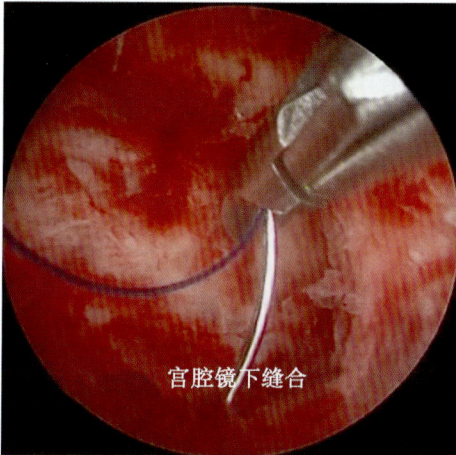

图 42-3 缝黏膜与浅肌层不要用力过猛,顺着针的弧度行针即可,注意避免缝针断裂

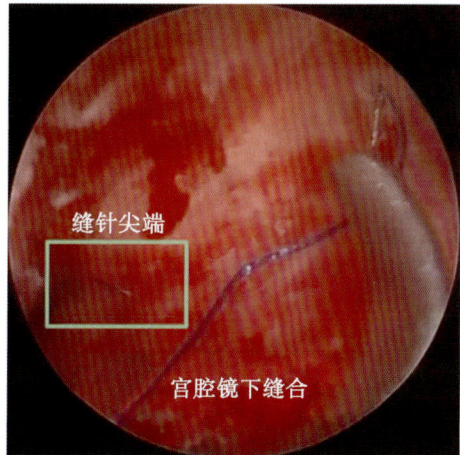

图 42-4 推针时要使针尖暴露得长一些,避免出针时仅余尖端可供夹持导致针尖断裂

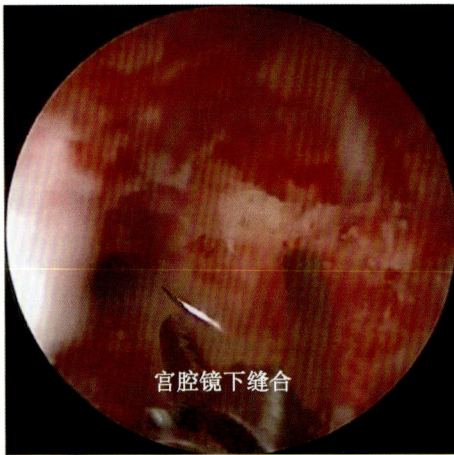

图 42-5　夹持针的尖部准备出针的时候尽量避免夹持针尖,避免用力夹持针尖尖端导致针尖断裂,出针时顺着针的弧度出针

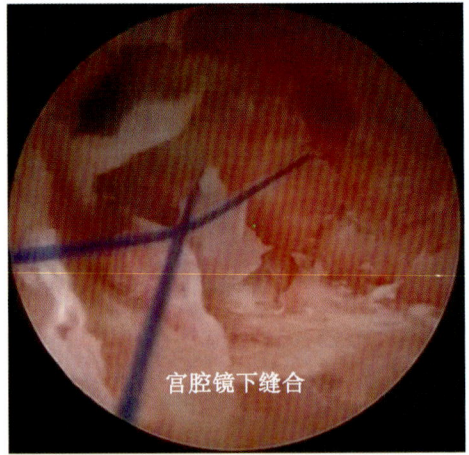

图 42-6　缝针退出宫腔后,将曼月乐环送入宫腔前

持着去打。退镜,宫腔外缝线尾端单手打第一个滑结,左手不带缝线端缝线穿入推结器(图 42-7)孔中(图 42-8),B 超监视下用腹腔镜推结器将该滑结推至宫底,推结时左手紧,右手松,使得右手线为滑动线,打两个结后左右手不交叉,同样的方式推入后再次置镜,镜下调整曼月乐环及结扣的位置,线结推至宫底为宜。可通过左手拉紧左手线尾,宫腔内宫腔镜直视下钳夹另一可滑动线以反向牵拉的方式收紧线结滑至宫底(图 42-9)。退镜,单手打两个正常的结推至宫底,此时推结时左手松,右手紧(使滑结变为死结)。再次置镜调整,剪除多余缝线。把曼月乐环固定于宫底后壁(图 42-10)。

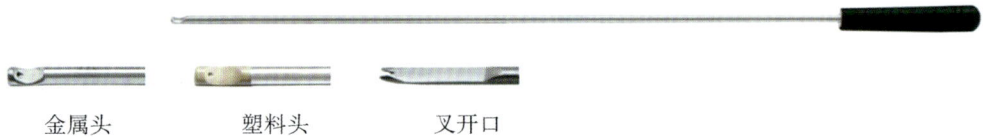

金属头　　　　塑料头　　　　叉开口

图 42-7　推结器图示

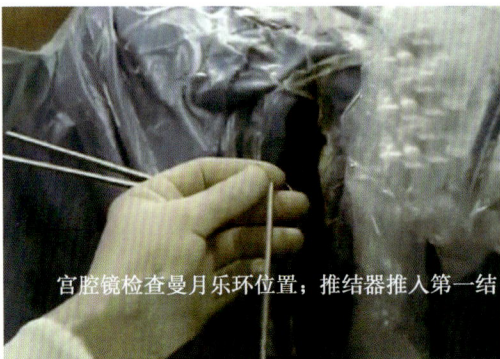

宫腔镜检查曼月乐环位置;推结器推入第一结

图 42-8　打第一个结后将无针端缝线的线尾穿入推结器中

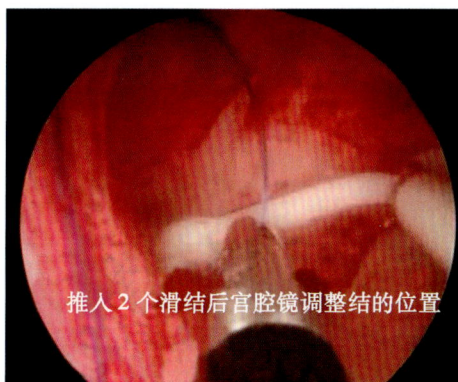

图 42-9　推入两个可滑动滑结后置镜调整环的位置,其后左手拉紧宫腔外非滑动线端,宫腔镜下钳夹另一滑动线端反向牵拉使线结滑至宫底

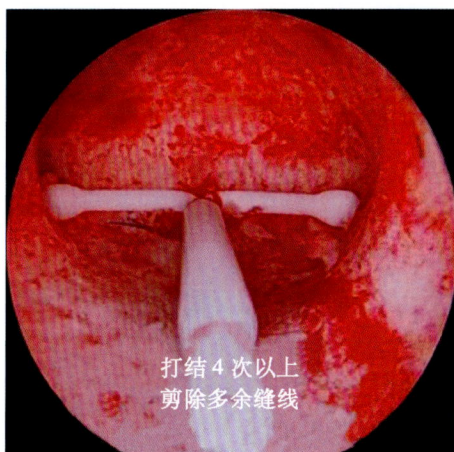

图 42-10　最终置镜调整,剪除多余缝线,术毕

　　患者术后 1 日无不适,如期出院。出院诊断:子宫腺肌病、宫内放置节育装置术后。

　　患者术后 2022 年 8 月 15 日门诊复诊,自述术后阴道淋漓出血至复诊当日,呈点滴状,一天 1 片卫生巾,浸湿约 1/4,无腹痛不适。病理回报提示(子宫内膜)凝血组织内见少量鳞状上皮黏膜组织,少许平滑肌组织及少许腺上皮。因患者有淋漓出血的症状,故于 2022 年 8 月 15 日、2022 年 9 月 19 日、2022 年 10 月 17 日分别行 3 次肌注 GnRHa 治疗,期间无潮热、盗汗、失眠、情绪波动等围绝经期综合征表现,3 针后患者自述阴道淋漓流血止,遂停止 GnRHa 治疗,术后第 1、3 个月复查三维超声均提示宫内节育器位置正常,平稳至今。

【病例讨论与分析】

刨根问底——临床思维演练

△ 什么是子宫腺肌病,临床上如何做到早诊断早治疗?

△ 曼月乐环放置的适应证是什么?放置后常见的不良反应有哪些?如何进行不良反应的临床处理及临床监督?

△ 曼月乐环固定缝合术作为一种新的尝试,意义何在?适应证是什么?如何做到充分的知情同意?

△ 曼月乐环放置后的近远期随访与复查如何?

　　医师 A:子宫腺肌病是指子宫内膜(包括腺体和间质)侵入子宫肌层生长而产生的病变,主要临床症状表现为月经过多或经期延长(甚至导致严重贫血)、进行性加重的痛经和不孕。超声检查是子宫腺肌病首选的影像学检查方式。缓解疼痛、减少出血、促进生育是子宫腺肌病的主要治疗目标。目前可用于子宫腺肌病治疗的药物主要有:非甾体抗炎药、口服避孕药、口服孕激素类药物、促性腺激素释放激素激动剂(GnRHa)、左炔诺孕酮宫内缓释系统(LNG-

IUS),其中 LNG-IUS 放置方便,可以持续缓释左炔诺孕酮 5 年。临床应用表明,LNG-IUS 对子宫腺肌病痛经、慢性盆腔痛和月经过多均有效,已经得到多个指南的推荐以及患者的认可,可作为月经过多的子宫腺肌病患者的首选治疗。子宫腺肌病药物治疗的选择主要取决于患者的年龄、症状严重程度和生育要求。合并有不孕症的患者建议尽早接受辅助生殖技术治疗,因 LNG-IUS 在宫腔局部释放孕激素不抑制排卵,同时可避免促排卵治疗过程中子宫内膜病变的发生,可采用宫腔内放置 LNG-IUS 同时促排卵以保护子宫内膜,待准备胚胎移植前再取出 LNG-IUS。

没有生育要求的患者若药物治疗可以控制,则仍可继续目前治疗方式。年龄大于 45 岁、没有生育要求且药物治疗无效的患者可考虑全子宫＋双附件切除术。年龄小于 45 岁、没有生育要求且药物治疗无效的患者可以考虑全子宫＋双侧输卵管切除术。除此之外,还有介入治疗、保守性手术治疗等方式。

医师 B:曼月乐环放置宫腔内可维持 5 年有效,5 年内每天释放 20 μg 左炔诺孕酮,5 年后每天释放 10 μg。LNG-IUS 在全球获批的适应证包括避孕、月经过多、痛经和雌激素补充治疗过程中预防子宫内膜增生,在中国获批的适应证为避孕和特发性月经过多。LNG-IUS 治疗月经过多的机制主要是通过宫腔内高浓度的孕激素对子宫内膜的强抑制作用,使子宫内膜萎缩变薄,可明显减少月经出血量和出血天数。同时,LNG-IUS 通过减少月经出血量和前列腺素的合成,降低宫内压力、抑制子宫收缩,从而缓解痛经。2018 年的英国国家卫生与临床优化研究所(NICE)指南建议将 LNG-IUS 作为疑似或已确诊的子宫腺肌病引起的月经过多的一线治疗方案。对于合并子宫内膜增厚或异常子宫出血等不除外子宫内膜异常增生者放置前应行诊刮术以除外子宫内膜病变。

LNG-IUS 常见的不良反应主要在于出血模式的改变(包括经血增多和减少,点滴出血,月经稀发和闭经)及环的自然脱落。

放置 LNG-IUS 后不规则出血的相关问题。放置 LNG-IUS 后,大多数女性会出现可预期的月经模式改变。部分使用者在放置后 6 个月内可出现不规则出血和点滴出血,但随后症状可逐渐缓解甚至消失。使用 LNG-IUS 前,临床医师应充分告知使用者可能出现的出血模式改变,可大幅提高使用者的满意度。放置 LNG-IUS 后的不规则出血一般总出血量很少,无须特殊治疗。针对 LNG-IUS 放置后的阴道淋漓出血可采用注射 GnRHa 治疗,若术前注射过 GnRHa,术后可按原周期继续注射治疗。若患者注射期间出现围绝经期综合征症状,推荐口服莉芙敏缓解。注射 6 个周期内不考虑预防性补钙治疗。

曼月乐环脱落相关问题。一是子宫腺肌病患者曼月乐环易脱落原因的探讨:①宫腔较大,曼月乐环规格唯一,适合正常大小的子宫,子宫腺肌病患者的子宫深大,尤其是两侧输卵管开口之间距离宽大,曼月乐环两横臂无法横跨在两侧输卵管,宫腔无法对其进行支撑及固定。②经期出血量大:经期大量出血易造成曼月乐环脱落。③子宫内膜僵硬:正常的子宫内膜比较柔软,通过挤压、压迫可以对曼月乐环起到支撑固定作用,子宫腺肌病的子宫内膜较为僵硬,易造成曼月乐环的脱落。④子宫肌层异常收缩。二是预防曼月乐环脱落的术前预处理:对于子宫体积大于孕 8 周,宫腔深度＞10 cm 的患者药物预处理可采用 GnRHa 3～6 个月。此处并非一定要注射 3 个周期及以上方可,有的子宫腺肌病患者对 GnRHa 特别敏感,预处理时一定要避免子宫不知不觉变得太小,太小宫腔不利于宫腔内操作,增加手术的风险及手术时长。三是宫颈太坚硬不利于扩宫颈。注射前超声提示子宫大小正常时可不注射下一针同时择期安排宫腔镜下曼月乐环缝合固定手术。

曼月乐环脱落的监督：一是症状监督，任何宫内节育系统部分或全部脱落的症状包括出血或疼痛。有时该系统可能从宫腔排出而患者没有注意到，导致失去疗效。因为左炔诺孕酮宫内节育系统减少月经量，部分脱落可能降低药物的有效性，如果月经前后阴道淋漓出血，可能提示发生移位；如果月经量增多，可能提示发生脱落。二是超声监督，曼月乐环放置后 1 个月行三维超声随诊 LNG-IUS 的位置，以后每 3～6 个月随诊一次，根据病情程度和症状轻重延长或者缩短就诊时间。如 LNG-IUS 上缘至宫底内膜的距离≥1 cm 考虑下移；可采用超声监视下或宫腔镜直视下复位。如 LNG-IUS 纵臂超过子宫颈外口，则应该取出 LNG-IUS。

医师 C：曼月乐环是子宫腺肌病的第一选择，如何解决曼月乐环大小与子宫腺肌病患者宫腔变硬、子宫增大的冲突是曼月乐环缝合固定术存在的意义。缝合只是针对解决脱落问题而提出的，为药物保守治疗争取一些余地。

因为 LNG-IUS 宫腔镜下缝合固定术是新的尝试，并非常规术式，需谨慎把握适应证。并不是第一次宫内放置曼月乐环就要固定，而是第一次放置后治疗有效但存在脱落的问题才要固定，即"放过且有效"。该患者既往两次宫内放置曼月乐环，2021 年 8 月放置后，2021 年 10 月复查时超声提示宫腔内未见宫内节育装置。2022 年 1 月再次放置曼月乐环，放环后月经模式正常、无痛经。末次月经后阴道淋漓出血考虑是曼月乐环位置异常导致，其后阴道大量出血考虑是由于曼月乐环位置过低，所以无法对疾病起到很好的抑制作用。以上充分说明该患者曼月乐环治疗是有效的，但曼月乐环易脱落的问题亟待解决，因此行 LNG-IUS 宫腔镜下缝合固定术，使药物保守治疗得以继续。

知情同意非常重要，在我们没有充足的随访病例的情况下，一定要在术前充分告知患者，①术后效果可能会不如第一次放置后理想：对疾病有治疗作用的是曼月乐环，而不是缝线，曼月乐环是均码，每天释放固定量的孕激素，释放的力度与子宫腺肌病的严重程度能否匹配决定了后续的病情进展与术后效果，术后并不能保证完全有效。即使第一次放置曼月乐环后效果很好，但若子宫腺肌病有进展，第二次放置后的同样的释放量不能匹配，遂可能得不到期待的术后效果。②缝线的脱落：缝合后并不一定永久不会脱落，随着月经期与子宫的不均匀收缩仍然可能存在脱落的风险，所以术后的定期超声监护是必要的。③取环告知：一定要告知患者此次曼月乐环的取出要在宫腔镜下拆缝线后取出，嘱咐患者告知取环医师宫腔内的这枚曼月乐环是经过固定缝合术缝上去的，避免取环医师一味牵扯尾丝或用取环器暴力操作，或当作单纯的宫内节育器嵌顿来处理从而造成医源性损伤。此外，强烈不建议行曼月乐固定缝合术的术者剪线时保留尾丝，以免留下隐患。

医师 D：曼月乐环缝合术中提高成功率的几点手术技巧。

1. **推结**　推入前两个结时始终保持同一根线紧，另一根线松，第二个结打完后左右手不交叉，确保推入的前两个结是可以滑动的滑结，以便置镜后看到两个滑结推不到宫底的时候还可以再推一推、紧一紧，但如果是已打 3 个结或不是滑结就不能调整位置了，可能存在结扣松、曼月乐环没有紧贴在宫底的情况，容易造成淋漓出血与脱落，所以尽量还是推到位。推后两个结时一定要交换松紧手，避免打 4 个滑结起不到固定曼月乐环的作用。

2. **超声监护下的益处**　看推结器有没有推到宫底、推到位，如果缝合过程中缝针断裂，还可以借助超声寻找黏膜下层的断针。

3. 推荐缝在宫底后壁处

4. 断针问题　其一,缝黏膜与浅肌层,所以不需要很大的力度,顺着针的弧度行针即可。其二,夹持针尖的时候一定要将针尖推出来长一点再夹持,避免用力夹持针尖最尖端导致针尖断裂,在膨宫液的水流冲击下遗失在宫腔内,甚至在膨宫压力下逆行到输卵管,意外划伤正常黏膜或肌层。

医师 D:曼月乐固定术后随访的注意事项。

术后 1 个月:更推荐三维超声确认宫腔内曼月乐环的位置,只要超声提示曼月乐环在宫腔内,3 个臂都没有下降至宫颈外口(性生活时男性没有异物感),即使提示曼月乐环与宫底有距离,也不划定为缝合的曼月乐环脱落。

术后 3~6 个月:患者可能会出现阴道淋漓出血,或术中镜下评估宫腔太大时可术后注射GnRHa,若术前接受过 GnRHa 的预处理,术后依旧按照 28 天周期注射,若患者因更年期症状明显而依从性差,可早期口服莉芙敏干预,莉芙敏起效慢,注射第一针时尽早口服缓解症状。

术后 3 年:3 年内曼月乐环每天释放 20 mg 左炔诺孕酮,第 3 年下降 10%,对于避孕与子宫内膜增生的患者来说不影响效果。但对于子宫腺肌病患者可能不够,根据患者有无贫血、痛经复发来评估是否需要重新更换一枚新的曼月乐环。

术后 5 年:术后 5 年曼月乐环每天释放 10 mg 左炔诺孕酮,若够抑制子宫腺肌病症状的话可以继续放置,但对子宫腺肌病来说,该释放量一般不够,这种情况下则需要更换曼月乐环。对于 EIN 患者,若患者 5 年后没有复发或仍处于药物性月经暂停的状态,可以继续放置至绝经过渡期及绝经后,绝经过渡期的判断需参考性激素水平的检验结果,进入绝经过渡期后仍可继续放置而不取出,原因在于曼月乐环高效避孕的同时还可长期管理异常子宫出血症状并控制疾病进展、复发,保护子宫内膜,进而降低子宫内膜病变的发生风险;而且,对脂代谢、肝功能影响较小,不增加心脑血管疾病和骨质疏松的风险。

换环一般需要再次固定,除非随着激素水平的降低子宫变小了,在宫腔镜下看到两个臂紧紧地横跨固定在两侧输卵管的开口处,才可以不缝合固定而是单纯放置曼月乐环,简而言之,把握曼月乐环缝合的适应证很重要。

【专家点评】

病例中关键点出现在哪里?

最先发表宫腔镜下曼月乐环缝合术的是杭州第一人民医院的全进毅院长,这种将宫腔镜冷刀手术系统独创性地应用于 LNG-IUS 缝合固定的方式,开创了宫腔镜下缝合的先河,全国范围内很多医师都在将这项技术更多地应用于临床,但要格外注意的是严格规范手术适应证,即"放置过且非常有效"。因为 LNG-IUS 宫腔镜下缝合固定术是新的尝试,长期的并发症仍待观察。

(冯力民　丁寒笑)

参 考 文 献

［1］　冷金花.子宫腺肌病诊治中国专家共识［J］.中华妇产科杂志,2020,55(6):376-383.

［2］　郎景和,冷金花,邓珊,等.左炔诺孕酮宫内缓释系统临床应用的中国专家共识［J］.中华妇产科杂志,
2019,54(12):815-825.

［3］　Huizhi Zhang,Jinyi Tong. An innovative surgical approach:suture fixation of the levonorgestrel-releasing
intrauterine system in the treatment of adenomyosis. BMC Women's Health. 2022 Nov 16;22(1):451.

病例 43　医源性子宫损伤：宫腔假道

【病历摘要】

患者,29 岁,主因"清宫术后月经量减少 1 年余,宫腔粘连分解术后 1 个月"入院。

1. **现病史**　患者平素月经规律,月经周期 28 天,经期 4 天,经量正常,无痛经。1 年余前因"胚胎停育"于外院行清宫术,术后患者呈闭经状态,肌注黄体酮后有明显腹痛症状,但仍未月经来潮,考虑宫腔粘连可能。予补佳乐 2 mg/天口服后有少量月经来潮,于 2016 年 10 月行第一次 TCRA 手术,术后放置节育器,同时口服补佳乐 3 mg tid。1 月后复查 B 超提示宫内节育器下移并嵌顿可能,于 2016 年 11 月行第二次宫腔镜检查,取环后发现宫腔形态正常,未见明显粘连带,前壁及宫底内膜苍白,余壁红润,双侧输卵管开口未见,再次放入宫内节育器 1 枚,继续口服补佳乐 3 mg tid。1 月后 B 超再次提示宫内节育器下移并嵌顿,于 2016 年 12 月行第三次宫腔镜检查,术中取环完整,探宫深 5 cm,宫腔形态不规则,双侧输卵管开口未显示,宫底可见纤维条索状粘连带,镜体推动无法分离,遂嘱患者继续口服补佳乐 3 mg tid,并建议其来我院就诊。

2. **既往史**　平素身体健康状况良好,否认高血压、冠心病、糖尿病等慢性病史,乙型肝炎病史,否认结核、伤寒、疟疾等传染病史,否认重大手术、外伤及输血史。药物过敏史不详,否认食物过敏史。预防接种史不详。

3. **月经婚育史**　初潮 14 岁,月经周期 28 天,经期 4 天,末次月经 2017 年 4 月 30 日。已婚有性生活史,G_1P_0,未严格避孕。

4. **入院查体**　生命体征平稳,心肺未及明显异常,腹软,无抵抗。妇科检查:外阴已婚型;阴道畅;穹窿空虚;宫颈光滑,举痛、摇摆痛阴性;子宫前位,质中,活动可,无压痛;双附件区未及明显异常,未及包块。

5. **辅助检查**　经阴道超声:子宫前位,正常大小,内膜居中,双层厚度约 0.8 cm,回声不均,内膜线回声欠连续,肌层回声均匀,双附件未见明显异常。

6. **诊断**　宫腔粘连(AFS 评分 10 分);乙肝病毒携带者。

7. **诊治经过**　2017 年 2 月患者就诊于我院门诊,予行子宫内膜药物预处理,即口服补佳乐 4 mg bid 共计 60 天,并于最后 10 天加用达芙通 10 mg bid 治疗,加用阿司匹林 81 mg qd、维生素 C 100 mg qd、维生素 E 100 mg qd 及麒麟丸 6 g tid 辅助治疗。停药后月经来潮,较前明显改善,2017 年 5 月于我院在 B 超引导下行宫腔镜检查,见宫腔假道,宫腔内致密粘连,粘连面积>2/3,双侧输卵管开口未见,AFS 评分 10 分。术中镜体分离疏松粘连(图 43-1,图 43-2)。

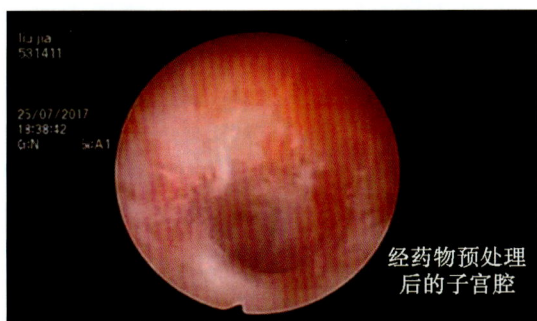

图 43-1　药物预处理后的宫腔形态

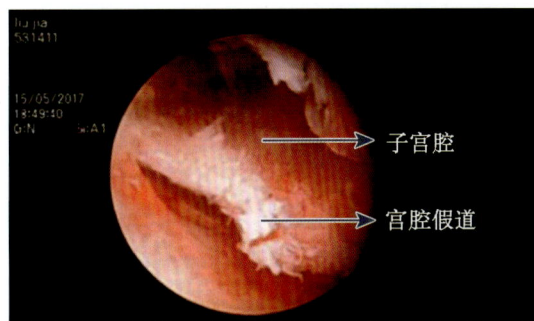

图 43-2　正常宫腔及假道腔

术后继续药物预处理治疗，停药后月经量仍少于正常月经，2017 年 7 月于我院行 B 超引导下 TCRA 手术，术中可见一条宫腔假道自子宫颈管延伸至宫底方向，宫腔位于假道右上侧，宫腔呈桶状，粘连致密，粘连面积＞2/3，并可见少许子宫内膜组织，双侧输卵管开口未见，所见符合宫腔粘连，AFS 评分 10 分。HEOS 冷刀器械分离两侧壁及宫腔处粘连（图 43-3），并剪除宫腔假道瘢痕组织（图 43-4），宫腔正常形态基本恢复（图 43-5），仍未见双侧输卵管开口，术后宫腔内放置宫形环 1 枚。

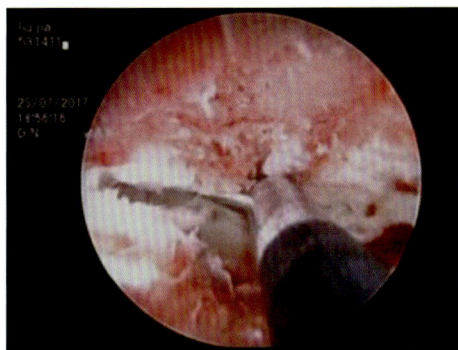

图 43-3　HEOS 冷刀器械分离粘连

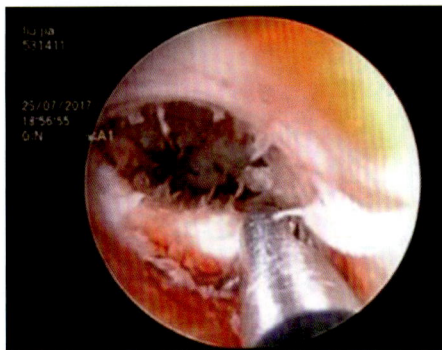

图 43-4　HEOS 冷刀器械剪除宫腔假道瘢痕

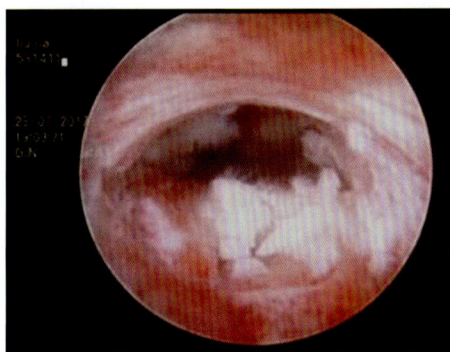

图 43-5　术后宫腔形态

术后继续口服补佳乐 3 mg bid 共 60 天,并于后 10 天加服达芙通 10 mg qd,同时加用辅助药物治疗。停药后月经量较术前明显增多,但仍少于正常月经量。于 2017 年 11 月入院行第三次 B 超引导下宫腔镜探查术,术中见:宫颈管黏膜光滑,子宫呈窄桶状,子宫下段两侧均内聚,宫腔假道愈合良好(图 43-6),左侧宫角部可见束状粘连,宫底部可见致密粘连,子宫内膜薄,左侧输卵管开口可见,右侧输卵管开口未见,2/3>粘连面积>1/3,所见符合宫腔粘连(AFS 评分 8 分)。使用针状电极分离两侧壁及宫底部粘连(图 43-7),Foley 尿管球囊扩张宫腔后,行美兰通液,无阻力,无反流,术后宫腔呈正常形态(图 43-8)。

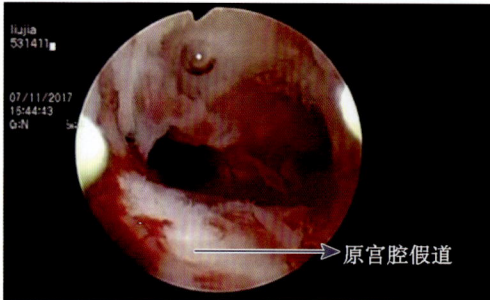

图 43-6　第三次探查时宫腔形态及愈合的假道

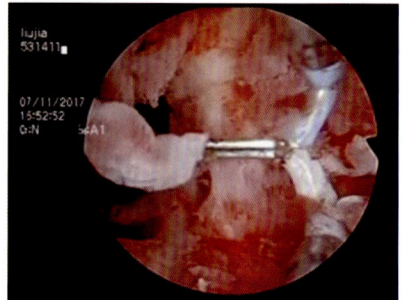

图 43-7　针状电极分离宫腔粘连

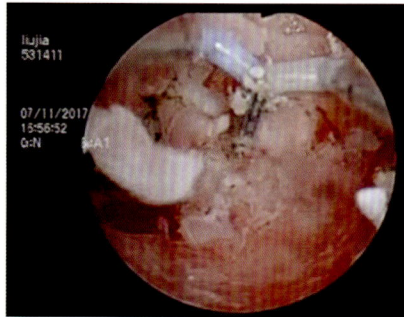

图 43-8　第三次术后宫腔形态

术后继续口服补佳乐 3 mg bid,并逐月减量。最终随访,患者于术后 3 个月成功自然妊娠。但不幸的是,在孕 9 周的时候,患者再次发生了胚胎停育,并再次进行了清宫手术,目前患者因家庭原因,暂无生育愿望。

【病例讨论与分析】

刨根问底——临床思维演练

△ 宫腔假道形成的原因是什么?
△ 如何正确诊断宫腔假道?
△ 宫腔假道的治疗方法有哪些?
△ 如何避免宫腔假道的形成?

医师 A：宫腔假道又称不全子宫穿孔，可能导致子宫出血、肌壁间妊娠、子宫破裂甚至内脏损伤等，给患者尤其是有生育要求的患者带来很大伤害。宫腔假道的发生多是由于既往有人工流产、取环、不全流产或引产后清宫、宫腔镜检查以及宫腔镜手术等宫腔操作史，通常在宫腔镜检查及手术中发现。目前宫腔镜手术已经广泛应用于宫内疾病的诊断和治疗，但宫腔镜检查中发现宫腔假道的报道却不常见，如何识别及处理此类并发症，是宫腔镜医师学习中的重要一环。

医师 B：宫腔假道是宫腔镜检查和宫腔手术操作的并发症之一。Hefler 等回顾分析了5359 例非产科的宫颈扩张术和诊刮术，其中 2542 例为绝经前患者，2817 例为绝经后患者，42例发生了宫腔假道，发生率为 0.8％，子宫后倾、绝经期和未生育是术中并发症发生的危险因素。Vilos 等分析了 54 家医院 800 例进行了子宫内膜电切术的患者，其中宫颈扩张过程中发生宫腔假道的概率为 0.075％（6/800）。Shwayder 等认为宫腔假道多发生于宫颈扩张的过程中，宫颈管狭窄、严重的子宫前倾或后倾及宫腔下段肌瘤等在宫颈扩张的过程中，增加了子宫穿孔的风险，导致了宫腔假道的形成。我院对既往病例进行分析，认为形成宫腔假道的原因主要是医源性因素，当扩张子宫颈管遇到阻力时，常因用力过猛，扩宫器进入子宫腔以外的组织内，久而久之，假道内壁部分上皮化，久治不愈，形成假道。

在宫腔粘连分离手术中宫腔假道的发生率明显高于其他宫腔镜手术。文献报道在宫腔粘连的患者中子宫穿孔的发生率为 0.90％～1.28％。更有甚者，在重度宫腔粘连中子宫穿孔的发生率竟然可升高为 4％。北京复兴医院报道显示，中心 33 例陈旧性宫腔假道中有 24 例为宫腔粘连的患者，其中重度宫腔粘连宫腔封闭患者占 15 例。此患者在就诊于我院前即有 3 次宫腔粘连分解术史，且为重度粘连，为宫腔假道及子宫陈旧性穿孔的高危人群，故应重视对宫腔粘连的患者行宫腔镜检查。

医师 C：宫腔假道的及时诊断对预防更严重如子宫穿孔等并发症的发生至关重要。宫腔镜是诊断宫腔假道的"金标准"，宫腔镜术者需要能够在宫腔镜检查时及时识别宫腔假道。宫腔假道的镜下特点为：狭长的腔隙、四周为肌纤维组织、四壁没有内膜组织覆盖且不能显示输卵管开口。

如何诊断宫腔假道报道较少。赵卫红等曾报道宫腹腔镜联合探查中发现的 1 例宫腔假道，宫腔镜镜体进入假道，腹腔镜下发现假道的浆肌层局部薄弱处透光试验阳性（图 43-9），明确了假道的位置。

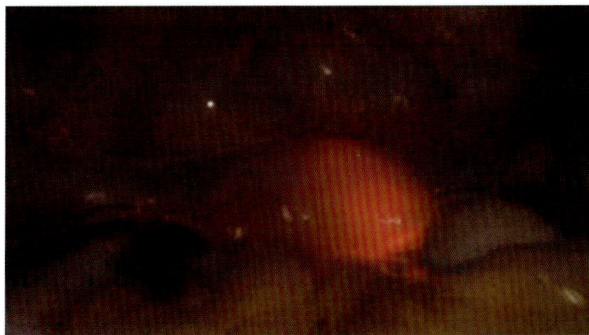

图 43-9　透光实验寻找子宫假道

　　Kumar 等报道 1 例不孕症患者宫腔镜检查术中假道形成,其特征性表现:可见环状的子宫平滑肌纤维,未见任何子宫内膜腺体开口,后退镜体后仔细观察见宫颈内口水平上下可见 2 个开口,从上方的开口进入假道,从下方的开口进入正常宫腔。

　　此外,超声检查也是术中宫腔假道诊断的重要方法,在存在假道的宫腔中,宫腔镜检查时膨宫液体就会同时进入两个腔隙内,在超声下会发现两个液性暗区(假道和宫腔)。侧壁宫壁假道常被误认为是子宫纵隔的一侧宫腔,易与子宫纵隔或双角子宫混淆,仔细检查会发现假道内无子宫内膜覆盖且无输卵管开口显示。

　　医师 D:宫腔假道一旦明确诊断,必须谨慎操作,可以尝试在超声引导下寻找正确的通道进入正常宫腔,通过横切面及纵切面明确镜体是否在宫腔中心位置,并在超声下寻找子宫内膜回声,明确其与镜体位置的关系。如果内膜线显示清晰,可以在超声指导下沿内膜下方向尝试进入宫腔;如果宫腔粘连封闭且超声下内膜回声显示不清,或超声下内膜回声薄、引导欠佳,镜下又不能发现除了宫腔假道外其他入口时,需要终止继续手术。该患者第一次宫腔镜检查时,子宫内膜菲薄,B 超下内膜线显示不清,故暂停手术。

　　对于无生育需求的患者,宫腔假道一般无须进一步治疗。若患者存在生育要求,如果妊娠囊着床于宫腔假道内有发生肌壁间妊娠、子宫破裂的风险,严重时可能危及生命,故需要进一步治疗。

　　我院曾对 1 例不孕合并宫腔假道的患者进行了开腹宫腔假道修补术。术中剪除了假道两侧边缘的陈旧瘢痕组织(图 43-10),缝合浆肌层关闭假道,连续锁边缝合子宫浆肌层加固子宫后壁。术后再次住院行宫腔镜探查术,见子宫腔形态正常(图 43-11)。患者于开腹术后 1 年自然妊娠,孕期顺利,足月剖宫产生产一健康男婴。

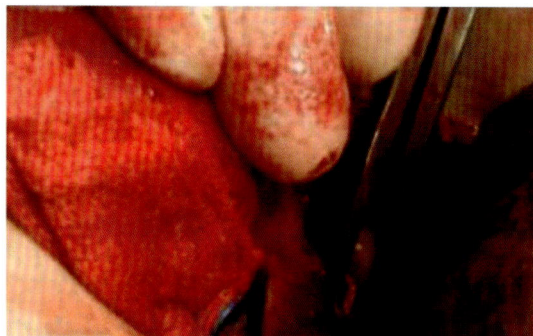

图 43-10　开腹剪除假道瘢痕

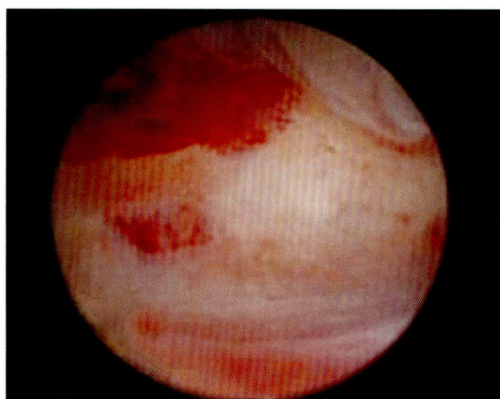

图 43-11　术后宫腔镜下宫腔形态

　　对于宫腔粘连的患者应用大量雌激素促使子宫内膜修复已有文献报道。对于宫腔粘连封闭合并宫腔假道的患者,超声引导下见内膜线回声薄或显示不清而行宫腔镜检查失败时,笔者建议停止手术并给予患者大剂量雌激素(戊酸雌二醇 3～5 mg bid)口服 4～12 周,并辅以阿司匹林等药物共同促进子宫内膜生长。当超声提示内膜厚度≥5 mm 时,再次在超声或腹腔镜引导下行宫腔镜手术,手术目的为使用冷刀器械或电器械打开并切除宫腔假道,进行宫腔粘连分离术,恢复宫腔正常形态,暴露双侧输卵管开口。术后继续促进子宫内膜生长,并于 4～8 周后再次探查假道愈合及粘连情况。该患者采用以上治疗方法，预后良好并成功妊娠。

医师 E：宫腔假道的预防比治疗更重要，在超声引导下进行各种宫腔操作均可减少宫腔假道以及子宫穿孔的发生，对于宫腔假道的正确认知以及及时终止手术可以减少更严重的并发症发生。1998 年 Shalev 最早报道了在超声引导下的宫腔镜手术。在超声引导下沿宫腔方向置入镜体，超声探头在耻骨联合上方做横切与纵切，以宫内的膨宫液为参照，进行全方位的观察。Kresowik 的一项研究将困难的宫腔镜手术分为无任何引导、腹腔镜检测和超声引导 3 组，结果显示 3 组子宫穿孔的发生率分别为 5.3％（2/38）、8.7％（6/69）和 1.9％（1/52）。超声监护的优越性有助于手术的定位、导向，防止漏切及子宫穿孔的发生。

此外术前的妇科查体及子宫颈预处理也可以减少此类并发症的发生。Shwayder 等认为宫腔镜检查术前应妇科检查明确子宫位置，在直视下先插入宫腔镜镜体 3～5 mm，沿着宫体方向扩张宫颈，用 25°或 30°宫腔镜检查时，宫颈的通道和宫颈内口位置在 6 点处，使用 0°硬镜或纤维宫腔镜时，宫颈内口在图像的中心，确定宫颈通道的位置能减少宫腔假道或子宫穿孔的发生。Keith Isaacson 认为，常规使用日式海藻杆改善宫颈扩张效果，并在实时超声监护下进行宫腔镜手术操作，几乎可以消除子宫穿孔发生的风险。

我们认为在临床工作中如果考虑为宫腔操作困难，建议术前对宫颈预处理，术中联合超声监测，利用膀胱内充盈的液性暗区显示出宫腔内膜线的位置，沿着内膜线的位置进入宫腔，避免宫腔假道形成，甚至子宫穿孔的发生。

【专家点评】

病例中关键点出现在哪里？

综上所述，宫腔假道是由于宫腔操作困难引起的并发症，与子宫过度屈曲、宫口过紧等因素密切相关。易发生在宫腔镜手术尤其是宫腔粘连分解手术当中，往往在扩张宫口拟进入宫腔时发生。子宫假道一般较直，与正常宫腔线形成一定的角度，前屈子宫的子宫假道往往位于子宫后壁，后屈子宫的假道位于子宫前壁，位于子宫侧壁的子宫假道较少，需与子宫纵隔及双角子宫相鉴别。宫腔镜是诊断宫腔假道的"金标准"，腹腔镜及超声在诊断中也起到重要的辅助作用，及时识别并发症并停止操作对患者预后有利。治疗方法目前仅有个案报道，其中大剂量雌激素促进子宫内膜修复后再次进行宫腔镜手术修补被证实是安全、有效的。宫腔假道的预防是临床手术中的重中之重：①术前详细了解患者既往宫腔操作史，有无子宫手术史，仔细进行妇科检查，查清子宫大小、位置；②扩张宫口时切忌使用暴力，对宫颈坚硬、宫口紧扩张困难者，可以进行宫颈预处理；③B 超监测可显示宫腔方向、深度等，宫腔检查镜镜体在 B 超监测直视下进入宫腔可以有效预防宫腔假道的发生，避免子宫穿孔等严重并发症。所以，宫腔镜医师需要对并发症有充分的认知，在临床诊疗中要做出及时的判断及诊疗，以减少患者损伤，并改善患者的生殖预后。

（冯力民　张　奇）

参 考 文 献

［1］ 赵卫红,李文君.宫腔假道修补术后成功妊娠生产一例［J/CD］.中华临床医师杂志:电子版,2012,6（14）:4163-4164.

［2］ 付凤仙,贾禅维.超声联合宫腔镜检查在陈旧性宫腔假道诊断中的应用［J］.中国微创外科杂志,2015,15（1）:4.

［3］ 宋冬梅,夏恩兰,TINCHIU LI,等.陈旧性子宫壁假道临床分析—附 33 例报道［J］.中国内镜杂志,2015,21（7）:5.

［4］ Atul,et al. A false passage created during hysteroscopy. Journal of Minimally Invasive Gynecology,2007.

［5］ Song D,Liu,et al. Management of false passage created during hysteroscopic adhesiolysis for Ashermans syndrome［J］.Journal of obstetrics and gynaecology:the journal of the Institute of Obstetrics and Gynaecology,2016.

病例 44　陈旧性外伤性宫颈宫体离断

【病历摘要】

患者,22岁,因"周期性下腹痛7个月"入院。

1. **现病史**　7个月前无明显诱因出现下腹部疼痛,疼痛难以忍受,口服布洛芬后可缓解,伴下腹坠胀感,无阴道流血、流液,持续2天。23天后再次出现下腹部疼痛,持续3天后自行缓解,无阴道流血、流液,此后每间隔23～26日出现上述症状,持续2～3天后自行缓解。4个月前曾就诊于本地某医院,行子宫附件彩超提示:宫腔内液区,考虑宫腔积血,行宫腹腔镜联合探查术,未进入宫腔,未见积液流出,手术失败。2个月前来我院门诊就诊,行盆腔MRI平扫示:脊柱发育畸形,宫腔积血;子宫左上方囊性信号,附件囊肿? 会阴区囊性信号,考虑囊肿;盆腔积液(少量)。泌尿系彩超提示:宫腔积液;双肾、膀胱、输尿管未见明显异常。

2. **既往史**　患者18年前有外伤史合并骨盆骨折,在西安某医院行剖腹探查术,具体不详。5年前,因月经未来潮,在外院就诊,期间反复口服"人工周期"治疗,月经仍未来潮。否认高血压、冠心病、糖尿病等慢性病史,否认肝炎、结核、伤寒、疟疾等传染病史。药物过敏史不详,否认食物过敏史。预防接种史不详。

月经婚育史:月经未来潮,未婚。

3. **入院查体**　生命体征平稳,营养中等。专科查体:外阴未婚式;阴道畅,分泌物不多;宫颈光滑,质中,偏阴道左侧;宫体前位,常大,饱满,活动度尚可,无压痛,与宫颈似不相连,上举宫颈宫体不随之上举,宫体左侧可扪及左侧盆壁内凸;双侧附件未触及明显异常。

4. **辅助检查**　泌尿系彩超(2018年8月8日本院):宫腔积液,双肾、输尿管、膀胱声像图未见明显异常(图44-1);盆腔MRI平扫(2018年8月9日本院):①脊柱发育畸形;②宫腔积血;③子宫左上方囊性信号,附件囊肿? 建议超声检查;④会阴区囊性信号,考虑囊肿;⑤盆腔积液(少量)(图44-2)。

5. **诊断**　宫腔积血,外伤性宫颈宫体离断? 子宫发育不良? 原发性闭经,脊柱、骨盆畸形。

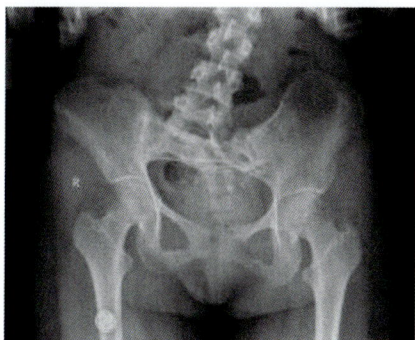

图44-1　骨盆正位片(2018.8.8本院):腰骶椎发育畸形,右侧骶髂关节间隙消失

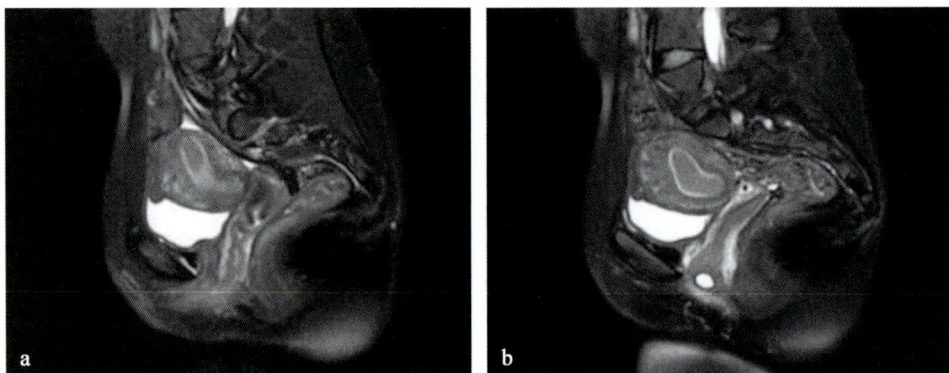

图 44-2　术前盆腔 MRI

6. 诊治经过　完善检查后在全麻下行宫腹腔镜联合探查术,术中腹腔镜下见盆腔内血性液体约 30 ml,宫体饱满,后壁与肠管粘连;双侧输卵管增粗,但尚柔软,伞端无粘连;双侧卵巢未见异常。宫颈常大但与宫体之间不连续,似仅有结缔组织相连;宫腔镜见:宫颈管黏膜光滑,上端封闭。遂行宫腹腔镜联合下宫颈宫体吻合术:子宫颈口向内置入扩宫棒支撑上抬宫颈。腹腔镜下切开宫颈上端直至宫颈管,暴露扩宫棒,再横行切开,使宫颈管呈"十"字形切开,纵行切开宫体前壁下段,可见暗红色积血喷出,可见宫颈与宫体尚有部分连续。再次经宫腔镜检查,见宫腔形态正常,内有少许血液,内膜厚,双侧输卵管口可见。腹腔镜监视下自宫颈口放置硅胶尿管,通过宫颈上端切口置入宫体下端切口入宫腔内,连通宫颈及宫体,注入液体形成球囊固定。以硅胶尿管为支撑,避开硅胶尿管,可吸收线先全层但尽量避免穿透黏膜层,将宫颈残端与宫体切口连续吻合,再连续缝合浆肌层加固。手术顺利,术后宫腔内留置硅胶尿管,经尿管可引流出宫腔内积血。

术后诊断:陈旧性外伤性宫颈宫体离断,原发性闭经,脊柱、骨盆畸形。术后患者恢复良好,生命体征平稳,无特殊不适,术后 10 天复查超声无明显异常(图 44-3),顺利出院,出院后随访 1 月月经已正常来潮,后定期随访至今,患者月经均正常来潮,未出现任何不适。

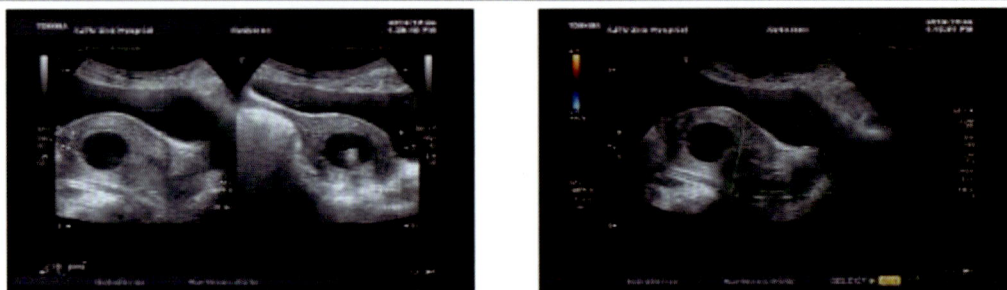

超声描述:

　　子宫:大小6.4 cm×4.1 cm×5.2 cm,形态规则,肌壁光点均匀,肌壁厚0.9 cm,宫腔内可探及引流管球囊回声,未见明显积液。

　　双侧附件区未见明显异常。

　　子宫直肠陷窝未探及液性暗区。

图 44-3　术后超声

【病例讨论与分析】

刨根问底——临床思维演练

△ 宫颈宫体离断的常见原因有哪些？

△ 宫颈宫体离断应如何诊治？

医师 A：宫颈宫体离断指宫颈与子宫体离断，常见病因为幼时外伤致骨盆损伤，致子宫峡部断裂，但未损伤子宫动脉，因此未能及时发现，至青春期出现症状后才能确诊；国内也有先天性宫颈宫体离断但子宫发育正常病例的报道，以及浆膜下子宫肌瘤蒂扭转致宫颈宫体离断、节育环致宫颈宫体分离病例的报道。主要临床表现为原发性或继发性闭经、周期性腹痛、盆腔包块等症状，发病率低。该患者幼时有车祸外伤史，应该考虑系车祸外伤时导致宫颈宫体离断。

医师 B：该患者以周期性腹痛、原发性闭经来院就诊，考虑患者卵巢内分泌功能正常，子宫内膜有功能，能周期性剥脱，但经血无法排出。既往有车祸外伤病史，故还要通过妇科检查及影像学检查，排除患者生殖系统及泌尿系统的先天性畸形。盆腔 MRI 检查对于生殖系统畸形的诊断和识别有独特的优势。该病诊断明确后首选手术治疗，以利于经血排出，避免经血逆流导致盆腔子宫内膜异位症的发生。但外伤所致的宫颈宫体离断畸形的表现形式各不相同，且不多见，国内外文章大多是临床个案报道，故具体术式要根据患者畸形情况制定个体化方案。

【专家点评】

病例中关键点出现在哪里？

外伤所致宫颈宫体离断者少见，该患者受伤时年幼，子宫体较小，肌肉薄弱，宫颈相对较韧、较长，在急剧的前后方向应力作用下，宫体宫颈交界处发生横断，由于未损伤子宫动脉，无大出血，故未能及时发现。因此对于幼女，如出现盆腔外伤，应警惕是否合并内生殖器损伤并及时处理。

此病例考虑宫颈宫体离断后成功手术吻合宫颈宫体，使经血能够顺利排出，但术后吻合口愈合过程中瘢痕挛缩造成再次闭锁是术后需要关注并预防的重点，此病例术毕宫腔内留置了硅胶尿管，利于引流，也起到了预防挛缩粘连闭锁的作用。术后也可利用宫腔镜定期检查愈合情况，并能定期进行宫颈扩张，防止瘢痕挛缩。该病例随访了 4 年余，月经均正常，疗效肯定，但以后是否能正常妊娠，仍有待继续随访观察。

（王海艳　薛　翔）

参 考 文 献

[1]　施晓莉,谭文华.外伤后子宫体与子宫颈陈旧性离断 1 例[J].包头医学院学报,2002,(03):248.

［2］ 柯美秀.外伤性陈旧性宫颈宫体离断修复一例［J］.中国修复重建外科杂志,1997(06):26.

［3］ 黄芩莉,李东林,杨英捷.原发性宫体宫颈离断 1 例［J］.健康必读(下旬刊),2018,(3):255.

［4］ 姚庆荣,陈达丽,彭丽珊,等.先天性宫体宫颈离断成功吻合 1 例［J］.中国介入影像与治疗学,2017,14 (02):73.

［5］ 李玲,刘悦菊.节育环移位致宫颈宫体分离 1 例［J］.疑难病杂志,2009,8(01):22.

［6］ Geeske G. Donner,Maria Pel,Frits B. Lammes. Primary amenorrhea caused by crushing trauma of the pelvis［J］. Obstet Gynecol,2000,183(2):500-501.

［7］ Vignolle J,Lefebvre C,Lucot JP,et al. About a case of traumatic separation of the cervix from the uterine corpus,diagnosed in a context of infertility［J］. Gynecol Obstet Hum Reprod,2018,47,(6):257-260.

病例 45　盆腔包块之异位脾脏

【病历摘要】

患者,33 岁,主因"间断性下腹痛 1 年余"于 2021 年 11 月 15 日入院。

1. 现病史　平素月经规律,周期 33 天,经期 5 天,经量不多,无痛经,末次月经 2021 年 10 月 24 日。1 年余前无明显诱因出现下腹痛,呈间断性钝痛,无放射痛,可忍受,可自行缓解,无恶心呕吐,无腹泻便秘,无异常阴道流血及流液,患者未处理。6 月余前出现月经量减少,伴下腹痛、腰痛,偶有头晕、乏力,伴轻度恶心,无呕吐,无便秘,无尿频、尿急,无异常阴道流液等不适。遂就诊于当地医院,查子宫附件彩超示:右侧附件区可见大小 8.8 cm×1.5 cm 迂曲管状结构包绕右侧卵巢,管腔透声差,呈密集细小点状回声,宫腔积脓不排除,在当地医院行"腹腔镜检查术＋盆腔病灶活检术＋左侧输卵管系膜囊肿切除术",术中发现"盆腔包块",呈"怒张"的血管状,与周围肠管、子宫粘连紧密,未行分离,仅取活检。术后病理检查示:(盆腔活检)纤维包裹淋巴血管组织急性炎症伴出血,(左侧)输卵管系膜囊肿。借阅病理切片于交大一附院会诊,结果示:(盆腔)淋巴组织呈反应性增生,"左输卵管"泡状附件,建议至上级医院进一步手术治疗。10 天前于外院复查子宫附件彩超,示盆腔偏右侧可见 5.6 cm×2.4 cm 极低回声区,呈"腊肠"形,内回声均匀,现为求手术治疗来我院,门诊查盆腔 MRI 示:盆腔后方囊实性病变,子宫后壁肌层低信号,双侧腹股沟区小淋巴结。遂以"盆腔肿物"收住我科。自发病以来,精神、食纳、夜休尚可,大小便如常,体重未见明显增减。

2. 既往史　9 年前(2012 年)因"车祸"于外院行"脾脏切除术",术中输血 2000 ml(具体成分不详),无输血反应,术后恢复可。否认高血压、冠心病、糖尿病等慢性病史,否认肝炎、结核、伤寒、疟疾等传染病史,否认药物、食物过敏史,预防接种史不详。

月经婚育史:初潮 16 岁,月经周期 33 天,经期 5 天,末次月经 2021 年 10 月 24 日。适龄婚育,G_2P_1,2 年前足月顺娩 1 子,配偶及儿子体健。

3. 入院查体　生命体征平稳,心肺听诊无异常。妇科检查:外阴已婚已产式;阴道通畅;宫颈肥大,I°糜烂样改变,可见少许白色分泌物;宫体前位,右后方可触及一大小约 6 cm×5 cm 的囊性不规则包块,活动度可,无压痛;双侧附件区未触及明显异常。

4. 辅助检查　病理结果(2021 年 7 月 17 日外院):(盆腔活检)纤维包裹淋巴血管组织急性炎症伴出血,(左侧)输卵管系膜囊肿。病理会诊结果(2021 年 7 月 22 日西安交大一附院):(盆腔)淋巴组织呈反应性增生,"左输卵管"泡状附件。子宫附件彩超(2021 年 11 月 3 日外院):盆腔偏右侧可见 5.6 cm×2.4 cm 极低回声区,呈"腊肠"形,内回声均匀。盆腔 MRI(图 45-1)(2021 年 11 月 5 日本院):盆腔后方囊实性病变,子宫后壁肌层低信号,双侧腹股沟区小淋巴结。子宫附件彩超(2021 年 11 月 15 日本院):右侧附件区可见大小 5.2 cm×3.3 cm 的混合回声包块,边界尚清,形态不规则,内部回声不均匀,CDFI:包块内可见点状血流信号(图 45-2)。

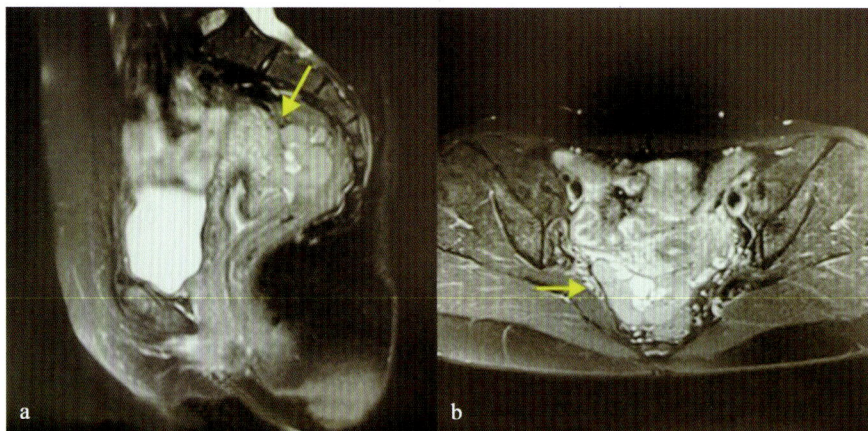

图 45-1　盆腔 MRI(矢状位＋冠状位)
a. 矢状位;b. 水平位

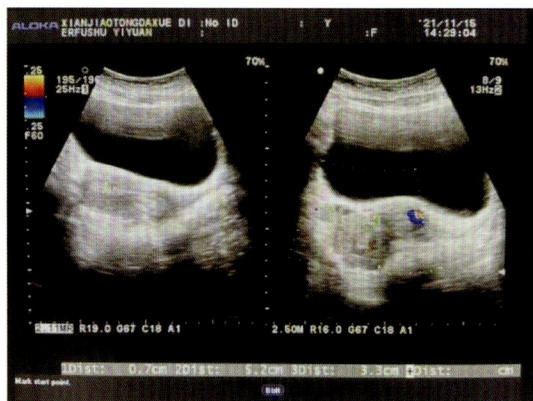

图 45-2　子宫附件彩超(右附件区混合回声包块)

5. 诊断　盆腔肿物,脾脏切除术后,左侧输卵管系膜囊肿切除术后。

6. 诊治经过　入院积极完善相关检查,查结核相关指标均阴性,女性肿瘤标志物阴性,感染指标阴性,外院病理切片于我院病理科会诊示:"盆腔"镜下提示小块脾脏组织伴周围纤维组织增生,"左侧输卵管"副中肾管来源囊肿。结合既往外伤及脾切除史,加之病理会诊结果,考虑盆腔肿块不排除脾种植可能,与患者及家属术前充分沟通病情,于 2021 年 11 月 18 日在全麻下行达芬奇手术系统辅助的腹腔镜下盆腔肿瘤切除术＋广泛肠粘连分离术,术中见(图 45-3):子宫常大,表面光滑,左侧输卵管卵巢与左侧盆壁、左侧阔韧带后叶及子宫左后壁粘连,右侧输卵管卵巢与右侧盆壁粘连,子宫直肠陷窝内可见 6 cm×7 cm×8 cm 大小的形态不规则的紫红色肿物,与子宫后壁、直肠前壁及两侧盆壁粘连,封闭子宫直肠陷窝。阑尾表面可见一米粒大小的暗红色结节,大网膜与上腹部原手术瘢痕粘连,部分肠管与左侧骨盆漏斗韧带粘连,随即行达芬奇手术系统辅助的腹腔镜下盆腔肿瘤切除术＋广泛肠粘连分离术。手术顺利,术后恢复良好。术后病检回报(21-34041):符合"盆腔"异位脾脏(副脾)。术后纠正诊断:盆腔肿瘤(副脾)。术后 3 个月复查子宫附件彩超未见明显异常。

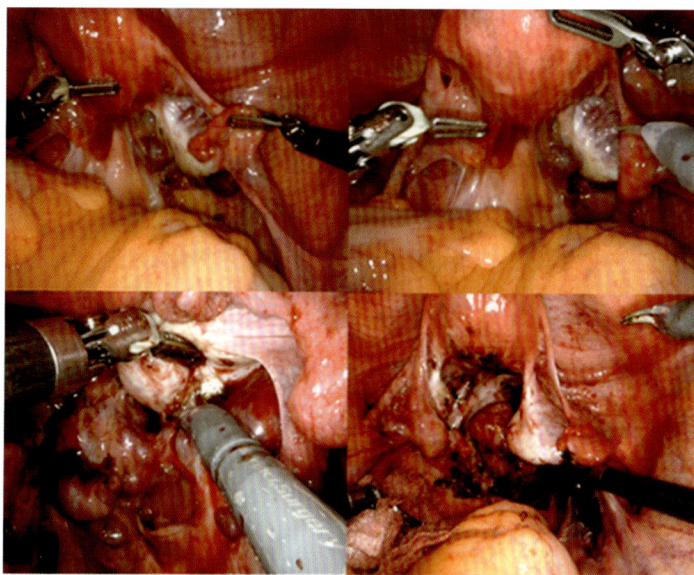

图 45-3　术中所见

【病例讨论与分析】

刨根问底——临床思维演练

△ 什么是异位脾和脾种植？这类疾病有哪些临床症状？

△ 临床上如何诊断脾种植？盆腔脾种植又该如何与妇科疾病所致的盆腔包块进行鉴别？

△ 盆腔脾种植包块如何治疗？

医师 A:异位脾是指脾脏离开正常解剖位置而在腹腔其他部位。异位脾脏比较少见,包括游走脾、副脾和脾种植。游走脾是由于先天性脾蒂及支托脾脏的诸韧带过长或韧带缺如使其位置发生改变,下降的脾脏可至脐下或盆腔内甚至有扭转的可能。副脾是在正常位置的脾脏以外,存在与正常脾脏结构相似、功能相同的组织,多由先天性发育异常所致,其发生可能因胚胎期脾始芽融合不全或异位脾芽形成,或部分脾组织脱离主脾块发育而成。大部分人通常只有一个副脾,其外形类似于淋巴结,副脾很常见(约占 10%),其直径平均约 1 cm(0.2～10 cm)不等,多位于胃脾韧带内。脾种植,又称脾组织植入,是一种良性获得性疾病,是指脾组织通过各种不同的方式在自体其他部位再生,多发生在脾外伤破裂或手术后,因外伤脾破裂导致脾种植的机制尚不清楚,脾组织再生能力强可能是其异位种植的原因。

游走脾除主要表现为腹部肿块,其他临床症状多不明显。有时由于牵拉或压迫邻近内脏而产生相应的症状,如左上腹闷胀不适或隐痛,立位时加重而卧床时消失。压迫牵引胃部,可有恶心、呕吐、嗳气和消化不良。压迫肠道可引起腹胀甚至肠梗阻。压迫直肠、膀胱、子宫等,可出现里急后重、便秘、排尿困难、月经不调等。副脾通常无特殊临床表现,偶然可以发生自发性破裂、栓塞和蒂扭转等。脾种植大多为偶然发现,无特异性临床表现,发生在腹腔内的脾种植因与肠道关系密切而可能发生腹痛、肠梗阻及消化道出血等。

医师B:由于脾种植多无临床表现,多为偶然检查发现,即使有临床症状,也多无特异性,术前难以诊断。CT检查快速、相对无创、可行性强,虽然在CT/增强CT上,肿块与正常的脾脏组织有相似的影像学表现,但仍不能明确肿块的来源。MRI比CT具有更高的软组织分辨率,但其检查时间相对长,限制了一些急诊患者的使用。超声造影亦能诊断异位脾组织,可显示异位脾脏组织的持续性晚期增强特征,避免患者接受进一步的有创检查或手术。^{99m}Tc标记的红细胞及^{99m}Tc标记的硫胶体SPECT扫描对术前诊断也有一定帮助。盆腔脾种植较为罕见,目前多为病例个案报道,妇科医师对其认识也相对较少,因此术前诊断较为困难,易被误诊为妇科肿瘤,多在剖腹探查术中被发现,因此,对于有脾外伤、脾切除史的患者,出现盆腹腔实性包块,在鉴别诊断时除了卵巢恶性肿瘤、子宫肌瘤/阔韧带肌瘤、盆腔多发子宫内膜异位囊肿、输卵管卵巢囊肿、盆腔炎性包块、腹膜后肿瘤等,应该考虑脾种植的可能,避免误诊。

卵巢恶性肿瘤早期多无特殊症状,不易发现,可根据患者年龄、病史、临床表现及辅助检查做出初步诊断,多有腹胀、下腹不适、腹部包块进行性增大,腹水等,甚至有癌浸润和转移症状,超声、CT、MRI、PET-CT等影像学检查广泛应用,对恶性肿瘤诊断有很大作用,肿瘤标志物也可达到早期辅助诊断、鉴别诊断、观察疗效及判断预后的目的。肌瘤常为多发,与子宫相连,质硬,妇科检查时随宫颈及宫体而移动,结合病史、体征及B超等辅助检查不难诊断。子宫内膜异位症常有进行性痛经、月经量多、经前阴道不规则流血等,CA125可轻度升高,超声及腹腔镜检查可帮助鉴别。输卵管卵巢囊肿常有不孕或盆腔感染史,一侧或双侧附件区扪及囊性包块,边界较清,活动受限。盆腔炎性包块多活动受限,囊性壁较薄,有压痛,结合有无炎症病史可帮助鉴别,检验指标可出现血常规及感染相关指标升高。腹膜后肿瘤如畸胎瘤、脂肪瘤、神经纤维瘤等均少见,但具有显著的腰骶痛等临床症状,肿瘤固定不动,位置低者可使子宫、直肠、输尿管移位,超声、CT、MRI等有助于鉴别。

医师C:暴发性感染(OPSI)是脾切除术后最严重的并发症,脾切除患者可能终生有发生OPSI的风险。Madjar等报道种植的脾结节具有一定的代偿功能,在一定程度上可以弥补患者无脾状态,故对于无症状的患者,一般主张不切除异位脾结节。少数由于种植部位特殊可引起不同的临床表现,如因与肠道关系密切而出现腹痛、肠梗阻以及消化道出血等症状,或与子宫、附件关系密切而出现间断/持续性腹痛或周期性腹痛、盆腔痛、腰痛等症状,对于此类患者是需要积极处理的。有报道指出,腹腔镜明确诊断、治疗盆腔脾种植是较为理想的治疗方式。有文献报道9例女性患者因妇科疾病手术,在术中发现盆腔脾种植,其种植部位多发生在盆腔腹膜、子宫壁、输卵管、卵巢等,常为多发性、大小不等的紫色结节,多被误诊为子宫内膜异位症。术中发现腹腔、盆腔广泛脾种植结节是与子宫内膜异位症相鉴别的要点,但其中1例患者仅表现为盆腔种植而无腹腔种植,难以判断是否为种植脾,需依靠术中快速冰冻检查进一步明确诊断。

【专家点评】

病例中关键点出现在哪里？

脾种植结节一般体积不大,直径 1~2 cm,常多发,形态各异,多不被临床医师所认识,可被误诊为淋巴瘤、胃肠道血管瘤及子宫内膜异位症等,甚至有误诊为急性阑尾炎而行手术治疗,肿物切除送病理后才确诊。妇科医师对异位脾尤其脾种植认识相对较少,术前诊断较为困难,易被误诊为妇科肿瘤,因此,对于该类病例,关键要做到术前的准确诊断与鉴别诊断。一般术前通过一些影像学检查,如超声和CT很难对自体脾种植做出诊断,而误导临床医师实施手术干预,造成误诊误治。

据报道,脾破裂、脾切除患者发生脾种植的可能性高达 67%,所以应对脾切除患者进行长期随访观察,如影像学检查发现腹部、胸部甚至盆腔等部位的占位病变,应考虑残留脾组织植入的可能。脾种植结节不但具有一定的代偿功能,也有一定的增殖功能,可以部分代偿脾功能,如无特殊症状,一般无须切除。如果在术前通过特异性检查手段,如同位素^{99m}Tc扫描、超声引导下粗针穿刺活检等方法对肿物进行定性,则有利于术前掌握患者病情以采取合适治疗措施,避免不必要的手术。当临床上遇到盆腔包块时,我们分析病情的思路要广,对于有脾破裂或脾切除史的患者,脾种植要纳入鉴别诊断的范畴,妇科检查时要注意区别其与常见妇科疾病如子宫肌瘤、附件包块等的区别,有手术指征时,注意与患者及家属尽可能详细分析及告知病情,做好充分术前沟通,术中必要时借助快速冰冻检查来进一步明确诊断,一定要以常规病例报告作为最后确诊依据。

（薛　翔　白　莉）

参 考 文 献

[1] Madjar S,Weissberg D. Thoracic splenosis [J]. Thorax,1994,49:1020-1022.

[2] Hagan I,Hopkins R,Lyburn I. Superior demonstration of splenosis by heat-denatured Tc-99m red blood cell scintigraphy sompared with Tc-99m sulfur colloid scintigraphy [J]. Clin Nucl Med,2006,31:463-466.

[3] Kiruthika Ananthan,Gibran Timothy Yusuf,Mayur Kumar. Intrahepatic and intra-abdominal splenosis:A case report and review of literature[J]. World Journal of Hepatology,2019,11(12):773-779.

[4] Massimo Imbriaco,Luigi Camera,Alessandra Manciuria,et al. A case of multiple intra-abdominal splenosis with computed tomography and magnetic resonance imaging correlative findings[J]. World Journal of Gastroenterology,2008(09):1453-1455.

[5] Maung Hein,et al. Multifocal abdominal splenosis. [J]. ANZ journal of surgery,2018,88(5):E460-E461.

[6] Guan Bing,et al. Gastric fundus splenosis with hemangioma masquerading as a gastrointestinal stromal tumor in a patient with schistosomiasis and cirrhosis who underwent splenectomy:A case report and literature review. [J]. Medicine,2018,97(27):e11461.

病例 46　宫腔积脓诊刮后胆管门脉系统积气

【病历摘要】

患者,69 岁,因"腹胀伴腹痛 5 日,加重 1 日"于 2022 年 10 月 24 日入院。

1. **现病史**　5 天前因绝经后异常子宫出血就诊于当地医院,行子宫附件彩超提示宫腔积液,遂行诊刮术,诊刮术后病理提示少数破碎子宫内膜上皮,呈嗜酸性化生。术后逐渐出现下腹胀痛不适,可忍耐,大小便正常,未重视。1 天前出现腹痛加重,波及全腹,停止排气、排便,无发热,无恶心呕吐等不适。遂急来我院急诊科,行立位腹平片提示膈下游离气体;上腹、下腹、盆腔 CT 提示:盆腔多发游离气体,子宫破裂穿孔? 肝内胆管积气,腹盆腔积液,子宫增大,不均匀密度及多发积气。急请普外科、我科会诊后,我科急诊以"腹痛原因待查"收住入院。

2. **既往史**　平素身体健康状况一般,否认高血压、冠心病、糖尿病等慢性病史,否认肝炎、结核、伤寒、疟疾等传染病史,否认重大手术、外伤及输血史。药物过敏史不详,否认食物过敏史。预防接种史不详。

月经婚育史:初潮 15 岁,月经周期 30 天,经期 5 天,绝经年龄 52 岁。适龄结婚,顺产 2 子,丧偶。

3. **入院查体**　生命体征:体温 37.3 ℃,脉搏 90 次/分,呼吸 30 次/分,血压 116/90 mmHg。痛苦面容,营养中等,全腹柔软,下腹有压痛,无反跳痛,未触及明显包块。听诊肠鸣音正常。妇科检查:外阴(一);阴道通畅,无血;宫颈光滑,红,萎缩,有举痛;宫体中位,因腹胀扪不清,有压痛;双侧附件未及明显异常。

4. **辅助检查**　立位腹平片(本院,2022.10.24):膈下游离气体(图 46-1);上腹部、下腹部、

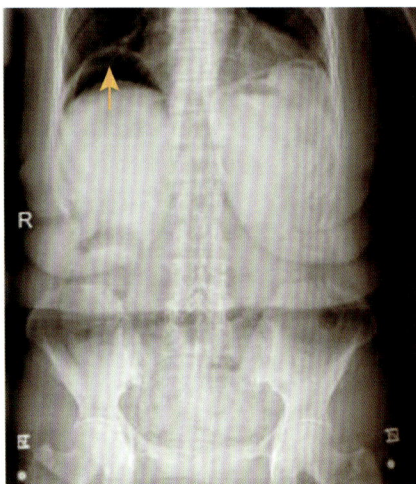

图 46-1　腹部正位片(箭头为膈下游离气体)

盆腔 CT(2022 年 10 月 24 日本院)：盆腔多发游离气体，子宫破裂穿孔？肝内胆管积气；腹盆腔积液；子宫增大，不均匀密度及多发积气。CTA 提示：肠系膜上静脉起自门静脉主干，肠系膜上静脉起始部及其远端分支内可见气体密度。所扫腹盆腔可见弥漫多发游离气体；肝裂、肝内胆管走行区多发气体密度；小肠、结肠肠壁黏膜下多发气体密度；子宫体积增大宫体肌层内多发气体密度，考虑子宫破裂(图 46-2)。血常规(2022 年 10 月 24 日本院)：白细胞 6.59×10^9/L，中性粒细胞计数 16.53×10^9/L，感染指标(2022 年 10 月 24 日本院)：降钙素原>100 ng/ml，CRP 121.15 mg/L。

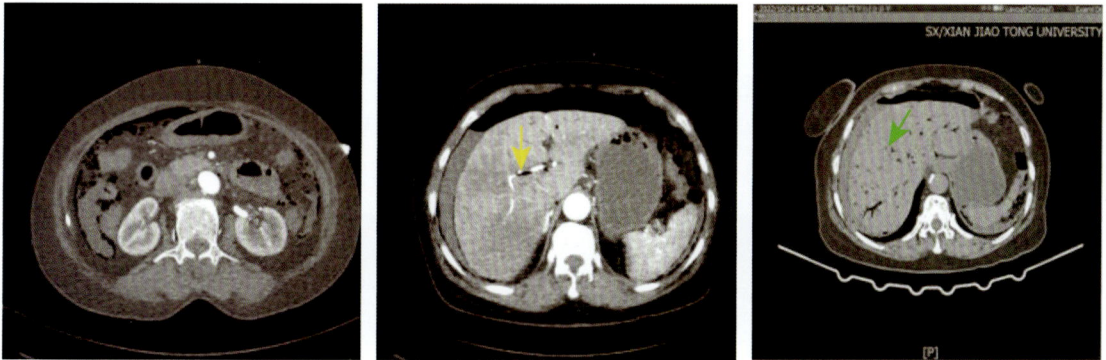

图 46-2　腹部 CT 及 CTA(黄色箭头为肝内静脉积气，绿色箭头为胆管积气)

5. 诊断　腹痛原因待查，门脉系统积气，胆管系统积气，盆腹腔游离气体：消化道穿孔？子宫穿孔？诊断性刮宫术后。

术中所见(黄色箭头为子宫穿孔位置)如图 46-3。

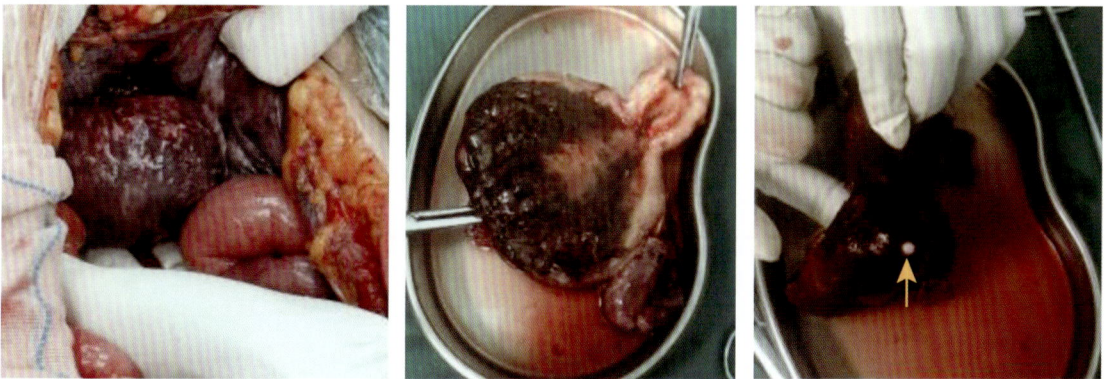

图 46-3　术中所见

6. 诊治经过　持续心电监护，在联系普外科共同商讨治疗方案并积极进行术前准备过程中患者出现血压下降，嗜睡、淡漠，四肢湿冷。急诊行剖腹探查术：取下腹左正中旁切口，在腹膜切一小口后有恶臭气体喷出，打开腹膜，进一步探查见腹腔有脓性液体约 500 ml、恶臭，网膜、肠管表面、肠系膜、腹膜等处布满脓苔，表面血管扩张，右侧壁腹膜呈广泛紫黑色，探查胃、小肠、结肠、直肠、肝、胆囊、脾脏均无明显异常，向下延长切口至耻骨联合，探查见盆腹膜、直肠子宫陷凹及子宫和膀胱表面腹膜均为紫黑色,子宫大小如孕 2 月余、极软,宫底可见一约 1 cm 的破口,有脓液流出,双侧输卵管均为紫黑色,双侧卵巢萎缩(图 46-3);考虑为子宫穿孔并感染坏死,盆腹腔感染,遂同普外科医师充分清理并冲洗盆腹腔脓液,仔细检查上下消化道未见破口后行全子宫及双附件切除术。术后转入重症科,给予生命支持、抗感染治疗。

术后诊断:子宫穿孔,宫腔积脓,盆腹腔感染,门脉系统积气,胆管系统积气,感染性休克,诊断性刮宫术后。

患者术后两次血培养结果及盆腹腔脓液培养结果均回报大肠埃希菌。术后病理结果回报:内膜诊刮术后全子宫＋双附件切除标本:镜下见子宫内膜层,腺体萎缩呈绝经期改变,子宫壁各层血管扩张、充血,局灶出血;并见大量淋巴细胞、浆细胞及中性粒细胞浸润,内膜表面可见炎性渗出物,符合子宫慢性化脓性炎改变,请结合临床。

2022 年 10 月 26 日复查上、下腹部及盆腔 CT 提示:胆管及门脉系统未见气体,腹盆腔散在游离气体,与前片(2022 年 10 月 24 日)比较明显减少(图 46-4)。患者逐渐恢复。

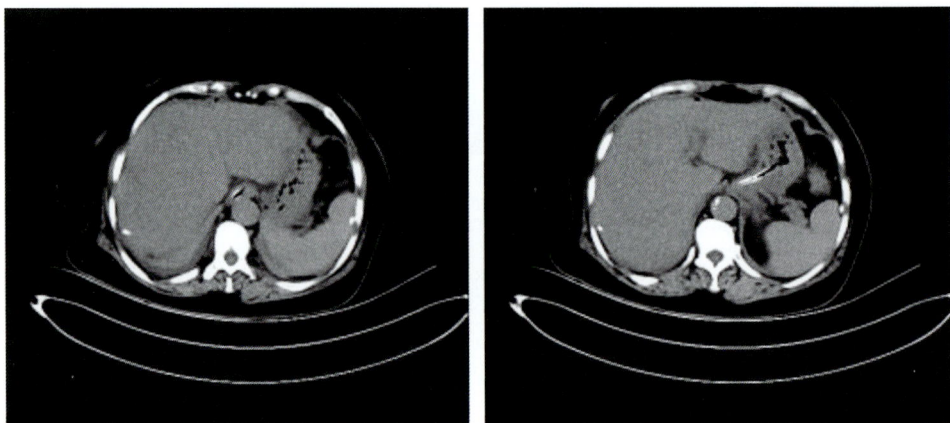

图 46-4　术后复查 CT

【病例讨论与分析】

刨根问底——临床思维演练

△ 该患者诊断性刮宫后出现了子宫穿孔,但消化道未穿孔,为何出现膈下游离气体以及胆管门脉系统积气,有何危害?

△ 根据术后诊断,患者应为盆腹腔感染,为何术前血常规白细胞表现正常,体温不高,无腹膜炎的体征?

△ 老年女性宫腔积脓的原因有哪些?

△ 有什么办法可以减少老年女性诊断性刮宫时的子宫穿孔?

医师 A:门脉系统积气是临床上罕见的影像学征象,主要为各种原因导致门静脉及肝内门静脉分支的气体异常积聚,常见原因有胃肠道炎症、盆腹腔脏器脓肿、消化道扩张、胆管炎以及内镜手术等造成的肠坏死以及肠道和腹腔内产气菌(如产气梭菌、大肠杆菌和肺炎克雷伯菌等)的感染影响肠黏膜或小静脉,导致门静脉内气体积聚。其特点为起病急、进展快、预后差。因此本例患者结合术后血培养结果,消化道胃穿孔而出现游离气体及门脉胆管积气,考虑系大肠埃希菌发酵葡萄糖产生。

医师 B:该患者为老年女性,对于老年患者,由于机体反应低下,对痛觉敏感度差,体温调节能力降低,常呈现临床表现与病理变化不对应,体征不明显,指标不典型,即使病情恶化发展到腹膜炎,也不一定能引出腹膜刺激征,但又由于应激能力下降,病情进展快。故很容易造成诊断延误,错失抢救时机。此患者很快便出现了感染性休克,如仅靠血常规检查及查体,易延误病情。

医师 C:老年女性出现宫腔积脓的原因有以下几点:①绝经后女性卵巢功能下降,雌性激素水平明显下降,导致阴道微生态的平衡无法正常维持,阴道壁上皮细胞糖原含量下降,酸性环境破坏,局部抵抗力下降,易出现阴道感染,进而上行导致宫腔感染。同时,绝经后卵巢萎缩,激素水平下降,子宫内膜萎缩,无周期性的生长与剥脱,宫腔无经血的冲刷作用,加上绝经后宫颈萎缩,子宫内膜腺体分泌液不能及时排出,这给细菌生长创造了条件,故而增加了宫腔感染的机会。②相较于城镇地区,农村老年女性易出现宫腔感染及积脓,原因主要是农村医疗条件有限,同时农村老年女性对于疾病的认识和防范意识不够,出现症状后不能及时就医,导致疾病进展;③老年女性,抵抗力下降,且常有合并症,容易导致感染扩散,出现重症。

医师 D:对于老年女性发现宫腔积液,首先要排除子宫内膜及宫颈的恶性肿瘤,故诊刮取病检非常重要,但老年人组织弹性下降,且如为宫腔积脓,组织往往脆性增加,壁更薄,此时如盲刮,子宫穿孔的风险增加;可以利用宫腔镜进行检查及诊断:①宫腔镜可以引流宫腔积液,同时冲洗宫腔;②利用宫腔镜的可视性这一优点,可以发现子宫内膜或宫颈管的病变,从而有针对性地进行局部定位取活检,这能大大降低子宫穿孔发生的风险。

【专家点评】

病例中关键点出现在哪里?

此为老年女性宫腔积脓诊刮穿孔后出现盆腔感染并感染扩散,细菌繁殖并产气出现了肝内胆道以及门脉系统积气,感染性休克的病例,病情危重,且极为罕见,门脉系统积气不是单一疾病,是其他疾病引起的一种影像学征象,国内外报道的门脉系统积气、胆道系统积气的常见原因为外伤和新生儿肠道感染、伴有糖尿病等基础疾病的老年人,致死率高。该病例无糖尿病基础病史,但宫腔积脓诊刮穿孔后出现了严重的感染,临床表现不典型,老年患者免疫力下降,感染容易扩散,且疾病早期临床表现无特征性,易忽视,可造成诊断和治疗延误。该疾病重在预防,对于老年女性,诊刮操作需轻柔。一旦发现穿孔,要及早处理,避免严重并发症的出现。

(王海艳　薛　翔)

参 考 文 献

［1］ 王志蕊,郑海,陈锦皇,等.缺血性肠病并门静脉积气二例[J].临床外科杂志,2022,30(03):297-298.

［2］ 史丽娜,杨凯,吴春根.胃破裂伴门静脉积气 1 例[J].医学影像学杂志,2021,31(08):1292＋1300.

［3］ 李小海,郑兴菊,曾献春.成人急性缺血坏死性小肠炎并肝-门静脉积气 1 例[J].中国医学影像技术,2020,36(06):955.

［4］ 杨俊明,王福平.急性胃扩张致门静脉大量积气 1 例[J].中国临床医学影像杂志,2015,26(01):69-70.

［5］ 毛敏杰,许振琦,汪彩红,等.急性缺血性结肠炎致门静脉积气一例报道[J].中华危重症医学杂志(电子版),2014,7(03):218-219.

［6］ 石合现,赵海旺,叶永强.肝门静脉积气 3 例并文献分析[J].肝胆胰外科杂志,2021,33(04):223-226.

［7］ 周建华.宫腔积脓并发子宫穿孔误诊 2 例分析[J].临床医学,2014,34(10):122-123.

［8］ 卫永强.绝经后宫腔积脓并子宫穿孔致腹腔大量积脓 1 例[J].实用妇科内分泌电子杂志,2019,6(35):113.

［9］ Zhou C,Kilpatrick MD,Williams JB,et al. Hepatic Portal Venous Gas:A Potentially Lethal Sign Demanding Urgent Management. Am J Case Rep. 2022,23:e937197.

［10］ Tomioka A,Narimatsu K,Chiya N,et al. Hepatic portal venous gas and bacteremia after colonic endoscopic submucosal dissection:A case report. DEN Open. 2022,2(1):e107.

第五部分

妇科名家谈临床思维

黄胡信谈临床思维

——临床思维能力的养成和提高

我曾经看过一篇文章《漫谈临床思维》，文章的作者是我国消化病学的奠基人张孝骞教授，他在文中详细阐述了什么是临床思维：只有在临床实际观察的基础上，具体把握患者所患疾病发生、发展的特殊性，才能做出准确诊断并给出有效的治疗方案，而医师在认识疾病、诊断疾病和治疗疾病等临床实践过程中所采用的方法和路径就是临床思维。临床思维是在临床实践中通过不断积累得来的。我将在本文中分享我的一些心得。

大学时期：临床思维的萌芽

我认为，学医之初最重要的是你要对医学专业知识感兴趣；你要有一颗仁心，知晓行医的目的是帮助患者战胜疾病，拯救他们的生命；你要有决心和恒心，因为学医之路漫长而艰苦，无法一蹴而就。同时，我认为了解自己的优缺点也很重要，这是个人成长和发展的基础。我记得在大学时期，我能清楚地认识到自己的优点和缺点。学习努力，愿意拼搏，对自己的每一步发展都做出规划，这些是我的优势。医学院校里人才济济，我欣赏有才华的人，愿意向比自己优秀的人学习。我也担心自己的能力不如别人，所以我会花更多的时间去学习。我的缺点是缺乏对时间的有效管理，这对于一名忙碌的医学生来说是很不利的。我曾经想了一些方法来改正这个缺点，比如，我制订了一个规律的睡眠计划，让自己每晚保持 5～6 小时的睡眠；无论有多忙，我要求自己每天抽出 2 小时阅读与医学相关的新闻、杂志或书籍。每天 2 小时，日复一日地坚持，这样我就比别人多出很多学习时间，要知道医学生的成长是一个厚积薄发的过程。

虽然我在医学院校勤奋学习，但此时的我还不具备临床思维，我对临床思维的理解，还停留在教科书层面，诊疗患者的思维也是以书本上的知识点（疾病诊断特征或标准）为基础。

记得在临床实习过程中，我没有太多机会去诊疗患者，尤其是很难接触到有疑难杂症的患者，虽然带教老师会结合具体病例培养我的临床思维，也会教我如何进行临床诊疗活动，但此时的我还是不能对疾病进行很好的分析，对患者的诊疗效果及出现的异常问题也不能从专业角度进行深度观察、分析和处理。从医学院毕业进入医院接受住院医师规范化培训时，我还是不具备临床思维，诊疗患者的思维仍是以书本上的知识点为基础，直到我从事临床工作后才发现书本上的知识无法得出问题的答案。在那个时期，面对问诊患者，我常常感到不安，因此，我开始发展自己的临床思维。

工作时期：临床思维能力的养成

当我们进入医院工作后，就可以开始规划我们的职业道路了。我和其他年轻医师一样，阅读大量医学书籍、医学期刊和听讲座,尤其是去聆听学有专长老师的课;在病房里加班加点,一有空就去手术室看专家手术。在我们学习的时候,不要犹豫,一定要多读、多问、多练。

在我职业生涯的早期,我遇到过一位尿道出血的糖尿病患者。她主诉尿频和排尿困难,在尿常规检查发现有血尿和尿培养显示细菌后,我根据教科书上的知识,给她服用了抗生素。然而,她的尿血症状虽然有所减轻,但仍然持续存在。我的上级医师建议我去检查患者的阴道,结果发现她患有宫颈癌,并且还累及了她的膀胱。这件事教会我应该仔细、全面地检查患者。从此以后,遇到的病例越来越多,让我愈发意识到临床思维的重要性。

我在香港医院接受培训时,每天都向经验丰富的医师学习,学到了很多临床经验。我有信心应对许多疑难疾病。然而,当我开始出国接受海外高级培训时,受到了不同医疗文化的冲击。开始理解传统的医学教学强调教师专注知识传授和实践经验分享,主要通过在教室环境中有计划地开展大量书本知识内容的讲座。这种方法为学生分享知识是填鸭式的,阻碍了临床思维的发展,不能满足个体之间不同的自我学习需求。

我在海外当医师时,并不是每天跟随资深老师学习。虽然我可以向我的主管询问如何处理我的患者,但大多数时候,我独立处理患者,并向我的上级医师提出我的解决方案。面对任何问题,我首先要求自己去寻找解决方法。在积累经验的过程中,经常会遇到困难,我从书本上、从资深医师以及经验丰富的护理人员处寻求解决方案。我通过临床观察、床边教学和讨论来得到答案。我每天把学到的所有解决方案都记录在日志中。这是亚洲与西方国家临床实践和学习的差异。前者是学习,后者是培训。按照发展的阶段,首先是学习,其次是自我培训,培养出令人满意的临床思维。

有机会参加国际学术会议对医师的成长很有帮助。在会议上我们可以结识许多国外同行和杰出专家,并学习他们的经验和手术技能。然而,并不是每个人都会像我一样幸运,能够有机会出国留学和工作。

学习不应是填鸭式的,要进步就得创新。在临床实践中,我们不仅学习资深老师告诉我们的解决方案,对于疑难病症,我们还需要从其他专家那里,从书本上、从文献中探索各种解决问题的方法。我们在这本书中所介绍的内容,可作为学习如何解决复杂疑难问题或交换意见的平台。

专家时期:临床思维能力的提升

除了向他人学习之外,对于我个人来说,还有一种重要的学习方式就是教学。作为老师,我们不可能什么难题都能解决。有些爱思考的学生会问你一些你无法回答或暂时没有答案的问题。每当我回答学生或年轻医师提出的问题时,我都会在后续找出答案和解决办法,这个过程提升了我的医疗水准。

我们现有的医学知识还无法解决目前面临的全部医疗问题。因此,我们需要寻求新的突破和创新。在对手术技术的探索中,微创手术让我大开眼界,这项新技术让我的手术更受欢迎,也使患者的损伤更小。妇科微创外科理念和技术的发展伴随着我的事业,使我成为微创外科领域的专家级教师。我们还可以学习一些经验丰富的医师的手术技巧,例如阴式手术、聚焦超声手术。这是我成名后才学会的手术。

我不是一个具有超强学习能力的医师,所以我专注于一个既定的方向发展自己,这就是教学和外科手术。我们大多数人是普通医师，不是无所不知、无所不能的医师，只要我们致力于自身专业的发展，不断学习，就可以用知识和技能帮助患者解决问题。

在我医师生涯的后期，我成为一名经验丰富的妇科肿瘤专家。我记得我曾有一位患有Ⅰ期宫颈癌的患者，肿瘤直径为5～6 cm，我成功地切除了肿瘤，术后没有出现并发症。1周后患者出院回家，恢复良好。然而，在宫颈癌根治性手术几个月后，患者的宫颈癌复发了。通过学习别人的经验，我知道这并不是我的手术技术不够，而是患者需要术前治疗，即结合术前化疗来缩小肿瘤，然后再进行根治性手术将其切除。通过积累经验，不断发展新的临床思维。从此，我的同类患者均得到成功治愈，效果良好。

尽管我曾经治疗过很多疑难病例，但我也遇到过治疗失败和术后发生严重并发症的患者。尤其是恶性肿瘤患者，手术并发症时有发生，甚至有的患者手术治疗后很快就死亡了。我告诫年轻的医师们，即使我们的治疗失败或出现并发症也不要陷入抑郁，不要被已经发生的悲剧所影响。我们关爱我们的患者，如果我们真的帮不了他们，就坦诚相待。当我们在职业道路上取得成功时，不要骄傲，不要觉得自己是站在世界之巅。与成功相比，失败会让我们学到更多的东西。

医路艰辛，勿忘初心

很幸运，我曾在大型教学医院学习和工作，期间经常遇到其他人没有机会遇到的疑难病例或严重疾病，还有资深医师给予我指导。尽管如此，我在海外工作中学会了如何自己应对疑难病例。我建议那些没有出国学习机会的人不断寻找机会，从医学学术会议中，从医学杂志和书籍中的病例报告中学习，寻找疑难病例的治疗经验。

从医之路是艰苦的，医师的工作充满了挑战。但我最后想说，作为医师要善待每一个患者，无论贫与富、老与幼，都要像对待自己的父母、兄弟姐妹一样。只要你有爱心并坚持做你感兴趣的医疗工作，就可以造福于更多需要你来帮助的人。

冯力民谈临床思维
——用临床思维分析妇科常见症状及体征

临床思维是指临床医师在诊治疾病过程中,对疾病现象进行调查、分析、综合、判断、推理等一系列的思维活动。

临床思维的方法包括:逻辑推理、缜密思维、横向思维、纵向思维。

临床思维能力的高低是决定医师医疗技术水平的关键因素。

诊断疾病的步骤:搜集临床资料,分析、评价、整理资料,对疾病提出初步诊断,确立及修正诊断。

诊疗四步法

第一步:提供主诉。根据主诉信息和可能诊断进行问诊。

第二步:问诊获得信息。根据问诊获得信息,缩小诊断范围,确定进行哪些体格检查。

第三步:体格检查获得信息。根据体格检查获得信息,进一步缩小诊断范围,确定进行哪些辅助检查。

第四步:辅助检查。根据检查结果明确诊断并确立治疗方案。

如何培养这样的临床思维?我们应该在基础理论学习的基础上,坚持实践第一,全面拥有资料,深入疾病本质,不断更新知识。

现通过妇科四大常见症状(血、带、痛、块)来诠释临床思维。

第一常见妇科症状:异常出血。

了解什么是异常子宫出血,其严格定义是来自生殖道任何部位(阴道、宫颈、子宫等)的出血,绝大多数出血来自子宫,除正常月经外均称为阴道异常流血。

正常的月经周期:周期 28 天,范围 21~35 天;经期 3~4 天,范围 2~8 天;经量 35 ml,范围 20~80 ml。

双相体温是育龄期女性正常的内分泌体现。

经量的评估必须量化,才能做出较为准确的判断以及进行科学研究,所以目前经量的确定采用失血量评估表(PBLAC)法。PBLAC 法为不同的经血面积赋予相应分值,女性可以将卫生巾上的经血面积、月经血块大小与赋分标准进行对照,再将所有分数相加,即可得到经血量的总分,具体赋分情况如下。

(1)1 分:如果经血面积小于或等于 1/3,或排出的血块小于 1 元硬币大小,计 1 分。

(2)5 分:如果经血面积大于 1/3,但未超过 3/5,或排出的血块大于 1 元硬币大小,计 5 分。

(3)20 分:如果卫生巾上的经血面积达 100%,则计为 20 分。

该方法适用于所有在经期使用卫生巾的女性。如果总分超过 100 分,通常提示经血量超过 80 ml,属于月经过多;若总分低于 5 分,则提示经血量不足 5 ml,为月经过少。

我们应该将患者的主诉,转化成医学概念,这是临床思维的第一步。月经周期规律,经期正常,经量>80 ml 是月经过多;经期<2 天,经量<30 ml 是月经过少;月经周期<21 天是月经频发;月经周期>35 天是月经稀发;月经周期无规律,经期长短不一,经量多少不定是不规则出血;月经周期正常,两次月经期间有出血是月经间期出血;年满 18 岁女性仍无月经来潮或月经来潮后出现 3～6 个月以上的停经是闭经;停经超过 1 年出现的出血,绝经期激素替代治疗过程中预期外的出血是绝经后出血。异常子宫出血的类型,其定义往往是患者主诉的提炼,要把它们转化成医学概念,根据转化过来的医学概念来寻找病因,就是临床思维的过程。

下一步排查异常子宫出血(AUB)的病因,常见原因分为以下 6 类。

(1)卵巢内分泌功能变化:表现为无排卵性异常子宫出血、排卵性异常子宫出血和月经间期卵泡破裂雌激素水平短暂下降所致子宫出血。要根据测排卵的结果和出血的模式进行甄别。

(2)病理性妊娠:包括流产、异位妊娠和滋养细胞疾病等。这些疾病都有可能危及患者生命,所以育龄期女性,只要有性生活,必须排查妊娠的可能。

(3)内生殖器炎症:涉及阴道炎、宫颈炎和子宫内膜炎等。

(4)内生殖器肿瘤:良性肿瘤多为子宫肌瘤和腺肌瘤;恶性肿瘤包括阴道癌、宫颈癌、子宫内膜癌、子宫肉瘤和具有分泌雌激素功能的卵巢肿瘤。

(5)外伤、异物和外源性性激素:阴道外伤和宫腔内放置节育器可致阴道出血;使用雌激素、孕激素不当,均可引起子宫异常出血。

(6)某些全身性疾病:包括血小板减少性紫癜、白血病、再生障碍性贫血、肝功能损害及肾功能损害等。

根据这些病因,我们再对应异常子宫出血的临床表现,即可缩小诊断范围。

1. 有周期规律的阴道流血

(1)经量增多:月经周期正常,但经量多或经期延长。常见于子宫肌瘤、子宫腺肌病、宫内放置节育器。

(2)月经间期出血:发生在两次月经中期,历时 3～4 日,一般出血少,偶伴下腹痛。原因:月经间期卵泡破裂雌激素水平下降所致,又称排卵期出血。仅在预计出血前两天补充雌激素即可治愈。

(3)经前或经后点滴出血:月经来潮前或来潮后数日持续少量阴道流血淋漓不净。常见于排卵性月经失调或宫内放置节育器。

2. 无周期规律的阴道出血

(1)接触性出血:于性交或阴道检查后立即出现阴道流血,色鲜红,量可多可少。常见于宫颈炎、宫颈癌或宫颈息肉等。

(2)停经后阴道流血:育龄期女性首先考虑与妊娠相关疾病,如病理妊娠;青春期无性生活史女性应考虑异常子宫出血;围绝经期妇女先排除生殖道恶性肿瘤再考虑异常子宫出血。

(3)绝经后阴道流血:量少,淋漓不净,偶伴下腹痛。首先应除外子宫内膜癌。

(4)外伤后阴道流血:量可多可少,伴外阴痛。如常见于骑跨伤。

第二常见妇科症状:白带

正常白带:少量、透明蛋清样/白色稀糊状、无腥臭味、pH<4.5。

白带变化与激素相关特征:随月经周期变化,排卵期和月经前多;随妊娠变化,早孕期及分娩发动前多;随年龄变化,育龄期多,青春期和绝经期少。

与疾病相关的白带异常特征:白带性状、量及伴随症状(血、痛、块);其他症状:瘙痒,性交不适,泌尿系症状。关注相关体征,尤其是皮肤及黏膜体征。

第三常见妇科症状:下腹痛

许多原因都会引起下腹痛,寻找下腹痛的病因要根据其起病的缓急、部位、性质、时间、反射部位以及伴随症状。

1. 起病缓急　渐进性加重——炎症或恶性肿瘤;急骤发病——卵巢囊肿蒂扭转或破裂;反复隐痛后出现撕裂样剧痛——异位妊娠破裂或流产。

2. 下腹痛的部位　下腹正中——子宫内膜炎;一侧下腹痛——该侧附件炎,蒂扭转;双侧下腹痛——盆腔炎;全腹痛——囊肿破裂、异位妊娠、盆腔腹膜炎。

3. 下腹痛性质　持续性钝痛——炎症或腹腔内积液;顽固性疼痛难以忍受——晚期肿瘤;阵发性绞痛——子宫收缩;撕裂样锐痛——异位妊娠或囊肿破裂;下腹及肛门坠痛——盆腔或宫腔积液。

4. 下腹痛时间　月经中期——排卵痛;经期腹痛——痛经或子宫内膜异位症;周期性下腹痛——先天性或医源性下生殖道阻塞。

5. 腹痛反射部位　至肩部——腹腔内出血;至腰、骶部——宫颈、子宫病变;至腹股沟及大腿内侧——该侧子宫、附件病变。

6. 腹痛伴随症状　伴停经史——妊娠合并症;伴恶心、呕吐——卵巢囊肿蒂扭转;伴畏寒、发热——盆腔炎;伴休克——内出血;伴肛门坠胀——盆腔积液;伴恶病质——晚期肿瘤。

另外,下述与年龄相关问题也应特别关注。

幼女或青少年要关注生殖道畸形、原发痛经和性侵犯。

育龄期明确有无妊娠是最首要的诊断和鉴别诊断,目的是排除异位妊娠。育龄期与妊娠相关急腹痛,或合并异常出血——妊娠流产、宫内孕流产、异位妊娠流产型或破裂型。特殊检查:后穹隆穿刺或腹腔穿刺抽出不凝血。

育龄期与非妊娠相关急腹痛:腹腔内出血——卵巢黄体破裂;盆腔脏器炎症——急性盆腔炎;盆腔肿瘤扭转——卵巢肿瘤扭转、肌瘤红色变性;盆腔肿瘤破裂——卵巢囊肿破裂、卵巢巧克力囊肿破裂;经血梗阻——子宫颈管或子宫腔粘连(先天性或医源性)、阴道畸形的子宫积血、子宫肌瘤嵌顿;痛经——原发性痛经、子宫内膜异位症;损伤——子宫穿孔、子宫破裂(外伤、手术或肿瘤)。

绝经期相关急腹痛:宫腔及盆腔积脓、恶性肿瘤。

急腹痛相关罕见妇科疾病:卵巢重度水肿、多囊卵巢综合征、卵巢过度刺激综合征、子宫内膜切除术后输卵管绝育综合征、盆腔血栓性静脉炎、艾滋病、结核急性播散、盆腔淤血综合征。

第四常见妇科症状:包块

根据包块性状分为囊性、囊实性、实性。囊性:生理性(非赘生性)、良性肿瘤、子宫内膜异位症、炎性包块、异位妊娠;囊实性:畸胎瘤、交界性肿瘤、恶性肿瘤、炎性包块;实性:子宫肌瘤、子宫畸形、性索间质肿瘤、恶性肿瘤。

根据包块性状分为单房和多房。根据包块位置分为附件、子宫、后穹窿结节。根据包块大小分为生理性或病理性,要关注生长速度及与月经的相关性。根据包块活动度,活动良性多,固定恶性多,但子宫内膜异位症和炎性包块往往固定不动。

盆腔包块的诊断要点:根据年龄、婚育史、月经史,了解伴随症状(如血、带、痛)和其他症状

（如腹水、血便、发热等）。一旦发现可疑包块应做常规妇科检查、三合诊和系统体格检查，辅助检查包括影像学检查、肿瘤标志物及其他相关检查。

影像学检查：各类超声、CT、MRI 等；肿瘤标志物：CA125、CA199、CEA、HE4、AFP、hCG 和其他手术相关检查。

盆腔包块的鉴别诊断

1. 附件来源　子宫内膜异位症：囊性，活动差，触痛结节；影像学：散在细小光点；关注破裂与恶变。炎性包块：囊性或囊实性、触痛、发热等。

2. 子宫来源　子宫肌瘤、子宫肉瘤、子宫内膜癌、子宫畸形、宫腔积血/积脓等。

3. 其他来源　肠道、腹膜后、泌尿系统及腹壁组织。

根据四大常见妇科症状（血、带、痛、块）如何推理出正确诊断，就是临床思维的转化过程。

逻辑思维（假设-演绎推理）正如下图所示，是一个循环往复、不断验证的过程。

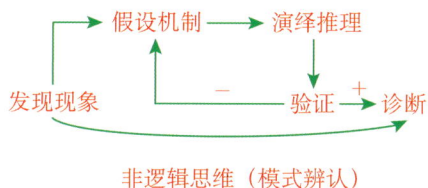

在所有的判断过程中，也就是临床思维过程中我们必须遵循五大原则：社会性原则、实践性原则、整体性原则、具体性原则和动态性原则。

而特有的临床思维中还有其特殊性原则必须遵守：实事求是的原则；一元论、整体论原则；常见病、多发病优先原则；地方病、流行病优先原则；器质性病变优先原则；诊断上恶性疾病优先原则；治疗上良性疾病优先原则。

罗喜平谈临床思维
——论妇科医师的临床思维

医学既是自然科学,又和人文科学密切相关。说它是自然科学,是因为人作为一种生物,和其他高等哺乳动物一样遵循生命科学的普遍规律。说它和人文科学密切相关,是因为医学是一门与人打交道,研究人类疾病的学科。而人的疾病,又与人的情感、文化、地域等因素息息相关。医师作为实践医学科学的主体,言传身教固然重要,而临床思维的培养,是医师成长的不二法门。

什么是临床思维?临床思维是指医师在治疗患者时,对疾病进行诊断、治疗等过程中思考、分析、判断、决策的思维活动。临床思维过程包括诊断和治疗决策。任何一个疾病的治疗,都是先有诊断,后有治疗。诊断正确,治疗才不走弯路。诊断过程中的临床思维事实上就是鉴别诊断的过程。通过鉴别,排除最不可能的诊断,思考、分析可能的诊断。疾病的诊断有时可以一目了然,治疗方案也不难决策,如多发性子宫肌瘤、月经过多、继发性贫血,这些诊断起来很容易,治疗方案,根据患者的年龄、生育意愿,也不难决策。而手术方式是开腹手术还是腹腔镜手术,抑或经脐单孔或机器人手术,就要根据患者子宫大小、有无盆腹腔粘连、医院条件、术者技术及患者个人意愿等多种因素决定。疾病的诊断有时扑朔迷离,同一疾病临床表现不同,不同疾病可以出现相同临床症状。需要医师完善临床思维,全面分析甄别。现笔者从妇科医师的角度,谈谈妇科疾病临床思维的一些基本要素和心得。

一、要掌握扎实的基本医学理论。在大学本科期间学习的每一门医学理论课程都非常重要,是带领医学生进入医学殿堂的第一把钥匙,让我们对人体,对疾病,有了更系统、更全面的了解。认真学习和掌握医学基础理论知识,能为医师未来的临床职业生涯打下牢固的基础。例如,盆底泌尿妇科的许多疾病,都与盆腔的解剖密切相关;对子宫脱垂的诊断,如果不熟悉盆腔解剖,就很难理解 POP-Q 分期;对骶棘韧带及骶前解剖不熟悉,就不可能做好腹腔镜下骶骨韧带固定术。类似的,如果对子宫、输尿管、直肠、盆腔血管、盆腔神经解剖不熟悉,就不可能完成宫颈癌根治等难度较大的妇科手术。

二、要善于归纳和总结。具有良好临床思维的医师,往往都是善于归纳总结的专家。有时一个患者在面对医师时,可能会滔滔不绝,有很多诉说。而医师除了要善于耐心倾听,还要善于发现患者的主要问题及诉求。比如一个希望怀孕的患者,面对医师时,她可能会说月经不好,又会说白带多、下腹痛,还可能会说痛经和头痛等。医师就要在和患者交流的过程中及时地归纳、总结,发现患者不孕症的主诉,并就不孕症的各种可能的原因进行有针对性的问诊,如结婚同居的时间长短,有无避孕措施,有无人流,有无盆腔炎及妇科病史,既往做过哪些相关的检查和治疗,男方精液有无异常等,为后续的诊断和处理提供思路。

三、要具备辩证思维。具有良好临床思维的医师也应该是具备辩证思维的医师。医师应学习了解哲学中基本的逻辑思维及辩证思维方法,逻辑思维有利于医师从众多的疾病相关信息中,找到关键的证据,从而得出正确的诊断。临床上的辩证思维,既要善于找到有科学证据的、有利于诊断的关键点,也要敢于质疑,反思自己的判断,不能仅凭表面现象妄下定论。例如,笔者在住院医师培训期间,有一次接诊了一位下腹痛、腹部包块的患者。考虑到患者当时26岁,CA125 1236 U/ml,腹水征阳性,首先考虑诊断可能为卵巢癌。但是经过仔细询问过往病史后,发现患者有消瘦、低热,以及腹泻和便秘交替出现的情况,虽然没有明显的结核接触史,最后还是诊断为结核性腹膜炎。经过抗结核治疗后,患者痊愈。这也说明疾病的诊断需要具有多方面的思考。

四、要重视临床经历、经验的积累。临床思维的成熟、成长离不开临床实践经验的积累,临床思维与临床工作时间呈正相关,当然也和医师的临床用心程度呈正相关。例如,对于同样有盆腔包块的患者,有经验的医师根据患者临床表现及妇科检查,就可以给出一个大致正确的诊断,而不一定要经过全面的检验、检查。同样是出现腹痛的症状,是盆腔炎、阑尾炎、妊娠流产、异位妊娠还是肿瘤扭转,经验丰富的医师很容易给出准确的诊断。因此,临床经验与临床思维是一对孪生兄弟,密不可分。举一个例子,笔者早年刚出医学院校门时,收治过一位阴道流血、尿妊娠试验阳性的患者,该患者3个月前有葡萄胎清宫史。根据患者的情况,当时先考虑可能为侵蚀性葡萄胎,拟予全身化疗。而在上级医师检查患者后,认为应先排除葡萄胎宫腔残留。经清宫后,患者的血hCG很快下降到正常水平,避免了给予化疗的错误选择。

五、要全面了解患者的病史。全面掌握病史是正确临床思维的前提。仅凭症状、体征或检查结果进行诊断是治疗之大忌,一定要结合病史全面分析。很多不同的疾病可以表现为同一症状,反之,同一疾病,也会因为发展阶段或者类型不同而表现出不同的症状。例如,异常阴道流血,可以是月经紊乱的表现,也可以是异位妊娠的表现,还可能是流产或者各种妇科肿瘤的表现。假如医师仅凭阴道流血这一症状,就诊断患者是月经紊乱,进行调经治疗,是非常危险的。又例如,妊娠期卵巢包块,是不是黄素化囊肿,对临床处理决策非常重要。如果了解到妊娠前就有囊肿,那肯定就不是黄素化囊肿。所以,全面细致地询问患者的既往病史,是正确临床思维的前提。笔者早年在住院医师期间,接诊了一位妊娠35周,急诊抽搐入院的孕妇,在产科看到抽搐患者,自然而然想到的是产前子痫,而这个患者血压的确也有升高,似乎也印证了我的猜想。通常来说,接下来的处理就是终止妊娠。好在上级医师通过查看患者,询问既往病史,得知此患者过去有颅脑外伤史,平时鼻腔有脑脊液漏,因此,患者此次抽搐其实是脑部逆行感染所致,并非产前子痫。经过抗感染治疗后,患者痊愈。多亏上级医师全面了解了患者的情况,才能做出正确的诊断,没有提前终止妊娠,避免了一位早产儿的诞生。

六、要善于精准应用检验和检查。临床诊断时,切忌大包围式的检验、检查,而应该有的放矢。如遇到患者出现腹痛、发热、盆腔包块、血象高等症状,首先考虑的是盆腔感染,做肿瘤相关检查,意义不大。而ⅠB1期的宫颈癌,很少全身转移,做PET-CT检查可能是浪费医疗资源。针对性的检查有利于找到正确临床思维的突破口。例如,育龄期女性异常阴道流血,为排除妊娠相关疾病或滋养细胞肿瘤,要常规做尿妊娠试验检查;有性生活史阴道出血,要做宫颈癌筛查;宫腔有赘生物、子宫内膜增厚,要做宫腔镜检查;怀疑是子宫动静脉瘘,要做子宫血管造影检查等。

七、要有多学科思维方向。年轻医师在临床诊治上,通常具有思维固化、不主动思考的临床思维陷阱。在临床工作中,许多年轻医师都会在一定程度上青睐自己最初的诊断,不愿意轻易放弃,但应当认识到临床诊断是一个动态的过程,疾病不断发展变化,诊断也需要不断调整。

妇科是一个女性生命全周期的科室,她相当于一个科室齐全的综合性医院,所以在临床诊疗思维上,必须具备有多学科的思维,必须联想到产科、外科等相关科室的疾病。从最常见的以阴道流血就诊的患者来看,诊断上也必须结合其他科室,有可能是月经,也有可能是妊娠流产、异位妊娠、大月份早产等,当然也有可能是外科疾病,比如泌尿道结石引起的血尿。还有可能是一些其他血管性疾病。比如,笔者在产科轮转时就发现一例产妇,就诊时主诉阴道大量出血,内裤湿透了,检查时清除会阴血迹后,发现外阴阴道内均无明显出血,阴道内亦是干净,无明显血污,胎心搏动正常。但是这例患者再次去厕所时又一次出现大量出血,疑惑的笔者再次详细检查患者,并询问病史,才发现患者每次上厕所时都要用纸巾擦拭外阴,之后就出现大量出血。这时候才发现患者会阴部的静脉迂曲、怒张,局部有血痂,是一例会阴静脉曲张的患者,而不是产前出血患者。临床思维模式也是需要多方向的,特别是高年资医师经常存在"模式识别"的诊疗思维,这种临床思维虽然能够迅速抓住问题要害,短时间内做出最合理的临床诊断及诊疗决策,但是若医师对自己的判断过于自信,没有多方向的临床思维,往往有可能做出错误的决策。当然也包括思维固化。比如在妇科患者中多见腹痛患者,有盆腔包块、腹痛、盆腔积液等表现者经常被诊断为卵巢囊肿破裂、黄体囊肿破裂等,进行了手术,术中发现囊肿无破裂,而是阑尾炎、盆腔脓肿等。如有多方向思维,详细询问病史,是否有恶心、呕吐,或者转移性下腹痛等症状,及时排除阑尾炎,就可避免误诊。

八、要将患者的身体和心理作为一个整体进行考虑,重视社会-心理因素。很多临床医师在工作中存在见病不见人的思维误区,往往只考虑疾病本身,而忽略了患者的社会-心理因素,导致诊断的偏差或者患者对治疗效果的不满意。临床医师治疗的绝不只是疾病本身,而是将患者的身心作为一个整体进行治疗。症状的有无、轻重除受病因、病理生理等生物学方面的因素影响外,还受性别、年龄、生活环境、工作情况、文化程度、心理状态等方面的影响。比如笔者曾接诊过一些要求人流的年轻女性,在男友陪同下就诊咨询。接诊开始患者就存在一些隐匿的抗拒心理的表现,如对抽血检查较为害怕,对术后生育能力的影响反复进行提问等。这时笔者能够及时发现患者本人其实并无终止妊娠意愿,可能只是碍于男友要求前来就诊,而男友在场又不便直接表达真实的想法。在进行术前沟通时多次、着重地向男方强调流产风险,建议慎重考虑,充分让男方感受到流产对于女性的伤害。在男方改变主意的同时女方也立即要求生育,放弃终止妊娠。避免了按照惯性思维进行术前检查和谈话的教条式处理流程,减少了人工流产的发生。再比如对于切口的选择:对于年轻和对美观有较高要求的女性,在手术切口的选择上也要充分考虑患者的心理因素。选择更加微创的切口或经自然腔道,如经脐单孔腹腔镜或经阴道单孔腹腔镜手术。而对于一些多发子宫肌瘤,且肌瘤较大、出血风险较高的中年女性,若考虑到患者经济条件较差、对于切口美观无较高要求这一社会心理因素,则选择开腹手术,可以尽量减少手术出血,降低术中和术后输血的可能及相关费用。总之,要避免陷入治病而不治人的临床思维陷阱,应充分把社会心理因素也纳入临床决策的考虑范围,在医治疾病的同时抚慰患者心灵。即使随着时代的发展,医疗的某些模块逐步被人工智能所取代,但高复杂度的临床思维和面向真实个体患者的判断,仍旧闪烁着人类智慧之光。

当然,临床思维也是有章可循的。一般先考虑常见疾病,再考虑罕见疾病。先排除恶性的肿瘤,再考虑良性的。先排除器质性的,再考虑功能性的。如更年期功能性子宫出血,首先要排除子宫内膜息肉、子宫黏膜下肌瘤及子宫内膜癌。好的临床思维应该是有预见性的。对诊断的正确预见,会在治疗阶段得到验证,关乎患者是否得到充分知情告知,以及患者对治疗的满意度。因此,对于需要手术处理的妇科疾病,正确的临床思维要贯穿于术前、术中、术后各个环节。一个环节的思维不慎,就可能导致整个治疗的失败。

总之,临床思维,纷纷繁繁,遵循一定的规律,用时、用心、用情,对年轻医师来说,便可事半功倍,达到快速成长的作用。

薛翔谈临床思维
——论妇科手术的临床思维

  临床思维是指运用医学科学、自然科学、人文社会科学和行为科学的知识,以患者为中心,通过充分的沟通和交流,进行病史采集、体格检查和必要的实验室检查,得到第一手资料,结合其他可利用的最佳证据和信息,结合患者的家庭和人文背景,根据患者的症状等多方面信息进行批判性的分析、综合、类比、判断和鉴别诊断,形成诊断、治疗、康复和预防的个体化方案,并予以执行和修正的思维过程和思维活动。临床思维是临床医师应具备的理论联系临床工作实际,根据患者情况进行正确决策的能力。

  妇科临床实践中有一大部分重要的工作涉及手术治疗,而手术治疗在一定意义上又决定着治疗的结果。手术前、手术中、手术后的临床分析、判定、方案的制订,甚至术后的治疗、随访和计划实施,无不围绕着围手术期的正确临床思维进行。在临床工作中,我们所说的某某医师手术"好",或者手术做得"漂亮",不仅仅是指单纯的"手技"漂亮,其中也暗含着手术者在患者整个围手术期有着逻辑清晰、正确的临床思维过程。俗话说:"一台手术好不好,25%是手术技巧,75%是靠'脑'"。所以,我想在这里谈谈有关妇科手术的临床思维。

  妇科手术的临床思维过程是临床妇科的重要组成部分,是一门科学,产生于临床实践,再接受临床实践的检验,而后付诸实践。如此循环往复,使认识不断深入。妇科临床思维和人们面对任何领域的客观事物的思维模式一样,都有其共性的模式,但由于临床客观事物的特殊性,即患者以及病情发展的严重性、处理或干预事物的紧迫性等,妇科的临床思维过程往往更强调思路清晰明了,医师需要有扎实的以临床实践和科学实验为基础的理论知识和临床经验。

围手术期思维

  无论手术大小,对患者的心理和机体都是一次打击,如何保证患者以最佳的心理和机体状态接受手术,如何力求手术过程安全及术后恢复顺利,正是妇科医师进行围手术期临床思维的目的,是妇科临床思维的重要组成部分。

手术前的思维

一、手术前的准备

  1. 术前谈话和签署手术同意书 术前客观、全面的谈话和记录非常重要,既要全面周全,又要重点突出,逻辑清晰。对患者的治疗既要有多项选择余地,又要抓住该患者的临床特点,对病情和治疗的选择有一个基本的优劣分析。其实谈话本身也能反映出手术者对该疾病的了解深度及其基础知识和实践经验等的积累和掌握情况。当然,也要充分考虑患者一方的意见、患者和委托人接受医疗风险还是求平稳,以及经济支付能力等复杂因素。

2. 认真阅读病历记录　特别是手术者,术前应养成认真阅读病历记录的习惯,这是对术前临床思维的回顾和反思,有助于弥补思维不周和防止工作中的漏洞。手术前应查看实验室数据是否正常,有无漏查一些关键辅助检查。有时一个微小的数据变化就会提示病情改变和诊断改变,这时就需要考虑是否需要改变手术方式。

3. 术前亲自检查患者　术前亲自检查患者非常重要,可能会发现其他医师发现不了的体征和病情。

4. 完善手术各项准备工作　尤其对复杂大手术的患者至关重要。有关的临床思维应根据患者的原发病和整体情况,按程序、有步骤地进行。另外,对患者重要脏器功能状况的评估是手术安全性和手术风险评估的重要依据,必要时和麻醉科、心血管科或其他有关科室会诊协商,取得诊治的共识。必要时术前给予必要的干预。

二、关于手术方案的思维

手术方案的制订是术前不可忽略的一项重要的思维程序。术前诊断可以是明确的,也可以是不明确的,但总有倾向性。根据可预见的各种情况来确定手术方案,目的是做出对患者最为有利的选择,这是手术决策思维的准则。就手术本身来讲,术后近远期的种种问题极为复杂,没有固定模式,更没有一成不变的方案,这就要求临床医师的思维路线正确,思维范围周密,思维层次清晰,按照实际设计最佳的手术方案。

1. 手术切口　在开腹手术中,手术切口的选择对于手术是否顺利进行非常重要。同样,腔镜手术穿刺孔的设计与完成一次高质量的手术密切相关。如果是下腹部的常规手术,如子宫切除术、剖宫产,可以选择横切口,如果病情诊断不明朗,具有探查性质,可施行纵切口及探查切口,以便必要时能延长手术切口。如果患者腹部有原手术瘢痕,尽量根据病情需要,利用原手术瘢痕施行腹部切口。如果腹腔镜下或机器人辅助腹腔镜下肥胖患者的大子宫切除术,势必把手术穿刺孔位置平行向上腹部移动。

2. 术式选择的思考　妇科手术种类繁多,但无非是切除、修补、重建、引流。在考虑术式时,原则是彻底切除病灶、牢靠修补、妥善重建、引流通畅。根据患者的耐受能力、局部解剖和病理条件,综合考虑近远期效果。从治愈疾病和最佳疗效出发,根据实践条件、患者的近远期生活质量做出最有利于患者的选择。在考虑术式时,对于复杂的、自己不太熟悉的手术,可根据准备实施或可能实施的各种手术,从术式、解剖、大体病理等诸方面,找出专著和文献进行学习或复习,这对整理和理顺有关思维路线、加深思维深度极有帮助。

3. 备用方案的选择　诊断不明的手术,术前应有一个手术方案的倾向性,以备选用。如果是脓肿,应有引流方案;如果是恶性肿瘤,应考虑行根治手术还是姑息手术。

手术中的思维

手术中的临床思维和手术前的临床思维具有连贯性,是手术前临床思维的延展。有着即时决策、即刻决定执行的特点。手术中思维的质量和水平往往是一个妇科医师技术高低、经验多少和功底薄厚的体现。一旦手术开始,除了扎实的手术切开、止血、剥离、缝合,以及精确的解剖基本功外,手术医师的头脑还必须进行一连串的临床思维活动。

病变在什么部位(子宫还是卵巢,网膜还是肠管,腹腔内还是腹膜后)、病变的性质、是否需要术中冰冻检查、术中有无新的发现等,都对手术方案的进一步制订产生影响。

病变的范围、病变与周围组织和脏器的关系如何,是能否施行手术以及采取何种手术方式的前提。术前拟订的手术方案是否可行,是否需要修正,经过翔实的探查,从实际可行性和患者的近远期效果来决定手术方案。广泛累及多个盆腔脏器的恶性肿瘤,是否进一步手术是一个需要综合考虑决断的问题。除病变本身的情况外,手术医师的观点、经验常常起决定作用。有的医师认为可以切除,有的医师则认为不能切除,或者认为切除也无意义。尽管允许有不同的见解,但需要实事求是的思维路线,从患者的最大利益出发。在实际工作中,需要医师在技术上精益求精,注意术中思维的严谨和周密,使患者得到最好的结果。

熟悉手术区域的解剖是顺利完成手术各个步骤的先决条件,在手术过程中,无不以局部解剖为先导。解剖变异在临床上时有发生,有些甚至是由于患者年龄的变化,血管解剖如动静脉的走行、粗细和相互位置发生变化,造成临床手术解剖过程中的误判。手术者掌握局部解剖,术中利用正确的临床思维去辨认各种解剖变异,并进行培训总结是非常重要的。

病变对正常解剖造成病理性的改变也是一个不可忽视的问题。病变如子宫内膜异位症病灶,由于其周围的炎症、粘连或直接侵犯,往往使正常解剖发生改变,或者牵拉异位,或者融合于一起而不可分,造成不必要的损伤。对于这类状况,手术中要掌握手术的思维技巧。通常先从容易进行手术分离的部位下手,从易到难进行分离、解剖往往能得到意想不到的分离效果。此外,对盆腔粘连广泛的病灶进行切除时,先从高位暴露输尿管、打开直肠旁间隙,再进行其他手术,这样反而不易损伤直肠和输尿管。

对于完全正常的解剖,手术中也可能发生损伤,除了小心谨慎外,掌握一定的分离技巧,进行正规操作也是非常重要的。目前,能量器械的使用,需要掌握电功率的设置,电切、电凝模式的设置,以及电传导范围的特性。在分离时注意制造张力,沿解剖间隙进行解剖。

掌握出血的控制方法,一旦出血,首先要镇静,辨认出血点,控制出血,然后根据不同的出血原因进行相应的处理,适当缝合。大的静脉出血千万不要电凝,否则撕破后更不好处理。

手术医师对待损伤的原则:一是要小心防范,注意避免;二是一旦发生,即时修补,妥善处理。最危险的是未及时发现损伤,后果将十分严重。

手术医师在实施手术的过程中,要关注患者的全身状况,注意心肺功能及血压等生命体征的改变,必要时暂时终止手术,等患者好转后继续手术。

手术即将结束前,手术思维不能结束。要检查手术视野止血是否完善,游离管道是否扭曲,是否需要放置引流管,清点纱布和器械,切除标本给患者家属过目等。引流管的放置是起到引流异常脓液或渗液,并观察术后盆腹腔内出血等状况的作用,不是常规放置,是否有造成不必要的盆腹腔内粘连或感染的风险。

必要时手术中与家属及时沟通。

手术后的思维

手术后应及时发现各种并发症,特别是早期并发症,其中包括全身一般并发症和不同手术本身特有的并发症。应从临床实际出发,严密观察,采取各种预防措施,及时发现,尽快处理,尽量减少并发症。

术后医嘱通常由住院医师开出,但遇到特殊情况,手术医师应检查,给予补充或修改,不可做完手术,一走了之。一个正确、完善的术后医嘱,常常是手术后顺利恢复的重要保障,应该说,开列和检查术后医嘱,实际上是手术后思维的过程。

手术后直至患者完全康复是一个过程,在此过程中,医师的思维随时间的推移而有所侧重。比如常常在术后 24 小时内重点观察切口出血情况,切口感染一般发生在术后 3～7 天,所以术后切口换药的时间不同,重点观察的内容也不一样。

关于预后的思维

对手术的整体效果要有预估,这也是建立在循证医学基础之上的。

妇科疾病多数有比较明确的临床表现和演变特点,其临床思维也具有相应的特征。

对临床思维所需资料的采集应深入、细致。由于妇科疾病的一些症状比较简明,比如出血、疼痛,或体征较突出,比如包块、压痛,医师比较容易满足于表面所获取的资料,从而做出简单的判断,而不去进一步挖掘和深入思考。

对手术决策的制订应全面慎重,不应把手术列为通常情况下的诊断程序。应严格掌握适应证,手术决策应放在完成全部临床思维的程序之后。实验室检查、辅助检查以及特殊检查应结合实际需要来考虑。

观察和分析与妇科疾病诊治有关的各种矛盾关系,如局部与整体、手术和非手术、姑息与根除、代价与效益,以及和其他科的关系,应用辩证思维妥善处理,原则是产生最有利于患者的结果。

重视时间概念。在决策思维正确的前提下,处理需要沉着冷静,把握重点和关键,摒弃思维过程中不必要的程序,当机立断,果断处理。

正确的临床思维决定了高质量的妇科临床实践。实践出真知,理论和实践之间需要联系才能验证理论并指导实践,临床思维就是理论联系实践的桥梁。

仝佳丽谈临床思维
——从医学生到医师的临床思维培养

不论每位报考医科大学的莘莘学子是以什么样的心态填报志愿，当我们成为医学生的第一天，我们就进行了希波克拉底医学生誓词的宣誓，今后的工作生活中，需坚定信念、坚持学习直到职业生涯终止。医学生的本科培养是所有本科专业中培养周期最长且最为繁重枯燥的。每一位踏入医科大学的医学生们最初 2～3 年学习的是医学基础专业知识，包括解剖、生理、生化、药理等；在此基础上最后的学年开始进行临床医学专业理论的学习，并参与医学院及教学医院的见习和实习，最终完成医学本科学业，获得医学学士学位，这是一级学科的培养。在此学习阶段，医学生们需要全面掌握所有的基础医学和临床医学理论知识，并融会贯通，为今后的临床工作打下扎实的理论基础。所以，医学本科的学习阶段是以理论学习为基础，大家对临床疾病的认识来源于临床医学专业教材的系统学习，从疾病名称、发病机制、病因学、病理生理到最后的临床表现、诊断及鉴别诊断、治疗原则。最后 1 年的见习、实习阶段，临床带教老师也是有针对性地以理论结合临床的形式讲临床上典型的病例，让学生对疾病的诊断和治疗有了感性的认识。

完成医学本科学业，每一位获得临床医学学士学位的毕业生可以选择进入临床工作，或者进行医学研究生阶段学习，攻读临床医学硕士学位甚至医学博士学位。经过医学本科全面系统的理论学习阶段，住院医师规范化培训体系的建立将所有临床医学本科毕业生纳入了住院医师规范化培训阶段，无论是初入医院参加工作的住院医师还是以临床医学研究生身份入院参与临床工作的住院医师均需完成历时 3 年的一阶段住院医师规范化培训，在此阶段需要进行系统的临床训练，完成从医学生到医师的转变。此阶段是临床思维培养形成的关键阶段，此后的临床工作中的经验积累及技能提升都是建立在此阶段培养的基础上。

临床思维形成的初级阶段，首先，需要有扎实全面的医学理论基础，不论是从事于哪一个专科培训，都需要全面的医学理论，涉及病理生理、内科基础、外科解剖，这样在初次接触患者时才能心里有底，不慌不乱。不是每一个病症的临床表现都如出一辙，不是每一个相同疾病的治疗都整齐划一。接诊患者时我们不仅要关注患者的临床表现，更要综合考虑患者的年龄、既往史和现病史，充分评估、深入挖掘，以做出较为准确的初步诊断和全面的鉴别诊断。我们学习规范化治疗，更要运用个体化治疗。面对患者，更要关注患者是有所欲有所求的生命主体，疾病的治疗 75％是决策，25％是技能。决策很重要，决策的依据不仅建立在医学理论基础上，更不能忽视人文关怀和患者的心理管理。其次，需要规范化的培训和考核，在培养住院医师临床思维能力的过程中，临床带教老师及上级医师也需提高自身的带教意识，教学相长，不断加强自我学习，提高临床教学技能。学无止境，每一位医师的临床职业生涯中均需不断学习，在临床中向患者学习，在临床外向同道学习。我们实施了住院医师客观结构化临床考试（objective structure clinic examination，OSCE），重点考核住院医师和低年资主治医师的人文理念、临床思维和临床技能。在考核过程中发现问题、总结结果，提出改进。

从医学生到医师的成长是漫长而艰苦的，临床思维的培养贯穿整个职业周期，每一位医师都兼任学生和老师两种角色，尊重我们的上级医师和老师，理解我们的下级医师和学生，在临床工作中尊重长辈、帮衬同辈、扶持晚辈，加强自我修养和学习，这是一个终身的过程。